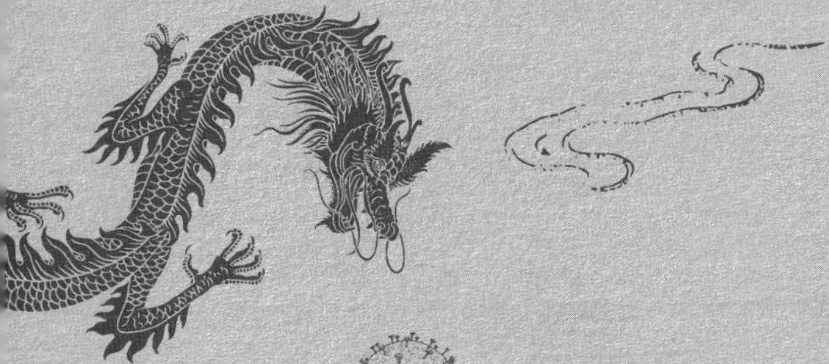

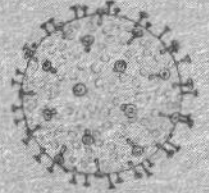

一段抗疫歷史與中西醫學的奮鬥

# 全球大流感在近代中國的真相

皮國立 著

## 作者　皮國立

國立臺灣師範大學歷史研究所博士，現任國立中央大學歷史研究所副教授。研究興趣爲中國醫療社會史、疾病史、身體史、中國近代戰爭與科技等領域。

著有《近代中醫的身體與思想轉型：唐宗海與中西醫匯通時代》、《臺灣日日新：當中藥碰上西藥》、《「氣」與「細菌」的近代中國醫療史：外感熱病的知識轉型與日常生活》、《國族、國醫與病人：近代中國的醫療和身體》、《中醫抗菌史：近代中西醫的博弈》、《虛弱史：近代華人中西醫學的情慾詮釋與藥品文化（一九一二—一九四九）》、《跟史家一起創作：近代史學的閱讀方法與寫作技藝》等學術專書，並合編有《衛生史新視野：華人社會的身體、疾病與歷史論述》、《藥品、疾病與社會》、《憶載航空城：大園落地生根的記憶》以及高中歷史教科書等等，另有學術論文、專書篇章等八十餘篇。

# 目次 *Contents*

## 第四章　那些年的中醫抗病毒史

### 全球大流感疫情中的中醫及其應對方式



## 第五章　大流感時期（一九一八—一九二〇）的物質文化

### 基於身體、防病與藥品的考察

## 第六章 從專業知識到家庭醫藥之轉型
### 民國時期中西醫對流感的治療與調攝

## 第七章　大流感的歷史記憶
### 臺灣流感小史



## 第八章　結論

推薦序

# 全球大流感在中國——重拾東亞知識網絡裡的發言權

劉士永　上海交通大學特聘教授、美國匹茲堡大學 Global Professor

自從二〇一九年新冠肺炎肆虐以來，社會大眾再次揚起了對於疾病史的興趣。舉凡討論重大傳染病，如霍亂、鼠疫乃至於一九一八—一九一九年的流感大流行，即俗稱西班牙流感的許多中外書籍，莫不成為這段時間裡呶呶議論的談助，也經常是學術場合中機辯交鋒的依據。閱讀疾病史之所以耐人尋味，正是因為瘟疫的病理與當下之人文社會相互激盪，經常能碰撞出科學與人文間的火花，既展現過去也映照當下。但即便是最嚴謹的學術專書，也無法繞開人性的影響。一九一八到一九一九年的大流感，曾經在西方因為疾病汙名化或國家對立的緣故，衍生出許多不同的別名，如「西班牙女士」、「那不勒斯士兵」，或是「黑人病」、「德國瘟疫」等。這些別名或暱稱顯然並不符合醫學專業的定義，卻十足浮現了第一次世界大戰前後，歐陸各國間的敵視與對峙。而在疾病文學的領域中，哥倫比亞作家馬奎斯的小說《愛在瘟疫蔓延時》，透過魔幻現實主義的文學筆法，更將霍亂的折磨對比於相思的煎熬，讓疫情下的堅持成為人性尊嚴的體現。

相對於眾聲嘈雜的西方，東亞世界對於這場粗估奪去千萬人性命的瘟疫，卻彷彿噤聲不語或事不關己。在醫學史相關的領域來看，除了二〇〇六年日本歷史人口學家速水融著作之《日本を襲ったスペイン・インフルエンザ－人類とウイルスの第一次世界戦争－》外，東亞學者並沒有完整論述之專著。據此，皮國立教授此刻出版這本《全球大流感在近代中國的真相：一段抗疫歷史與中西醫學的奮鬥》，不僅「躬逢其盛」得以對話許多談論西方全球大流感歷史的名著，並且提供彼時中國與臺灣之經驗外，更為歷來僅從西醫角度討論或分析的書寫主流，另外開啟一扇中醫視野映照這場流感大戲中許多過去未曾深究的細節。速水融教授在其書中交錯分析官方的流行病調查資料與當時的新聞報導、個人筆記等，刻畫出日本遭逢流感侵襲的實況。對照當前的新冠疫情與防控舉措，書中許多歷史場景如強制休市、人人戴口罩、過勞的醫護群像等，莫不提醒著我們，儘管距離這場大流行已超過百年，但仍身處新冠威脅下的人性卻彷彿置身靜止時空。若說速水融筆下的這場大流感在日本具有令人窒息的靜謐感，那麼在流感統計上的中國就流露出一種詭異的冷漠。皮國立教授也注意到這個特殊的情況，在開頭便直指當時中國社會對於流感的記錄相當不足也殘缺，而且對於感冒、流感、傷風等病的區別不僅人言言殊，更因為中西醫理之別總是讓人如墜十里霧中。這些特殊的歷史情境，都可能是造成中國境內流感統計殘缺的原因。只是若從另一方面來說，曖昧不清的病名與病理定義，有時也會為苦難中的民眾帶來一時疫情舒緩的期待。皮國立教授的論述除了引經據典地使用中醫相關知識與材料外，也從醫療社會史的視角，呈現出當時社會對此疫情的常民反應，乃至於在此期間如何藉由傳統文化肆應疫病之道，將專業的中醫知識內化為養身保健的日常。百年前一場無聲無息間襲來中國的莫名惡疫，在作者的筆下則成為深入探究近代以來中醫發展與糾結的「顯微鏡」，也由於彼時中日醫學交流與匯通的歷史境遇，讓曾經「失語」的全球大流感之中國經驗，透過本書重拾東亞知識網絡裡的發言權。除此之外，從文化醫療史角度解讀下的全球大流感，還被作者延伸到一九六〇年代的臺灣經驗，甚至是對於當前中醫史研究的深層反省上。作為一個饒富趣味的尾韻，本書的這個結語尤其值得讀者合上書扉再三咀嚼。

推薦序

# 立足於堅實的歷史研究，以新的思路重新理解中西醫匯通之路

余新忠　現任南開大學歷史學院暨中國社會史研究中心教授，兼任南開大學歷史學院院長

自二〇一九年底以來，全球性新冠肺炎的爆發和持續流行，極大地激發了世人對瘟疫歷史的關注和回憶，與人類同在的瘟疫，無論是過去還是現實，都對人類的歷史進程和日常生活產生了極大的影響，不用說，關於歷史上的瘟疫與人，一定有太多的故事值得我們去發掘和探究。這兩年，受疫情的加持，大量有關瘟疫歷史的書寫，紛紛湧現。其中，一九一八年前後爆發的「西班牙大流感」，這一發生在現代世界中，在比較短的時間內席捲全球的大瘟疫，由於其年代上離現在不遠，加上疫死人數巨大（一般估計五千萬至一億）和症狀方面與新冠肺炎比較接近等原因，一時成為時下最受關注的歷史疫情。然而，儘管這場瘟疫在世界疫病史上的地位毋庸置疑，但在

中國的疫病史中，卻幾乎處於失語狀態。作為長期從事疾病醫療史研究的研究者，在看到眾多有關西班牙大流感的介紹時，才突然意識到，那段時間自己印象較深的中國疫情似乎只有綏晉鼠疫，而對全球性的流感疫情，卻幾無瞭解。根據常識，當時的中國早已不是封閉的國家，而且有大量華工參與一次世界大戰，肯定不可能自外於世界而獨善其身。這不禁讓我深感震驚和汗顏，不過當我對既有研究進行了一些調查後，又稍感寬慰，因為這可能不只是因為自己不夠敏銳或知識上不專業，更主要的還是緣於既有中國近現代疫病史研究確實對它缺乏關注，只有比較晚近的區區數文論及於此。這又促發我思考何以如此？顯然，考察這場全球大流感在中國的流行情況，並探究它何以較少受到時人和後來研究者的關注，無疑是一個重要且非常有意義的研究課題。

一度我曾想啟發我的研究生關注此一課題，不過很快得悉皮國立教授對此早有關注，並已有數篇重要的論文發表。我知道國立兄是一位非常勤奮且高產的學者，故覺得用不了幾年就應該可以讀到他系統的研究成果。不過，當去年底收到他書稿和邀請寫序的郵件，還是深感驚喜，一方面訝異於他令人驚嘆的研究和寫作速度，另一方面，則為閱讀過程中，我心中的相關疑惑每每能得到解答而感到欣悅。在本書中，國立兄不僅以宏闊的視野、豐富的史料和細膩的筆觸，十分系統而細緻地向我們展示了，在全球大流感流行的背景下，一九一八年前後中國流感流行的前因後果、流行狀況以及國家、社會和醫界的應對，同時還非常有說服力地解釋了這一重要的疫情何以長期未受到足夠的關注。

就筆者的理解，國立兄至少在書中談到了以下三個方面的原因：一是死亡人數較少。這場流感流布全球，不僅對歐美，對亞洲也造成了極大的人口損傷。一般認為，同為亞洲國家的印度，死亡人數多達一千萬以上，所以現有一些海外的研究也多估算中國的死亡人口為數百萬甚至上千萬。不過本書以翔實的史料和合理的推理令人信服地表明，這場瘟疫導致的死亡人口，遠少於一般的估計，一九一八至一九一九這兩年加起來，不過在六十萬左右。這一數字若放在現代，當然顯得頗為驚人，不過相比於其他國家，特別是放在當時中國的歷史情境中，就不足為奇了。二是流感未被列入當時的法定傳染病。作為一種新的疫病，當時沒有列入是理所當然的，不過此後很長一段時間也沒有列入，這應該跟當時病原微生物學尚不夠發達和中國社會向來視感冒為非嚴重的疾病有關。未列入法定傳染病，不僅會影響官方的應對行為，也會影響當時對這類疾病的統計及相關記載等文獻的記錄和流傳，從而間接影響後來的研究者對這一疾病的關注。三是尚缺乏比較統一規範的疾病命名和疫病應對機制。當時的中國，疫病頻仍，民間的公共衛生狀況難盡如人意，政局也不夠穩定，比較缺乏統一規範的疫病應對機制，這種情況下，非烈性的低致死率瘟疫，相對也不太容易引起普遍的關注，流感的致病率和死亡率雖然高於普通感冒，但還是比較容易混跡於眾多的時疫之中，而當時的中醫往往將其視為溫病的一種，使得這場流感在當時的諸多文獻中辨識度和顯示度相對較低。

這些論述不僅很好地解釋了這場流布世界各地的全球大流感為何長期在中國疫病史中處於失語狀態，同時，也顯示了開展這項研究的難度。不過儘管存在著諸多的困難，國立兄還是憑藉他超強學術探究精神、深厚的學養以及勤奮，在比較短的時間內，成功地將這場疫病在中國的流行情況比較清晰地呈現了出來。當然，本書的成功也不僅僅在於比較清晰地揭示這場疫情的流行和應對狀況，還在於他能將這一新研究置於既有的學術史脈絡中，以前沿的學術理念和強烈的現實關懷，推動了中國醫療社會文化史研究不斷深入開展。其中令人印象深刻的至少有兩點：第一，他將醫療史和日常生活史很好地匯通起來，將與流感相關疾病認知、醫藥知識置於具體的日常生活中來加以探討，從日常生活的角度來認識和理解這場疫病對中國歷史的影響，並踐行了他提倡的「重層醫史」的研究理念。這一點，他在書中，特別是緒論和結語中都有清晰的論述，毋庸贅言。

這裡我想稍微多說兩句的是第二，國立兄關於中西醫匯通和中醫發展歷程的思考。幾年前，我在拜讀他的《近代中西醫的博弈——中醫抗菌史》一書時，就真切地體會到了我們作為歷史學者，在真正關心中醫發展上的意趣相投；這次閱讀本著，我不僅再次更明確地感受到了他的這一心願，同時感受到的還有他對中醫的認同。本書中，他提出了一個頗有衝擊力但多少是假設性的看法，當時那場流感疫情，中國之所以病死人數相對較少，應與中醫作用的發揮有關，我們不應該忘記或抹殺中醫的功勞。不僅如此，他還進一步結合現實，認為中國大陸在本次新冠肺炎疫情中，中醫的介入治療對提升新冠病人的療效發揮了積極的作用。這樣的判斷儘管自有其道理，但要想得到扎實史料和科學資料的證實，似乎也頗為困難，實際上，這可能根本也不是歷史學者可以完成的任務。不過作者通過具體的研究提出這樣的認識，其意義並不在於這一結論是否可以成立之本身，而是提示學界，在二十一世紀的今天，我們實有必要立足於堅實的歷史研究，以新的思路和理念來重新認識和理解至少已歷經百餘年的中西醫匯通之路。遙想一百多年前，徐壽、李鴻章等人率先提出中西醫匯通之論，未必真的從內心認同中醫的學理，而唐宗海等人首先在醫學界舉起中西醫匯通的大旗，也未必真的理解西醫醫理的精妙何在，但他們都出於本能性的民族文化認同，基於西方文明已成現代世界主流文明、中西醫療效上各有所長和中西醫學同為治病救人的醫學等基本事實，開啟了意義深遠的中西醫匯通之路。時至今日，儘管這樣一條道路為現代中醫的形成和中醫在現代中國依然與現代醫學並列於主流醫學體系做出了基礎性的貢獻，然而，出於中西醫醫理匯通上的困難重重、中醫理論現代化研究乏善可陳以及現代的研究者往往狹隘地理解中西醫匯通的內涵和意義等因素，也出現相當多頗為強烈的反對中西醫匯通和結合、主張回歸「中醫」的聲音。於是，現實社會中嚴重對立的「中醫粉」和「中醫黑」之間無休止的拉鋸戰也獲得了專業上的背書，嚴肅的學理之爭與一地雞毛的口水戰相互攪和，讓本來就頗為複雜的中西醫之爭變得更加糾纏混亂。

若要跳脫這一現實的困境，就有必要回到歷史的起點，去認識和思考中西醫匯通思想出現的來龍去脈，並結合現實，去體認以下事實：中醫的現代化及其取得重要成就，可以說根本上就是中西醫交流匯通的成果；雖然現代醫學突飛猛進，但中醫在治療上、效果上依然具有其特色和某些方面的優勢。在現代社會，任何專業、學術乃至文化，都不可能完全自外於現代文明體系而獨立存在和發展，中醫也不例外；現代研究表明，醫學具有科學和人文的雙重屬性，所以從文化上凸顯中醫的價值和意義，無論從策略上還是學理上都有其合理性，但同時，中醫作為醫學無疑更具有科學的屬性；中醫雖然有豐厚的歷史文化積澱和臨床經驗積累，但專業而現代的研究，歷時尚短，而現代科學研究的投入，無論是人力還是物力，相較於西醫及其相關學科，都極為欠缺和薄弱，所以在中醫理論現代化等中醫醫理研究方面，暫時未能取得良好的成績，應該也是頗為自然的事。若能如此，我們就可以以新的觀念和思路來重新理解中西醫匯通的歷史價值和現實意義，立足中醫的療效，以更加開放的心態、科學的方法和創新的精神去尋求現代中醫理論和治療上的突破和發展，在中西醫匯通的道路上，開創中醫發展的新格局、新氣象。

我想，這應是國立兄內心的祈願和我們共同的心意吧！故謹此聊贅數語，以志對國立兄出版新著的敬意和祝賀！

余新忠，二〇二二年二月三日於津門寓所

自序

# 以在地關懷之心，從全球化視野來看全球大流感

一本書的誕生，必有其複雜纏繞的因緣巧合，以我個人的寫作來說，很多計畫本非一開始就定下。思緒成書，文字積累的功夫固不可少，然外界的推力與各種研究主題關懷之遞嬗綿延，加上師友之勉勵、學術環境之配合，有時才是一本書誕生背後的無形推力。在此誠摯地交代這些故事，既可使讀者明瞭本書寫作之背景與意旨，還可作為同道寫作之參考經驗；更重要的是，以此序言盼與讀者產生更為親切對話，在閱讀正文之前，能有一份貼心與踏實的相見歡。

「流感」作為一種古老的傳染病，不屬於一國一區之歷史，它不分國界、不問人種，更無視經濟的成果與國力之盛衰，一旦暴起，侵奪人命之冷酷無情，全球皆然。故像是大流感這類與新冠肺炎（COVID-19）同為全球性的傳染病大流行，可以說既是疾病史，也是全球史的一環。正如呈現在讀者眼前這本全球第一本以中國流感史為主題的學術專書，它當然是道地的疾病史專

著，但也因著全球大流感的惡名，而成為具有全球視野的一個具體案例研究。一直以來，疾病史的研究不斷推陳出新，也出現不少具有全球視野的著作，現今全球史的書寫熱依舊方興未艾，學者也更為重視傳染病歷史將可展現全球史的獨特性；[1]但放眼一看，它們幾乎都是西方著作，這不免讓人感到遺憾，為什麼我們寫不出新的、具有全球視野的中文本土疾病史？本書的誕生，或可彌補此一缺憾，除了防治傳染病乃是公領域中被賦予高度關懷的事務外，本書也試圖拉長時代斷限，並進行地方與世界的對照，符合了全球視野內專題比較的特色。[2]唯在論述模式上，學術專書還是不宜過度寫成「大歷史」形式，[3]宜有範圍和節制，讀者或可於書中看出作者之折衷與剪裁，頗符合筆者提出的「重層醫史」（The diversity of medical history research）概念——探索上層醫學理論與知識建構，和下層日常生活、物質文化之互動關係。

要書寫全球流感史，實不能缺少中國這塊拼圖。筆者雖然從近代中國出發，但促使書寫成書的動力，實則是有在地關懷於其中催化。二〇〇九年，臺灣爆發新型H1N1流感疫情，引發民眾很大的恐慌，由於筆者的博士論文當時正在撰寫有關民國時期中西醫對傳染病觀點交鋒的過往，心想能不能把流感一起納入討論？但當時傳染病史的研究，大家最關心的還是鼠疫、天花和瘧疾等重大傳染病，關注中國流感史的文章極少，加上各式報刊資料庫尚未普及，故研究只能從基本的翻閱舊報紙開始進行，並逐步建立對當年疫情之認識，後來隔年參加陝西師範大學所舉辦的「醫學史教育及醫療社會史國際學術研討會」，才發表自己第一篇流感史的研究論文，距今成書已超過十年以上。

這一點都不漫長，大凡研究者手頭上都有好幾本專書或其他的研究計畫，正處於構思或寫作過程，不少學者都可以處理得很好，但筆者屬於三心二意、效率不彰型，以至於時程拖延甚久。這些年，趁著研討會的邀約，努力地寫著同樣的主題，並構思成書的可能。二〇一一至二〇一三年，大概都處於忙著博士畢業與就職的歷程，直至二〇一四年，申請科技部專題研究計畫「醫療、疾病與社會：民國時期對流感（Influenza）疫情的認識與應對」（103-2410-H-033-007-MY2），並獲得多年期補助，才正式開始加速整體寫作速度，感謝科技部與審查委員給予支持，才讓筆者在該計畫中的「出版專書」這件事得以繼續推展。隨後藉著在中原大學舉辦「二〇一四生命醫療史與醫籍文獻」學術沙龍暨青年學者研討會的機緣，開始展開更寬廣的探索，將視角延伸至一九一九－一九二〇年的疫情。二〇一五年，感謝上海復旦大學中外現代化進程研究中心邀請，再於「言必有物：近現代中國的物與物質文化」以及「報刊與近現代中國的知識再生產」等兩個工作坊上發表相關論文，這時也已從單純的疫情考察，拓展到新文化史的探索了，奠定本書以探索疫病進程與社會反應、大眾文化心態為主之基調。

二〇二〇年，筆者進入國立中央大學歷史研究所服務，在校方與同仁的支持下，方有餘力思考成書的可能，進而書寫接下來的部分，將疫情的梳理工作於時間軸上再往前、向後來擴大求索，拓展全書的廣度。往前的部分，當然是拉到晚清的俄羅斯大流感時期，這是一場重要的疫情，但過去極少有人談及它和中國流感流行的關係，雖然資料並不充裕，但整個探索下來，似乎仍能追查到蛛絲馬跡，並在全書的一開始，展現了探索中國疾病史本身的豐富意義與複雜性。當然，史學寫作不可能、也不應該脫離現實關懷。就在這一年，COVID-19 疫情席捲全球，截至二〇二二年初，疫情依舊肆虐全球，即便臺灣防疫得當，但我們這兩年還是經歷了延後開學、旅遊業蕭條、搶口罩恐慌、防疫破口等等事件，無論在經濟還是教育方面，都造成不小的影響。疫病對人類的影響著實巨大，我們今天所遭受的恐懼與不便，還是建立在我們已經有比較好的防疫觀念和醫學技術發展上，那麼，一百年前的民國時期呢？本書想講的是一個時空背景與環境、技術都與今日有所差異的故事。回到一九一八年時，書中的大背景或許就像是一個中西醫融合、並進的樣態，兩造並無激烈爭執，與一九三〇年代後的爭論狀況差異甚大。全球大流感時期，具有現代性的公共衛生舉措已在緩步進展中，但西醫的力量仍不足以全面深入地方社會，故中醫參與治療與防疫的工作，並不牴觸，達到一種共生互助的狀態，這是今日比較無法想像的。

疾病史乃醫學史的三大根基之一，其重要性不言可喻。[4]對抗疾病的手段，要放到歷史脈絡中來看，方知我們今日所熟知的防疫策略，其實是透過一次次疫情洗禮而得來的經驗；一百年前的人們，在沒有現代媒體與即時資訊傳播之載具協助下，要瞭解疾病和認識防疫，是一件多麼困難的事。面對尚未停歇的全球大疫，臺灣的歷史學者，包括雷祥麟、巫毓荃、顧雅文等紛紛發表相關文章，努力與上一世紀的大疫進行對照，不少文字皆觸及到臺灣流感史的內容。[5]還有不少專業史家與業餘寫史者（我姑且稱之為大眾史家），紛紛在新媒體與網路上發表文章，抑或是以網上短講、座談等形式，梳理傳染病與人類的各方面關係。[6]本書以近代中國的大流感史為主，本應與臺灣流感較無關聯，但因新冠疫情之故，不少人不斷提及一九一八年大流感所帶來的震撼；甚至攤開整個臺灣傳染病史來看，每當有大疫來臨時，大家總是說一九一八年的那場疫情如何的嚴重、如何的恐怖等等。但包括這次在內的整個疫情期間，出版界配合市場脈動所出版的相關的疾病史著作，都是直接翻譯外國著作，本土研究者較少對疫情做出全方位的探究，[7]更對當時中國的疫情全貌，缺乏認識，這也是本書雖以探討近代中國大流感的歷史為主體，但卻加入第七章以臺灣現代流感史為探討核心的篇章，就是希望能夠連結過去與現代，提供人們對一九一八年大流感認識的全貌。

謝謝時報文化出版公司的總編輯胡金倫和主編王育涵，雖說現下正是「大疫當頭」，但他們並非懷著趕流行的心態來出版這本書，而是站在本土史家應該要有深刻的全球疾病史專著，不能只以轉譯西方著作為滿足。這樣的理念，讓我一口答應，放心將稿件交付出版。由於寫作時間很長，要感謝的先進與朋友很多，不可避免的必定有所遺漏，包括邀請我參加研討會與刊行相關論文的先進，例如余賡哲、張仲民、陳麒方、張淑卿、張芸、趙婧，甚至曾經想先幫我出版這本書的余新忠和科技部計畫的協同主持人劉士永，以及總是鼓勵我將此論題寫成專書的臺灣流感史研究先行者蔡承豪等諸位師友。同時，我還要感謝曾對本書單一篇章提出審查意見的先進，以及本書出版前兩位匿名審查人給予的諸多寶貴建議。書中兩篇推薦序，都是由熟知本論題的研究專家所撰寫，且於百忙之中應允，筆者也一併致謝。最後，我要感恩年邁的父母，他們還算健康，是我最大的資產，很抱歉這孩子總是忙得團團轉，沒有太多時間陪伴你們。我的太太張慧瑩，分擔我的辛勞，照顧正處於升學時期的宇宏、妤姍，這段時間大概也是作為家長最辛苦的時刻之一。僅以短短幾行文字，紀念我們既享福又患難的生活點滴。

皮國立，於中央大學人文社會科學大樓210室

二〇二一、十二、一

# 緒論

## 一次創新疾病史書寫的嘗試

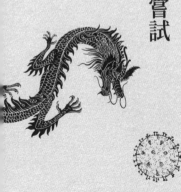

## 一、問題的提出

二〇一九年底延燒到二〇二一年的新冠肺炎（COVID-19）疫情，迅速蔓延全球，至今疫情仍未完全停歇，仍處在發展階段，致使這段時間以來大眾皆有人心惶惶、未來茫茫之感。有不少媒體、報刊都拿一百年前爆發的全球大流感疫情來對比今日的慘況，然就死亡人數而言，新冠肺炎不過「小巫」而已。現下許多學術類或科普類的專著，都對一九一八年的流感疫情有詳盡的梳理，其實原本「流感史」是歷史研究所忽略的一個疾病，直到一九七〇年代都沒有引起人們的關注。全球史的代表學者克羅斯比（Alfred W. Crosby, 1931-2018）在一九七六年率先討論流感的歷史，為有關該主題的國際研究鋪了一條道路。他指出：「疫情結束後，傳染病通常很快就從公眾話題中消失了。」[1]這似乎是人類疾病史的通病，當時美國人都不願意談論甚至去好好研究這個疾病的歷史，所以他寫了專書來論述美國流感史，喚起大家對該疾病歷史的重視。[2]現在，流感史和疾病史的研究成果已相當豐碩，疾病史也已非昔日的冷門研究了。

正因為流感具有全球化視角，是第一個在短時間內傳染「遍布全球」的疾病，所以史學家更不應該缺席對它的認識與理解。然而，至今仍未有一本專書是針對中國大流感史進行全面梳理的，特別是該次疫情，乃民國肇建以來第一次面對世界疫情的挑戰，無論作為中文世界的著作或中國近代史學者之研究，都不應該略過這個課題。研究此論題的意義還在於，正如此次新冠肺炎爆發時，部分西方人士以「中國病毒」來作為攻擊政治宿敵的話語，連帶導致整個華人乃至亞洲人都被西方社會歧視，甚至時有華人被攻擊、殺害等新聞傳出，實在令人感到遺憾。奇怪的巧合是，也有不少研究指稱一百年前的大流感是由中國開始的，而且中國死亡人數眾多，甚至高達千萬人云云。這些論述是怎麼來的？它們合理嗎？而真相又為何呢？一九一八年的大流感，是個反思歷史學研究的好題目。目前，人們對它的理解，常充斥著恐懼與冷冰冰的死亡數字，被記起來的歷史，永誌難忘，但當時人們的奮鬥與努力，卻常常被遺忘。

因此，本書就圍繞著「中國大流感」的歷史，展開了文字與史料的探險歷程。歷史寫作需要創新，這是人人都知道的道理；不過，創新往往不是橫空出世，而是需要基於自己對過往研究的反思、檢討，爾後尋找問題再加以書寫的思辨過程。筆者在研究道路上，得到不少學界前輩的協助，自攻讀碩士班時即開始撰寫有關中國醫學論述中的身體觀主題，著眼於中西醫在近代的相遇，論述那些有關氣化、身體解剖生理與形質間的碰撞與爭論。[3]對中國人而言，宗教、哲學、身體觀、醫學、博物學、武術、相術、風水等學說內，沒有任何一種知識領域能避而不談「氣」的作用，這促成了中醫在近代之初仍以「氣論」作為和西方醫學對話之基礎。但進入第二期，也就是西醫細菌學逐漸興盛的民國初年，中醫「氣」的論述開始受到更多挑戰。蓋近代西人以船堅炮利、科學之物質文化取勝，「氣論」顯然無法讓中國富強、解決傳染病或衛生政策等相關問題。[4]這段論爭大概可以視作形而上的「氣論」與物質文化的科學、細菌學之對壘，這條從身體觀發展到氣與細菌學之爭議脈絡，在討論近代中國流感疫病史時，能發揮基礎的指引作用，本書希望能探討中西醫學對「流感」疫情之理解。至於筆者曾經提出的「重層醫史」（The diversity of medical history research）概念——探索上層醫學理論之建構和下層日常生活之互動關係，以及牽涉醫者、文獻的綜合研究，或許也可以藉由本書的主題，來探索其發展、書寫之可能，這是筆者希望深化這一系列研究的背景。[5]

本書以「流感史」為主要論題，還有幾個重要的原因。首先，該疫情嚴重與常見，與人類日常生活密切相關，主題研究卻相對較少，全球學界缺乏對中國疫情的相關研究與分析，是本書寫作最重要的動機。一九一八年全球大流感的疫情，無疑導致自黑死病以來單獨一場疫病損失人口最多的紀錄，「至少」有兩千多萬人因此殞命，至多的一種說法，則是殺死一億多人。由於當時沒有大規模檢驗微生物的技術，故無法精準地判斷死亡人數，也無法解釋流感從何而來，何時、何地首先造成大流行等等問題。但史學家始終不曾放棄對它的解釋權，他們根據此病的特點去尋找蛛絲馬跡——包括它會消失很長的時間，再次出現時又廣為流行；抑或是在某個冬季發病，病狀可能為「兩天流感」，伴隨發燒、喉痛、頭痛等症狀，但當幾個月後再次出現時，它將會成為一種更嚴重的疾病，而且併發肺炎的機率大大提升。[6]「流感」之名，可能源自義大利文，大意為這種病是受天體的影響造成的，它充滿神祕感，來無影去無蹤，而且基本症狀雷同，但引起的併發症又不一定一致，增添其捉摸不定的特色。歷史學者很難在古代紀錄中確知流感是何時出現的，其實即使到二十世紀初，要精確分別「流感」還是「感冒」，仍非常困難，[7]本書會在第一章略為梳理病名之源流，還會先探討近代的俄羅斯大流感疫情，以作為接下來探討的基礎。

流感的一大特點是，它好像同時侵擾許多相隔很遠的地區，因此難以確定一九一八年的流感疫情是從什麼地方開始的。[8]由於這次疫情是全球性的，所以整個中國也就無可避免地被捲入這場疫病的漩渦之中。不過，目前我們仍無法掌握當時中國流感疫情爆發的細節，故本書會先行挖掘當時中國疫情爆發之狀況，接著再談更進一步的分析。臺灣疾病史研究的開拓者之一陳勝崑醫師（一九五一－一九八九）就曾指出，西人在探討世界疾病史時常常缺乏對中國疫情的梳理，導致所謂的世界疾病史觀，其實缺了對中國疫情之理解。[9]回應本書對中國流感史的討論，現存許多不足與模糊，是本書可以做出貢獻之處。總結本書主旨，即全面探討民國時期的流感疫情，特別是一九一八－一九二〇年爆發的全球大流感疫情在中國肆虐的細部情形，並從中西醫、政府、社會、民眾等各個層面為出發點，研究當時人們對此疫病的認識與因應之道；兼及深究以該病為中心，所映照出的二十世紀初中西醫學論述的交會、身體觀與藥品等日常生活方面之轉型。

## 二、研究回顧與文獻綜述

關於疾病史的研究回顧，許多學者已經做過相關的梳理，筆者也曾在其他專書的首章與接下來的研究中不斷關注疾病史研究之動向。過去曾梳理大量的民國中醫外感熱病學著作，完成〈民國時期中醫熱病學文獻編年類纂表〉。[10]遺憾的是，由於資料量大，筆者並未能在撰寫期間去仔細閱讀這些相關著作。本書之撰寫，希望盡量較集中地鎖定外感熱病典籍和報刊資料中有關流感的文字紀錄，更進一步整理出民國中醫在傳染病學上發展的軌跡，並幫助讀者去理解當時中西醫學匯通之概況。從前人研究中可以發現，目前的中國疾病史研究，在傳染病部分，比較多的成果還是偏重鼠疫、瘧疾、肺結核、傷寒、霍亂、血吸蟲等疾病，[11]而對中國流感流行病學史的分析，研究成果則相對薄弱。筆者之前曾研究近代中國「傷寒」的歷史，發現該病名之確立，與中西醫學問之對話、翻譯名詞之採用和背後新的病理學定義等，都有著密切的論證關係。[12]讀者或可以這樣推想：像「感冒」這種微不足道的、日常生活常見的小病，為什麼到近代以後會成為一種新的傳染病論述？當時也有人說流感疫情「類似傷寒」，[13]或甚至指出古典《傷寒論》一書，就是在探討中毒性流行性感冒。[14]可見「流感」之定義，也是當時人在西方譯名與中國醫學知識體系之間碰撞之後，而得出具有新意義的疾病名稱。其實，古代早已有「感冒」一詞，但民初似曾經歷了一段走向現代化的過程（還有「流行性（感冒）」的新涵義）。而該病與日常生活密切相關、幾乎人人都會罹患的特質，也成了考察中國疾病在日常生活史內所造成各方面影響的最佳主題。醫史學家查爾斯・羅森堡（Charles Ernest Rosenberg）認為，每一種疾病都經歷過一個「命名」的過程，其中有許多牽涉到醫者和病患的解釋歷程，及其和社會文化間互動的歷程，不能急於用現代疾病定義去硬套古代疾病。[15]本書希望能順著這樣的期許，探索「流感」的近代知識轉譯和對抗疾病的技術，而不是一直以現代的眼光去理解當時的情況，期待能為學界貢獻一份和過去論述較為不同的傳染病史研究。

今日的科學研究已經證實，一九一八年爆發的世界性流行瘟疫，其源頭正是H1N1型流感的混種，流感更有「傳染病之母」的稱謂，之後科學家對歷次流感疫情的分析，也往往聚焦在此次大流感的變種或衍生。[16]這波疫情當時也衝擊到中國、日本、臺灣、東南亞等各地區。在許多既有的西方研究中，極少對中國的疫情做出全面的介紹與評估；反而多帶有偏見地認為，大流感造成中國難以估計的人口死亡與損害，而且該病的散播源頭正是中國。這些論調多站在近代中國行政效率之低落、毫無處理突發疫病的公衛機制等主觀認定而進行論斷，往往忽略了歷史背景與中國社會自有的一套認識疫病、防堵疫病的傳統方式，更忽略傳統醫學對其之解讀與認識，它牽涉到中國醫學外感熱病中邪氣與西醫細菌學的爭議，中醫則偏重自然界的氣候論述，[17]本書希望以中醫理論衍生出的理論與治療法為核心，來和當時西醫細菌論和西藥的治療方式進行對比。

中國在歷經清末東三省與民初山西等幾場鼠疫疫情後，[18]整個政府與民間社會對疫病的防治觀念與方法已有不少進展，看待一九一八年大疫，要將這個變化考慮進去。目前西方的研究，多著重於一九一八年疫情發生的實際狀況與發源地的敘述，或是針對第一次世界大戰軍事的部分來分析，關於社會文化對當時疫情的反應與救治，也慢慢有所關注。[19]不過一般多偏重科學、實驗狀況之研究，重視當下疫情之描繪，較缺乏對後來影響日常生活、身體觀或藥品等各方面的描述。現下已有少數著作關切到當時疫情爆發時歐美民眾病急亂投醫、亂吃藥的狀況，[20]而關於近代中國疫病時的日常生活與藥品文化，是本書著意增加的內容。故全書之撰寫思路，乃先利用當時資料，重建當年大流感疫情在中國爆發的狀況，並從政府、慈善網絡、民眾反應等各個層面為基礎，來檢視當時社會對此疫病的反應，並對比分析各地政府與鄉紳、慈善團體以及中西醫者，在處理流感疫情時所呈現出的樣貌，關切當中社會救濟與疾病應對的社會文化史。書的後半部，再敘述流感對後來人們身體觀和日常生活、藥品消費等種種方面所產生的持續性影響。

過往史家在研究中，或多或少的指出一九一八年大流感的影響，但多偏重世界疫情的論述，對中國疫情則僅有片段之著墨，缺乏基礎、深入的研究，難窺疫情全貌。[21]日本學者飯島涉曾坦言：「我們對中國當時流感擴散的狀況並不太清楚。」[22]是以學界目前需要一個對當時疫情全面考察的研究。又，筆者推測，這可能與流感自民初以來即未列入法定通報傳染病所導致，[23]在一九一八年大流感爆發時，《同濟》醫刊的主編，著名的藥物學家黃勝白（一八八九－一九八二）即呼籲應該將流感等病列入法定傳染病條例中，可見當時流感並不受北洋政府重視；[24]直至一九四九年以前，流感都未能被列入法定傳染病中。[25]這是很奇怪的現象，難道一九一八－一九二〇年間的大流感疫情對中國而言不嚴重嗎？這與某些研究推測中國死亡人數甚多，或中國是流感疫源地的說法明顯地有所衝突；整體來說，在整個中國疫病史的研究中，流感是一個為人忽略的疾病。[26]臺灣與日本之流感疫情都已有學者梳理過，[27]當時臺灣正由日本人殖民，在疫情爆發時官方的處理態度、民眾的反應、對社會的衝擊等面向，都很適合與當時中國的情形進行對照。可是，若無法先掌握當時流感疫情爆發的細節，這樣的研究工作將難以開展，[28]故急需挖掘當時中國疫情的爆發狀況，才能接著談進一步可能的區域性對比。[29]

本書更希望深化疾病史的研究，要能和整體歷史發展背景結合，而非單純探討疾病的成因與由來。故於探討疫情的同時，我們需要重視民國時期的社會力量，也就是疫病視角下的慈善團體與同鄉會組織，與中西醫者合作與互動的歷程。俯瞰現有之衛生史研究，過於以一種進步史觀，強調衛生機制的進步乃疫病減少的必然條件，即使此項假設沒有明顯錯誤，但是它卻會阻礙我們理解其他社會力量對疫病控制的正面因素。[30]再者，民國時期中央政府的力量普遍微弱，在面對疫情時，如何評估西方新式衛生機制的不足與斷裂，而國家社會又是靠著何種力量來防堵疫病的呢？傳統社會的紳商與慈善團體、同鄉組織，發揮了什麼作用？而中西醫者在這個機制內，又如何互相配合乃至各抒己見，發揮其對公共衛生的影響力？[31]

在主要文獻資料與論點的部分，本書重視搜索的幾大方向：（一）中西醫書的脈絡與詮釋：這個部分將探索疾病定義之確立與民國時期流感之流行病學論述，要釐清新舊、中西疾病理論的衝突與匯通之處。除了前面提到的醫書資料，還有民國報刊的探索，這個部分已有不少資料庫可以搜索，可節省不少時間，另有《中國近代中醫藥期刊彙編》可供查找補充紙本資料。[32]（二）醫書的資料並沒有辦法幫我們建置流感流行的區域、規模、死亡人數和社會應對之推估，故要補強當時的報紙資料，才能克竟全功，所以需要掌握當時的報紙資訊，才能較全面的書寫這次疫情。（三）與東亞乃至世界各地流感疫情之對比：大流感的疫情是全球性的，從當時對疫情的報導來看，很明顯的是由各國報紙轉譯而來，這是必須要重視的。本書首先將向上延伸至晚清，因為早在民國之前，「流感」疫情其實已經傳入中國；而「感冒」更是中國醫學內常見的疾病名稱，作為一嚴謹學術研究之背景論述，實有必要追本溯源，論述其來源與定名。此外，也會向下延伸尋找流感之先觀線索至一九三〇年代之後，但總體核心還是在拼湊一九一八—一九二〇年的流感疫情。

本書最後也會簡略分析一九四九年後臺灣的流感疫情，歷史研究不能完全和現實脫節，流感的歷史對我們當下的處境有什麼啟發？除了提供讀者一個大背景的知識理解外，並探討現代臺灣社會的一些反應，而當時中醫和西醫的看法與傳統中醫的百年處境變化，恰可與正文民國時期的情況對照，書寫一段真正的「流感大歷史」。但這些內容並不是要無限制地將流感做到與東亞各國之間的比較，因為那樣容易失焦，本書還是以討論近代中國的疫情為主，僅試著和既有的研究進行初步的對話，拓展研究視野。例如民國初年的醫學名詞，很多都是由日本轉譯過來，[33] 民國初年的傳染病相關解釋與法規定義，是否都引自日本？中國對其的引介與參考為何，也應該在書中適當呈現；此外，流感在臨床上的確診，在當時是一大問題，驗菌方法落後，電子顯微鏡也尚未問世，當時又怎麼「診斷」流感呢？除了對比當時細菌學的認知外，還要看看當時人怎麼看待這樣的疫情，書寫他們面對流感的故事。

## 三、病史新義：流感（冒）與身體文化、日常生活之關係

探索疾病史如果只是梳理統計資料或僅僅鋪陳當時的史料，就現今疾病史研究的深化意義上實有缺憾；如果能立足於對疫情解析的基礎上，再進一步論述該病在身體觀、日常生活史上所發

生的影響，除了讓整體研究更加完整以外，也能對當代新文化史做出回應與貢獻。事實上，相關流行性感冒的論述，不僅只有醫學理論的面向而已，它還可以增進吾人對民國時期身體文化與日常生活史的理解；這當中一個很重要的形塑力量，就是藥品與預防觀念背後所呈現的物質文化與身體論述。[34]如李尚仁的研究中，很重要的一個啟發就是當時醫學理論和預防疾病的實際操作，例如防治瘧疾是否要針對撲滅病媒或改善生態環境來加以預防的爭議，當它們碰撞在一起的時候，所構築的醫學圖像往往是非常多元的，[35]它和民初中醫認為流感與河水汙穢、天氣酷熱或身體衰弱有關一樣。又，當時西醫怎麼描述流感的「細菌」、有無「媒介」，則又是另一個需要對比研究的地方。本書還會探索治療流感的藥品，因為藥品的生產與行銷，皆和一代社會文化和消費市場相互影響，例如流感的併發症與日常生活中將觸及的調養身體文化，且又與雷祥麟等人所研究民國時期肺結核所導致的「虛勞」概念，[36]和夏互輝、王文基研究的「神經衰弱」等疾病具有高度的相關性。[37]就「勞」（癆）這個概念而言，民國時普遍流行著「傷風不醒（癒）便成勞（癆）」的概念，[38]許多治療傷風咳嗽之藥物，都會強調此概念，甚至包括許多肺炎、喉症、百日咳等等，也都會和流感的症狀混在一起討論，[39]這些外感疾病症狀若未調養好，就會進入到一種虛勞的狀態，而和「成勞（癆）」的身體感相接合。其次，虛勞過度或是罹患流感之後沒有調理好，則會轉成「神經衰弱」，甚至是精神病。一九一八年流感的併發症，本身就包含了長期極度虛脫而造成的歇斯底里、憂鬱症甚至是自殺傾向。[40]近代中國牽涉這個部分的疾病身體觀，是相當值得梳理的。

此外，當時一些藥品，例如「帕勒托」（圖緒－1），就強調可以增強「抵抗力」來預防流感，不過，它背後強調的身體觀卻是「補血」；[41]而「抵抗力」（另一些廣告則用了「營養」這個新名詞）一詞，也不是傳統中國醫學的概念，它們在近代受到西方醫學的影響，和中國既有的身體觀與醫學話語進行匯通，這是可以透過探索近代中國流感史來繼續挖掘的。至於筆者所出版的專書《虛弱史：近代華人中西醫學的情慾詮釋與藥品文化（一九一二－一九四

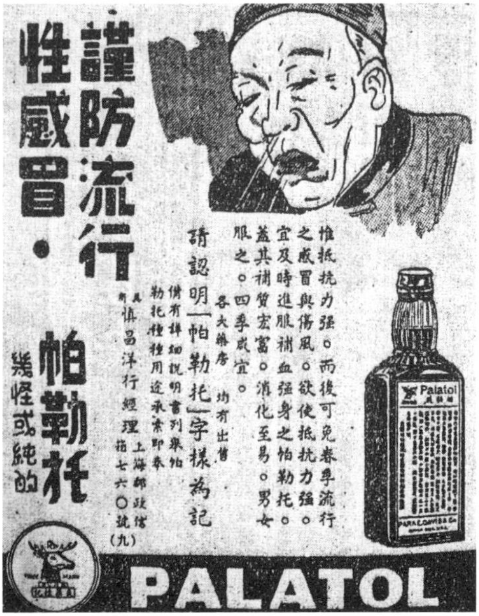


圖緒 -1

九）》，也顯示新式西方的「荷爾蒙」和傳統的「補腎」概念有一定的嫁接，[42]在與傳統感染外邪的流感範疇中，該身體觀被塑造成外界季節（氣）的變化將導致人體內分泌代謝混亂和抵抗力降低的一個身體變化過程，所以補充荷爾蒙製劑也可以發揮增強抵抗力，以及對抗各種「時疫」的功能。[43]本書同樣希望呈現豐富多元的社會文化史元素，而且聚焦流感論述內，以豐富原有單純的疾病史研究。

## 四、預期成果

可能是新冠肺炎的影響與熱潮，二〇二〇到二〇二一年有非常多相關疫病史的小文章於報刊和社群新媒體上刊出，就大眾史學的關心來衡量，這是好的現象。當然，筆者認為面對中國流感史這樣龐大的課題與豐富的社會文化面向，或許積累一些研究，再用一本專書來呈現會更加全面。王汎森先生曾於中研院「第二屆人文及社會科學學術性專書獎」頒獎典禮上表示，近一、二十年來，人文社會科學界忽略專書寫作，「人文及社會科學研究人員往往需要更長時間累積研究成果，才能針對重大議題深入探討。」[44]對於流感這樣重大且牽涉層面廣泛的議題，或許更需要往這個方向努力。本書梳理流感的中國近代史，預期成果大致有：

第一、由於流感是一全球性的疫病，我們必須掌握幾個區域的狀況，才能展開更大的跨國對比，而目前這份疾病的世界地圖中極缺乏對中國疫情的分析，本書希望能直接彌補世界流感史中的這個區塊，並初步與他國進行比較，進而說明當非法定傳染病爆發時，若國家力量無法完全介入或只能部分介入時，抗疫的社會力量應該如何可能的被統整起來，而中西醫學又在其中發揮了什麼解釋或實際治療的功用。

第二、在探索近代中西醫學對疾病解釋的轉型上，衍生了哪些爭議；而這些爭議，在後來反過來又可能在另一些日常生活的觀念和例子中進行一種多層次的匯通，而形塑一個時代的身體觀和健康概念。本書應可深化對民國時期醫療史和日常生活史的研究與總體認識，也能為當前的疾病史研究，提出具有深化意義之方法論與探究模式。

第三、「流行性感冒」這一名詞是西方醫學視野下所定義的新傳染病，其實和「新冠肺炎」（COVID-19）一樣，具有前瞻視野與意義的提問是：中醫該如何應對新興的傳染病？或許本書可以提供這樣的思路，百年前的疫情，將傳統中醫的「感冒」或「外感」轉化，賦予更強烈的傳染和流行性面向，透過搜索民國中醫文獻及他們的應對方式，來探索創新的用藥思路與療法，某部分也對中醫傳染病專題之醫經、醫史文獻，提供新的解讀方法與整理上的貢獻，為迎接未來未知的新興傳染病挑戰，提供一些歷史啟發。

# 第一章

## 初遇流感

### 俄羅斯流感疫情與中國醫學之認識

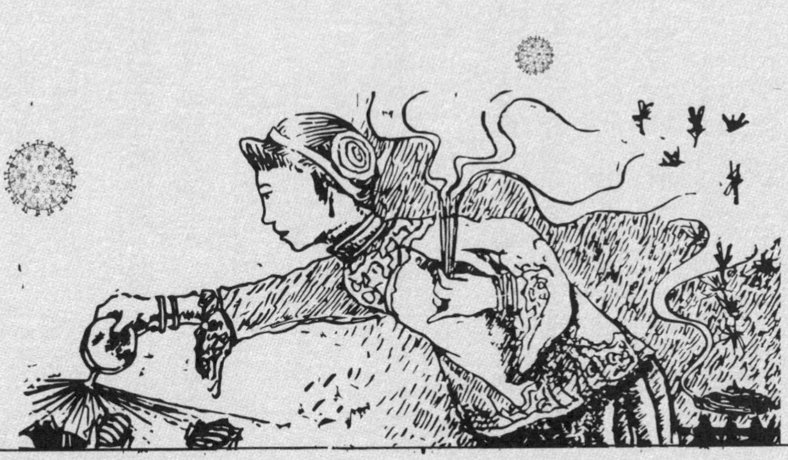

# 一、前言

古代並沒有「流行性感冒」一詞，今人多是以現代的認識來反推古代的疫情。西方有人認為一四八五年的「英國汗熱病」（Sudor Anglicus）就是流感，當時得病的軍隊士兵，症狀為發高燒、喉嚨灼熱、頭痛伴隨關節疼痛，有時腹痛嘔吐，而且總是滿身臭汗，這種病也因此得名，嚴重者經過幾個小時就會死亡。[1]大汗淋漓是一個很有意思的症狀，在中國醫學典籍中有相當豐富的「發汗」討論，中醫以「發表」稱之，正是用來形容治療感冒一類疾病的技術。即使到二十世紀初，要精確分別一個病人是罹患「流感」還是「感冒」，仍是非常困難的，但我們可以輕易肯定，「感冒」完全是一個中國醫學的名詞。

這當中顯然有很多全球疫情與中國疫情之對話。以全球流感史來反觀中國疫情，從清末到一九一八－一九一九年大流感疫情爆發這段期間，可視為是逐步將中國疫情納入全球流行病爆發來看的一個歷程。如前所述，歷史學者很難判斷歷史上的流感疫情爆發時間，但不代表疾病史家不能夠分析，因為過去的科學家或醫師，不斷嘗試去分析歷史上可能的流感疫情，而第一個確認且可被分析的現代疫情，就是一八九〇年前後的這場俄羅斯大流感。民國時期的報刊也很流行這樣的梳理，例如定義一四一四年巴黎流感有十萬人受傳染、一八九二年全球則有一半人被感染，隨後，全球在一九二八、一九三一－一九三三年間，又興起另外一波波的疫情。而本書的主角一九一八－一九二〇年大流感，則是「新發生之流行性感冒症」，也號稱「現代最大之傳染病」。[2]西方世界當時已有所謂流感源於中國說。透過翻譯，一九三四年報刊報導了路透社的一則分析，談及倫敦英國醫學報刊載一位醫師「戴懷伊」的文章，說明流行性感冒的發源地就在黃河流域的泥巴中。經由商路橫貫亞洲，至近代又由輪船傳播。一八九九年和一九一八年黃河溢流後，隨後流感疫情就爆發。這位醫師極具想像力的指出，河中之泥隨水流至各處，濕泥曬乾後就會化為灰塵四散，若不趕緊將黃河疏濬，則世界都將受害。[3]這些說法沒有經過嚴格的科學驗證，倒是充滿了疾病起源的東方主義式想像。

現有西方研究認為，流感侵襲了歐洲數次，到了十九世紀以後，拜工業革命、城市人口密集和交通工具之發達所賜，更營造了新的群聚性傳染病天堂。史家最能確定的一次，就是近代一八八九至一八九二年的大流行，留下的紀錄也更完善，號稱第一場可進行計量統計的流感，[4]也是歷史上首次真正流感疫情的全球大流行。[5]當時全球死亡超過百萬人，美國加州一地就死了五萬人以上，當流感的歷史不斷被介紹，大家才知道這個新病其實是一種「舊病」，已歷史悠久。[6]而且，十九世紀末是第一次將流感按它的發源地命名，這波著名的「俄羅斯流感」可能至少殺死了二十五萬歐洲人，全球的死亡數字更為驚人。[7]但它與一九一八年的大流感疫情比起來，還算是小巫見大巫。「俄羅斯流感」疫情有沒有散播到中國呢？這是一個值得探究的問題，在探討一九一八年疫情以前，可以藉由這次全球疫情來檢視當時可能的疾病史和民眾之反應，這將有助於本書接下來的疫情分析與對比。事實上，中國人對流感並不甚擔憂，而且已在既有的知識系統中，尋求解釋。

## 二、從「感冒」一詞開始談起

我們在探討「流行性感冒」這個名詞時，必須牢記它已是一個中文語彙，追溯其源流，必須先從古典文獻中探索其蛛絲馬跡。這個病名是由「流行性」加「感冒」而成的，用今天的意思來理解，「感冒」只是一種普通疾病，但加上「流行性」三字，就成了另一種意義不同的疾病，它具有波段性，又具備傳染病在特定時間與地域流行之特色。筆者認為，「感冒」一詞為中國古代所既有之名詞，「流行性感冒」則是全新的名詞，它在二十世紀後才出現，但不代表古代中國沒有這種疾病，它可能是用了數個今人所不熟悉的病名而存在於古代社會中，給人捉摸不定之感。細部的探討不用在此一次解釋，那會讓名詞探討失去歷史本應該有的脈絡。讀者閱讀本書，即可慢慢理解該名詞的「中文身世」。

清代醫家沈金鰲（一七一七—一七七六）撰寫《雜病源流犀燭》時，書中「六淫門」內即有〈感冒源流考〉一文，他指出：

感冒源流，即傷風。感冒，肺病也，元氣虛而腠理疏也。經曰：虛邪賊風，陽先受之。說風者，天之陽氣，其乘於人則傷衛，衛者，陽也，故曰陽先受之。衛又即氣也，肺主氣，脾生氣，故傷風雖肺病，而亦有關於脾，以脾虛則肌肉不充，肺虛則玄府不閉，皆風邪之所由以入也。說以風為百病長，善行數變，無微不入，十二經，十五絡，五臟六腑，皆能受風而為病。或經絡受之，由皮毛而入肌肉、入腑。或由口鼻受之，而入胃、入腸。或入骨空肢節。而必火與風易合，肝木與風易引，肺金在至高尤易感。又況頭頂招風，眼招風，四肢受風濕。古人云：避風如避箭。於肺，其症或頭疼身熱，輕則否，鼻必塞，兼流清涕，必惡風惡寒，或聲重，或聲啞。甚者痰壅氣喘，合口不開，咳嗽，咽乾。自汗脈浮而緩，此外感也。[8]

沈金鰲認為，感冒就是一種外感風氣而導致的疾病，傳統舊名即「傷風」，並指出它是「肺病」，由皮毛而入肌肉或口鼻受之；而且沈氏已言，感冒雖為外界風氣中人，但通常都不嚴重，若遷延日久，才會造成身體虛弱的狀態，[9]這樣的觀察，與民國時期感冒會導致身體衰弱的說法頗為符合。此外，沈氏在另一篇〈內傷外感源流〉內說明，「若傷寒、溫病、熱病、濕病，比之尋常感冒，尤為險重，當按經對症，速去其邪。」[10]說明感冒只是外感輕症，跟傳統的傷寒、溫病等重症，還是有所不同的。

而一般「感冒風寒」之字眼，已常見於晚清報刊，雖然不致令人害怕，但感染之後常有飲食頓減、不能安睡、心神恍惚、怔忡等後遺症，故需要一段時間來進行調養。[11]至於感冒為何會導致「怔忡」呢？時人的解釋是「心血過虧」所導致的一種虛弱狀態，所以罹病後更需要善加調養，[12]這樣的概念，一直延續到民國時期都還存在，感冒或外感一類的疾病，往往有很多後遺症必須注意。[13]晚清報刊上有時也會公開刊載治療各種外感、時疫、感冒風寒的藥方，例如一則「太乙菩提丸方」的啟示就指出是由「金玲劉吟椒來稿」，說這則方藥是家傳祕方，當即抄錄一份寄到上海，讓報紙可以刊出，並請有善心的人士留心，在大疫時可能用得上。細觀該藥竟然可以治療霍亂、瘟疫、感冒風寒、山嵐瘴氣等疾病，可見當時這類中藥的複方，都可以治療可能包括流感或感冒在內的多種病症，很少有一份中藥方是「只能」治療感冒的，一般藥方都會與多種病症的治療連結，這是多數中藥方「一方」由「多種藥材」組成之特性，各種單味藥加起來，藥效通常很廣泛，可以治療的病症往往不限於一種，這是分析歷史上中藥方劑必須注意的。而中藥方劑之傳播，過去可能透過醫書刊本或抄本傳遞，現在也已開始透過新式報刊媒體傳播，這是值得注意的現象，而各種疾病知識也開始公開傳布，不再只限於醫書。[14]此外有一現象也值得注意，就是晚清有非常多的官員都會以「感冒」來告假，已是司空見慣之事，但談到成為一種傳染病或瘟疫，則在意義上仍有很大的差距，一般人不會隨意使用。

把數種外感病包裝在一起呈現，以致使感冒小疾整個和瘟疫、傳染病放在一起討論的狀況，許多是從藥品的廣告上開始的。一八八八年的一則中西大藥房的廣告顯示，在夏秋之交，暑熱熾人，所以「感冒疫癘暴作」，並且用「時邪」來說明病情之快速凶猛。該則廣告主要是在說明藥房研製的「急救保命衛生藥水」非常有效。另又售「避疫藥粉」，從其描述來看，應該是一種環境消毒藥粉，因為該藥已在西方各國販售許久，該則廣告宣稱，若覺得住處「坑壑淤塞、垃圾堆積之所，一精研日薰蒸，釀成穢氣，最足病人。」只要將該藥粉遍撒各處，即可防止疫氣與一切不正之氣。[15]可見在西方，消毒與防疫之觀念，一八八〇年代已有，只是中國民眾仍普遍挪用「不正之氣」來說明。[16]

## 三、追尋俄羅斯流感在中國

一八八九年五月，該病最早在俄羅斯帝國位於中亞地區的布哈拉（Bukhara）被發現，當時病患的症狀為高燒、發汗、食慾不振、噁心和嘔吐。一般認為，該病迅速向各處傳播，至少在年底時也傳播至中國，甚至是美國。[17]不過，中國的疫情可能還需要再考察，過去從未有人仔細談過，若干論述不過是引用西人的二手研究來下判斷，就武斷地說中國有疫情，甚至還說「可能源自中國南部」，[18]此推論令人無法苟同。若回到中國的脈絡來看，其實整個一八八八年八月底後，中國只流行一種嘔吐、拉肚子和抽筋的疾病，[19]病人多在一天內死亡，很明顯的，這是霍亂；[20]至於蕪湖，則有一種「時疫喉證」流行，[21]這場喉症延續到來年的冬天，但極少人單以喉症來判斷就是流感，況且當時罹病之人也無其他明顯的流感症狀，所以該病應該不是流感。此外就是「時疫」一詞，這是常見的中國人對疫情的描述名詞，與「瘟疫」一樣常見，甚至每隔二、三年就有，這無疑增加了史家對特定疫病判斷之困難。若從一八八九年初的資料來看，二月的時候京師尚有流行喉症，還有人罹患頭腫、也有人出疹子，症狀不一而足。[22]但是，這樣的記載連同各類治療瘟疫的丹藥，當時的報導都特別多，但資料上卻都無顯著集中，沒有發生連續性或較為擴大的疫情，所以驟然說是流感流行，也不準確。二月二十三日的時候，河南鄭州、尉氏等州縣都有時疫爆發，但同一個月前後時間，其餘北方各地皆無疫情消息，所以可以證實也沒有大規模的跨區疫病。[23]

當時有關傳染病疫情之報導，與後來民國時期的區別在於，當時非常多時疫的新聞，其實都在講地方官如何拜神以祈求時疫消散，再不就是敘述透過宗教儀式讓疫病消失的各式神蹟，許多都是在講述過往的一些靈驗事蹟，實在難以相信，如果沒有大規模的瘟疫爆發，單靠拜神求天就能消散的時疫，是不是真的大疫，值得存疑，這是判讀史料的基本認知。[24]五月十一日，又有喉症流行，說是當地民眾吃「花核油」所導致，並陳述地方有善治此症的醫者會加以治療。[25]通常有如此的文字出現，代表這個症狀或疫情還算常見，不算太奇特，當下也沒有恐慌的字句或大規模的傳播情況，都可以說明這也不像是俄羅斯流感疫情。五月二十一日溫州的一則報導，據載當時的疫情症狀很像中風，都是感染一天左右就過世，而且兄弟、孩子之間都有同樣染疫過世的，這樣的論述就比較像是流感因家族群聚而傳播；[26]不過，同一個月內並沒有其他大型傳播，只有上海在五月二十八日又有「喉痧」，所以可以判斷上一則資料所述也非跨域傳播的流感大疫。

一八八九年六月四日，東北營口老爺廟前有數名乞丐暴斃，當地人都認為是瘟疫導致，但衡量附近地區、鄰近省分一個月來也都無疫情傳播，所以這樣的報導有時是對人們「突然暴斃」而興起的恐懼感，有數人暴死的跡象，往往都被認為是瘟疫爆發。[27]七月二十日時，上海租界英捕房發現租界內罹患時疫者「日有所聞」，報紙當時仍用「觸犯穢氣」來形容西人對傳染病的認識，西人還特別提供避疫的藥水供民眾在病者生活周遭環境遍灑；但中國人感覺到處灑藥水很奇怪，還要西人先知會蔡姓華人官員，出示曉諭，方得施行。[28]二十四日，報載安徽省也傳出時疫，當時記載是天時不正，老女老幼皆罹患咳嗽、痰中帶血，「醫家往往為之束手」，希望大家多注意。[29]而當日上海仍有疫情的消息，租界區英捕房總巡捕也大力推展用遍灑避疫藥水來防疫之舉措，並言此法和華人端午節時灑雄黃藥酒有同樣的效果和意義，還特別提醒注意要灑在便桶的周邊和臥房。不過，該資料提到當時流行的是「痧疫」，可能是霍亂或猩紅熱，[30]所以也非流感，[31]症狀和安徽省的咳嗽、痰中帶血不同。只是，線索追至此又斷裂了，安徽省那種症狀的疫情，並沒有在其他地方看到，也未延續至下一個月。可以這麼說，沒有任何一場大流感疫情會在一個月內就消散的，特別是我們要追蹤的「俄羅斯大流感」。

《申報》在七月三十日還報導了臺灣艋舺、大稻埕一代的瘟疫，但是以「中暑」或「急痧」來形容，皆非流感，[32]整個夏天，大概沒有任何流感大流行的跡象。八月二十六日報導，東北營口地區這段時間都有疫情，晚上時荒野中會傳來陣陣哭聲，但描述的文字不多。同時間，嘉興南湖也有疫情傳出，但描述簡略，尚不足以判斷是何種傳染病。[33]直到九月十七日，上述營口時疫一直持續，已超過半個月以上，是這一年來最初步且最明顯的線索，報載時疫死亡人數不斷攀升，當地協振局幫忙施醫施藥，又準備了五百口棺材備用。[34]十月六日，廈門也有疫情傳出，報載天候已過秋分、天氣亢旱不雨，爆發時疫流行，有一地一月之內病死百人以上的消息傳出。[35]整個一八八九年，值得注意的報導不多，一直到年底，除了營口時疫外，都沒有任何值得書寫的、具有跨區域傳播的大疫發生。可以這樣反問：這能算是第一波流感疫情來到中國嗎？筆者認為機率不高，因為該疫情並沒有跨區域大規模傳播，以流感爆發的區段來看，若真的於夏末開始爆發，但整個冬天沒有任何疫情擴大的消息，似乎也不太合常理，故可判斷，它與俄羅斯流感的關係微乎其微。

一八九〇年初，報紙報導了倫敦大疫的消息，罹病者超過五萬人，而死亡數更是無法統計；[36]而法國罹病者則有三十八萬人。附帶提出的是，當時報紙就是用「感冒症」來形容這次俄羅斯流感疫情，[37]但中國卻從來沒有用這樣的名詞來形容任何疫情，一般用「感冒」二字，就是「偶然小病」，連藥都不需要吃的，[38]這個狀況在當時是很明顯的，一直到一九一八年後的大流感，疾病名詞的內涵才有所改變，這是後話。一八九〇年一開始的冬天到春天，也沒有什麼值得注意的疫情，一直到四月二十二日，才又有營口時疫的消息，報載當時患者一片呻吟聲，所幸疫情不算嚴重，並不致命。[39]比較特別的是五月三日京師的疫情，當時報導寒暖無常，爆發時疫，「初起渾身無力，四肢酸懈、頭重、發燒，此症尤易傳染。」一家之中，無論老幼皆會被傳染，身體強壯者就無大礙，老年或虛弱者就比較難以治療，當時記載藥鋪和醫者都非常忙碌，大發利市，其實該病仍是可以被治療的，從對症狀和傳染力的形容來看，就比較像是流感，[40]而且頗符合克羅斯比（Alfred W. Crosby）所言俄羅斯流感在一八九〇年春天廣泛地侵襲至亞洲的推斷。[41]較為可惜的是，並沒有能追到其他地方和相近時期的疫情，資料並不集中。七月初時，江蘇省也有疫情，但訊息太過簡略，[42]而同時間揚州同樣有疫情傳出，地方上派員進行施藥，三天來人民無論遠近，皆紛至該處取藥，看起來疫情是比較廣泛的。[43]這兩則資料貼近鄰近省分且短時間爆發疫情之要件，但描述甚少，很難判斷是流感；同時間湖北宜昌也傳出疫情，但描述相對簡略，看不出很強的連結性。[44]綜合來看，北京到東北的疫情，症狀確實與流感有所類似，如果視為是第一波俄羅斯流感侵襲，比較有機會成立，但即便有關，顯然也未持續太久，到七月以後，就逐漸消散，而南方的疫病，描述過於簡略，難以判斷，只能存參。

到八月時，當時報導英租界有妓女染疫，急送仁濟醫院不治而過世，但文字描述非常簡略，[45]倒是同時間法租界則有人罹患「時疫急痧」，是否當時的「時疫」都是「痧」，[46]不得而知。[47]但對照另一則報導，則顯示當時上海流行的時疫是「急痧」。[48]據言該疫即當時稱的「癟（螺）痧」時疫，前年（一八八八）也有大流行，很明顯的，就是霍亂，而非流感，[49]加上當時患者吐瀉、消瘦乾癟並作之描述，更加可以確立病名，[50]當時有子時發作午時暴斃之觀察，故

「子午痧」之名不脛而走。[51]這場疫情頗為嚴重，一直延續到九月都還在發威，蔓延數個區域，當時人還刊載用西人之法，火化屍體以防止「虎列剌」（Cholera），更可確知這段時期流行的疫病是霍亂。[52]事實上，一八九〇—一八九一年，上海都有較為嚴重的霍亂疫情，而根據研究，一八八三年到一八九六年，是亞洲霍亂在中國的第五次大流行，幾乎每年都有霍亂爆發，故這次疫情也就不足為奇了。[53]當年的夏天到秋天，霍亂都在發威，流感在史料中的蛛絲馬跡，則是遍尋不得。

## 四、從南方到北方的疫情

即使到了一八九〇年的秋天，很多人仍在報刊上回顧前幾個月的霍亂疫情，書寫慘烈的景況，當時霍亂對中國人而言是一非常嚴重的傳染病，不過我們不能忽略，在整個十九世紀，流感所帶走的人命比霍亂更多。[54]到了十月四日時，宜昌爆發時症，光城內就死了兩千人，是何病則不得而知，[55]報導至十一月初時都還有疫情。[56]十一月二十二日，有報導揚州發現時疫，一開始並不危險，只感覺頭暈、噁心、發冷，症狀出現後往往很險惡，早上症狀初起下午就過世，而且傳染力很強，很多家庭中十有七、八都患病，也有很多人是突然暴斃的，評論者說這個狀況實在是近年來所罕見。[57]這兩則資料非常值得注意，對其症狀之描述，顯然不是霍亂，而且發病凶險、近年來罕見等話語，證實至少不是人們所熟知且害怕的鼠疫或霍亂，這就非常像是流感疫情，看起來第二波（如果前述算第一波的話）流感疫情可能先從南方出現。廈門在一八九〇年底也有疫情，號稱十家九病，若不及延醫，可能晨發午死，但難以判斷是哪種疫病。[58]

一些資料不太受關注，那是因為當時霍亂疫情太嚴重，以致可能忽略報導其他的疫情。一八九〇年底，北京有一太醫罹患感冒時疫而死，[59]同月和碩親王載敦（一八二七－一八九〇）很可能也因這場時疫而誘發痰喘，最後死亡，[60]報刊明確使用了「感冒時疫」一詞。隔年一月，麗皇貴太妃（即莊靜皇貴妃，一八三七－一八九〇）也染上時疫，經診治無效而亡。[61]同時間，北京還有一個「冬瘟」疫情值得注意，那可能是民間對同一疫病的不同說法，本書後面的章節顯示，確實有人認為中醫所謂的「冬瘟」就是流感。當時北京爆發之冬瘟時疫，據報導棺木行的棺材大賣，後來竟因木材短缺而導致缺貨，這場疫情一直到一八九一年春天才漸漸平緩，而天花之症才再度代之而起。[62]綜合來看，上述第一條資料明確使用「感冒時疫」來說明，最後一則資料則是用「冬瘟」來闡述從一八九〇年冬天到一八九一年初春的疫情；再據一八九一年初的報導，說當時北京瘟疫流行，症狀為「頭疼暈悶、通身作燒、四肢無力」，與一般流感症狀相符。醫者當時解釋是雨水過盛，導致濕氣醲結，冬天後天氣反暖，地氣上升，而且當月還有「臭霧」。[63]據載當時確實發生過臭霧瀰漫、氣味惡劣，時人認為吸入臟腑容易導致疫情，合理地解釋了此疫情。[64]這種表述非常具有特色，與當時其他類似的疫病解釋都不盡相同，此特殊的文字解釋，也可視為該疫情是屬於較為特別的狀況。二月五日時報導，山東也有疫情，死亡枕藉，很多人的症狀都相同，當時描寫是「口鼻流血，登時斃命」。[65]其實這樣的文字描述是合理的，部分一九一八年的流感病患確實有流鼻血的症狀，[66]而當流感嚴重到末期出現「急性呼吸窘迫症候群」（ARDS）時，病患整個肺部都被血液浸潤，肺泡也被破壞，耳、鼻、口滲出鮮血，也就不足為奇了，此症狀在一九一八年時的全球大流感時期普遍被報導，[67]但在中國只能藉由外在症狀來對疾病做一些基本描述，但已可見該疫情是較為險峻的。山東一代的疫情大約延續到當年春天，登州一代的軍營士兵罹病，報載醫者束手無策，較為嚴重。[68]這場疫情至五月前後方停歇，報載「冬瘟甫息，繼以春瘟」，後者報導言即是痘疹，若冬瘟是流感，則至此方歇。[69]從南方到北京、山東一代的疫情，我們大概可以推斷，或許從一八九〇年秋天至一八九一年春天，可以視為是俄羅斯流感帶來的第二波疫情，中國有數個區域接連爆發不是霍亂或鼠疫的時疫，若非流感，也確實很少有疫病可以在數個月內跨區傳染至中國如此廣泛的區域。

流感在六、七月時已告停歇，當時起來的新疫情，顯然又是霍亂。報載日本和泰國的疫情與防疫措施，明載著是虎列剌，[70]而同時間中國流行的「急痧」，報導頗多，但也都是霍亂，而非流感。[71]一直到十月，溫州都還有「吊腳痧」（筆者按：霍亂的俗稱）疫情，[72]十一月福建也有一種急性嘔吐的疫情，應該也是霍亂。[73]一直持續到十二月，福州的南台、後洲都還有時疫流行，每天都有十幾人死亡，當地人將供奉的神明抬出來遊街，並請每家出一人，提燈照亮整個街道，並沿途敲打金鼓，說是這些舉措可以「助陽氣以散陰氣」，奢望能夠消除瘟疫，當時報紙已批評這些都是「無識者流」的作為。[74]一八九二年的上半年，北京一代似乎有延續去年初疫情之態勢，通州、四鄉一代的疫情，以老年人最為嚴重，號稱「十病九危」，大多是痰喘、頭疼、身熱，頗似流感，[75]而且老人罹患此疫者，即使有好的醫者治療，也「十不愈一」，顯見非常凶猛。[76]其他地區有些資料顯示某某人「罹患時疫」，但沒有大流行的徵象，這段時間疫情似乎只侷限在北京，其他則皆非我們要關注的。若要說這是第三波疫情，或許勉強說得過去，但比之上一年的情況，這波疫情的影響顯然較小。

到了夏季，依舊是霍亂症重啟，[77]而至一八九二年秋冬之際，都沒有值得注意的疫情。一般來說，時疫的嚴重程度若沒有超過這幾年霍亂肆虐的嚴重程度，可能都不會被報導，顯然，大流感這年底並沒有發威。一八九三年，還有報導俄羅斯大疫的消息，說該國已有婦女和醫師組成的團體，準備時疫一出就出動防範，這應該已是報導去年到今年年初的消息，但對照中國，那年初則是相對的平靜，沒有顯著之疫情。[78]

## 五、小結

在本書正式進入一九一八年大流感疫情在中國之前，我們先鳥瞰了晚清的俄羅斯流感，並推測該疫情在中國可能的蹤跡與影響。初步對比，俄羅斯流感從一八八九至一八九二年四年的時間，中國本土大概經歷了三波流行，其中只有第二波由南方至北方的疫情，算是比較明顯的波段，其他兩波都比較零星且局部，而且有待更多史料的證實。在這整個疫情中，很少在報刊上見到中醫提出治療方法與相關學理之討論，以至於我們看不到較為明確的新式疾病論述或治療法的可能；至於西醫的見解與討論也不多，在當時西方醫學的影響力恐怕只在少數的租界或沿海城市中，當時中國的官民對於現代防疫的認知，還處在很粗淺的階段，面臨大疫，也看不到什麼深刻的檢討。在病名方面，「流感」此一譯名尚未出現，但「感冒時疫」、「冬瘟」等名詞則已現身，但更多的敘述仍是用「時疫」或「瘟疫」，顯見傳染病之定名還未有特定的指陳，專屬「流感」的病名仍在摸索中。當然必須補充的是，在中醫這樣一個龐大且知識系統發展歷史悠久的體系中，要能尋覓出一個固定且無異議的病名，是有困難的；必待科學化之後的病名討論，中醫才可能在既有的知識系統中尋求更好且更加一致的應對法則，這有待後來與西醫的對話才可能發生。

與接下來的疫情相比，很大的不同是當時中國雖透過報刊而得知歐洲各處皆有疫情，但當時中國人並沒有意識到該傳染病是一次跨國的疫情，並已到中國本土報到，這與一九一八年的情況非常不同。至少透過本章，我們了解到近代一開始人們對「感冒」的基本認識，只是未進一步和世界疫情聯想在一起，或進行更深層的認識。此外，這段時間的疫情顯示，人們對於傳染病的應對可以說全部都是傳統的，中央和地方政府都沒有積極作為，尚未發現二十世紀初期的醫療救護隊，也很少看到地方力量，包括商幫、行會的介入，只有少數善心人士成立之濟振所之類的機構來施醫給藥。而在社會方面，極大多數的報導，都是說人民、甚至是地方官求神問卜、迎神賽會；[79]又說瘟鬼盛行，時疫來時就貼符咒或找道士、巫醫來驅邪治病，[80]這與後來一九一八年疫情的應對方式有很大的差異，讀者或可加以對比。

# 第二章

# 疫病與社會應對

## 一九一八年大流感在京、津與滬、紹之區域對比研究

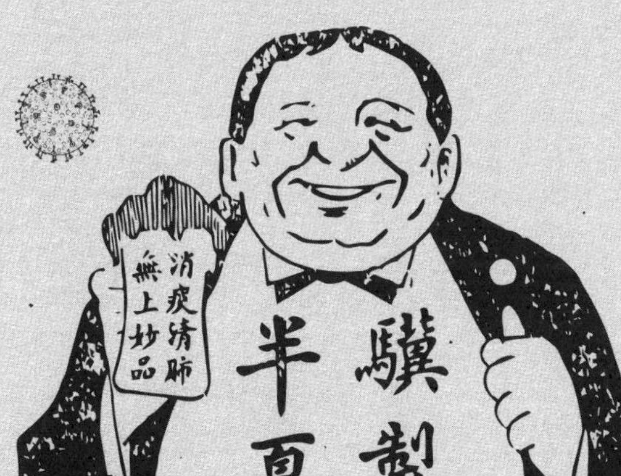

## 一、前言

俄羅斯大流感過去了，人們又恢復日常生活，沒有人可以預料下一次大流行將在何時、何地爆發。《北華捷報》記載了外國人的觀察，一八九七年蕪湖地區有流感疫情。[1]至民國初年前後，從一九一〇年的消息開始，[2]一直到一九一八年八月，報紙上才有對德國人擔憂大流感疫情之報導，[3]那時第二波大流感疫情已經蓄勢待發了。該報報導偏重國外疫情，包括英國、新加坡、日本等地，對中國的疫情報導則很少，即使是在外國，在民初時也很少有連續性的大疫被報導，直到一九一八年為止。

時間來到一九一八年初，當時第一次世界大戰仍未告歇，人們普遍生活水準下降、衛生醫療無法兼顧，再加上全球跨國交通的日漸發達，皆古代之條件所無法企及，造就了傳染病可以跨區域流動之不利因素。更糟的是，一次世界大戰中後期的持久戰，士兵在飢餓與睡眠不足的困乏條件下作戰，更營造了大流感誕生的有利環境。流感的一個特點是，它好像「同時」襲擾許多隔得很遠的地區。因此，這就難以確定一九一八年流行是從什麼地方開始的。流行的第一次大浪潮在一九一八年初春，在美國或是在美軍駐法國的軍營開始流行，擁擠的軍營，加上軍人被船舶運送至各地，人們也忽略零星的案例，加上美國大城市民眾居住處所狹窄，這些都是疫病大流行的良好要件。[4]但因為第一波病情不嚴重，故沒有引起人們的注意。從西方疾病史的歷程來看，第二次浪潮就大不相同了，在八月後，又出現在好幾個新的流行地區，包括非洲、歐洲和美國麻薩諸塞州的波士頓，都同時受到傳染。據估算，在八月到十月間，美國陸軍中有二〇％生病，有兩萬四千名服役人員死於流感和併發的肺炎。之後第三次浪潮則出現於一九一九年春天。[5]那麼，中國的疫情呢？過去的研究常常以偏概全，未顧及中國疫情之全貌，包括疫情發生時的狀況、人們的應對、事後的解讀與日常生活等諸般史事。為了更完整地回答這些問題，本章先就大流感發生的當下與時人之應對，來簡單梳理他們所遭遇的流感疫情實際狀況，先以一九一八年疫情為主，下一章再漸次論及一九一九－一九二〇年的疫情。

一開始，筆者即感到非常驚訝，這與本書接下來的論述有關，即一九一八年大流感在中國所導致的恐懼與死亡，似乎與它帶給全世界那種恐怖殺手的實際形象有所出入。雖然已有研究者指出，當時沒有任何抗病毒藥物，而且經歷戰爭後人們抵抗力較低，故導致該次疫情死亡人數較多，但中國的情況似乎還需再檢視。[6]以下舉兩件史事來對照：首先，中國著名外交家顧維鈞（一八八八－一九八五）回憶，在一九一八年大戰將露結束之契機時，他不能去巴黎參加和會的原因，除了美國的外交奧援，讓他必須停留在華盛頓外，還有一個也許是更為重要的理由，即顧的妻子被大流感奪去了生命。他說：

一九一八年十月，我妻病故。當時正在流行西班牙流感，她成了犧牲品。她的去世對我不僅是一個重大的損失，也是一個可怕的打擊。她患病後僅幾天便死去，留下兩個孩子，一個一歲、一個兩歲。據我記憶，那次流感相當可怖。駐華盛頓的其他外交使團也罹此厄運。西班牙武官在為日本武官送葬後的四天之內亦死於同病。在我的使館內，三祕夫人和二祕之子也都在十天之內死去。流感如此猖獗，以至為死者尋求棺木亦成難事。妻子的去世打亂了我小家庭的安寧。而那兩位職員的悲傷則使整個使館的氣氛極為消沉。7

讀者可以從字裡行間感受出這樁悲劇，但必須注意顧的妻子是在美國死去，那是在流感非常嚴重的異鄉。另一個極度反差的例子，要回到中國來看，精研中國政治思想史的專家蕭公權（一八九七－一九八一）則是幸運逃過一劫，他說：

民國七年六月我在青年會中學畢業。那一年春末夏初，蔓延全球、死人無算的流行感冒病症（influenza）傳到了上海，我也染上了。在大考前的星期四下午感覺不適，星期五勉強上課，到了晚上便不能支持而病倒了。當時認為是平常的「重傷風」。同學好心給我飯食，都不能下咽，只是口渴，大喝冷水。臥床三天之後，勉強能夠起身。雖然全身酸痛，卻喜無礙動作。到了星期一我居然能夠去應畢業考試。這個險症我竟糊里糊塗地熬過去了。這可說是「勿藥有喜」，也許是命不該絕。[8]

蕭公權說的「重傷風」一詞，在中文意義中不過就是「比較嚴重的感冒」，它並未給人一種致命、恐怖的感受；何況，蕭不但未求助任何中西醫者，還靠著自己多休息、多喝水而康復了。其實，隔年西人也指出，多喝水就能「除淨腸中之積穢」，流感即可被消滅；[9]只是，他與顧妻的結局截然二分，一死一活，這只是偶然的兩個極端例子嗎？流感疫情對世界造成重大影響，對中國而言呢？我們唯一可以非常確定的是：蕭意識到了這是一場全球化的疫情，現在正侵略上海。

初步印象是，流感疫情對世界造成重大影響，對中國而言則未必。但既有的研究成果，卻總是將這次流感疫情的元凶指向中國。許多研究指出，流感的發源地是中國，中國華工為參戰而投身至歐洲各國服務，同時將病菌帶了過去，亦或是認為一九一八年之前華南已有流感病毒。[10]但這些「西病源於中國說」的論點，學界未必完全認同。像是許多說法指出在一九一七年至一九一八年初期，中國就已有流感流行，但有一些人則說那是致命的肺炎。其實這些認知都存在相當大的誤解，因為那次的疫情應該是肺鼠疫，中國人俗稱「肺疫」，這個名詞早在一九一〇年就確立了，[11]與流感並無直接的關係；甚至當時中國人也曾說這次瘟疫與清末東三省鼠疫一樣，都是

「肺疫」，就更加證實一九一八年初的疫情與流感無關。[12]但誇張的是，有美國科學家竟指出：一九一八年初在哈爾濱的流感疫情和美國、歐洲一樣嚴重。[13]從《申報》的報導來看，當時哈爾濱根本沒有大規模的流感疫情，如果有，也是肺鼠疫。

持「西病源於中國說」的人，還有當時的一位文人尤玄甫（即尤墨君，一八八八－一九七一）。他認為大流感為什麼會在歐美社會中大流行，就是「華人」害的。他說，一九一七年時，大約有二十萬隸籍中國北方之華工被選往法國擔任防禦的工作，有經地中海而至歐洲者，也有借道加拿大、美洲，轉大西洋至歐洲者，故流感之病菌就無形地傳播至歐美了。一九一八年三月，德軍大舉攻法，華工處在戰線之後，進行防禦工作。尤說這些華工的生活缺點就是不諳衛生，故流行性感冒病菌附於他們身上；有些華工在被德軍俘虜後，就將流感病菌散布至德國軍隊中，最後才傳入西班牙，導致大流行。至於為何有「西班牙流感」之名，尤解釋說是因為該病在西班牙流行甚劇烈之故，遂以之為名。[14]這樣的認知是錯誤的，事實上應該是第一次世界大戰的影響，使得各國政府大部分都選擇隱瞞疫情，「防疫視同作戰」在當時是不可能存在的理念，政府希望民眾不要恐慌，總是刻意地說謊掩蓋事實，想辦法大事化小；而由於用「瘟疫」兩個字報導是不被允許的，故只能欺騙民眾這不過是「司空見慣的感冒」。[15]至於美國的情況，尤氏當時認為，是美軍當時在法國助戰，不幸身染病菌，等回國後遂將之「寄生於新大陸」，美國從此也成了大流感的受害國之一。[16]尤的說法可以存參，但是一九一七年除了肺鼠疫以外，並沒有其他大疫的記載。中國每隔幾年就有一些時疫，總不能說「都是流感」，難道不論何時外國爆發疫情，都可以推給華人？故此論也不見得正確。又，一九一五年春天，英格蘭就已有零星的流感病人，一九一七年，歐陸也有少量的流感病人。在一九一八年春天，流感已經開始第一波擴散，四月法國已出現流感疫情，五月英國的流感達到高峰，[17]而中國是到五月後才有疫情。[18]到夏天時，流感在歐洲出乎意料的消聲匿跡了，但到了秋天又大流行，波及第一波疫情未到達之地區。美國的地理學者（Gerald Pyle）即指出：在八月分才強烈地襲擊了中國、印度、日本和部分中南美洲地區。[19]整個流感的傳播路徑與發生先後次序都和當時尤氏所指出的情況有所出入。更需說明的是尤解讀上的問題，他認為中國有流感疫情，開始於一九一〇年十月的哈爾濱，他認為該年秋天，疫情爆發於俄國，俄人知道嚴重性，所以採用防疫法遏阻其蔓延之勢，故疫情未擴散；不過，因為有中國皮商和華工自疫區南下，才傳至哈爾濱。而西北又與西伯利亞的鐵道相通，故導致哈爾濱成為各種疫症的淵藪。又據尤所言，一九一八年疫情流行的概況：「自一千九百十年以來，是症終不能絕迹於吾國。一千九百十八年，北京猶流行此症，而一千九百十九年秋冬之交，上海等處，亦有是症發現，逐年繁盛，論其蔓延趨勢，實至可懼也。」[20]對中國瘟疫史稍有了解的人就可知，尤說 Influenza 在中國現跡是在一九一〇年十月之哈爾濱，大錯特錯。因為那是一場改變中國近代公共衛生歷史的重大肺鼠疫疫情，並非大流感。[21]此誤解應源自於美國軍醫認為一九一八的中國流感起源於一九一〇年哈爾濱肺炎疫，又認定一九一七年北方華工至歐洲，才將此疫傳入歐洲，最後傳入美國。但伍連德（一八七九－一九六〇）已駁斥這種說法，認為細菌不可能「寄存於人身而遠傳海外」，因為當時航行時間很久，有疫情應早就被發現，而且流感疫情死亡率並不及肺鼠疫嚴重，故兩者為不同之疫病，已非常明確。[22]

關於死亡人數，日本疾病史學者飯島涉認為，一般認為中國有將近一千萬人死於一九一八的流感，但他認為這種估計過多，應該只有一百萬人左右的死亡數。[23]這個數字是否準確，筆者在書中也有論證，此處先賣個關子。其實，中國流感爆發流行的時刻，實晚於世界各地的流感疫情，現在有不少人認為，流感的疫情可能是多點開花，而真正最早的代表性爆發地點，應該是美國。[24]一九二七年喬丹（Dr.Edwin Jordan）等人對流感病源地的考察，也認為最早的病例還是出現在美國。[25]並且，最新的研究顯示，一九一八年之後的大流感，與一九一八年以前的流感病毒都不相同，[26]這就顯示了諸多說法，如華工因素或中國人早已因環境或接觸病毒而有抵抗力的說法，不攻自破。例如劉文明曾指出，流感是當年三月由香港傳入中國，顯然是由外地傳入，否定了中國本土作為流感原發地的質疑；[27]而最新研究指流感病毒可能是從牲畜直接跳躍至人傳人的說法，[28]也不適用於香港模式，因為它是商業貿易城，而非農業聚落，這更加證實流感疫源地不在中國。

至於對當年流感疫情的回顧，根據《醫藥雜誌》上的一篇回顧文章記載：「去歲（一九一八）天時亢旱，氣候多寒，故大江南北發生一種極盛之流行病，西名「因弗倫閘」（Influenze），名曰流行性感冒。」這場大流感最初在中國肆虐的整體狀況，大概是：「由京津南下，大熾於滬上，一時患此者幾於十室九遍，幸病狀尚輕，大都發熱、咳嗽一、二日後即已霍然；其病勢較重者，不過延長時日，尚無致命之憂。」[29]除了感染人數眾多外，似乎初步從文字描述來看，死亡率並不甚可怖。至於這次流感到底持續多久，我們仍不清楚，因為就定義而論，究竟多少人發病才算是「疫」，當時也未見詳細統計數字；我們只能依據報刊，特別是《申報》所載，盡力去還原這場疫情的地區流行概況與起伏波段。

凡此種種模糊之論述，皆說明了我們需要一幅更清晰的「流感在一九一八年中國流行的圖像」，來幫助我們理解人們應付疫病的社會與醫療歷史，甚至是填補世界瘟疫史的一個環節；若沒有一個扎實的、對中國疫情史的考察，可以說一切跨國比較、文化現象之分析，都無從展開。[30]故本章先以《申報》的記載為主要分析材料，因該報對疫情的描述比較全面和詳細，為其他報刊所不及，[31]且其多能兼顧全國之情況，另再以其他報刊作為輔助補充；探討區域雖以京、津、寧、滬、紹等地為主，但也旁及其他幾個流感爆發的地方，期望能對釐清這場疫情在中國肆虐的狀況，以及紳商、慈善等團體在疫病中的具體作為，有所貢獻。[32]

## 二、第一波大流感在京、津與寧、紹等地區爆發之概況

關於民初中國北方之衛生行政大略情況，若上溯至晚清，衛生事宜多由衛生總局和衛生員警管理，北京在一九〇六年設置了第一個具有現代衛生意義的行政機構，隸屬民政部衛生司。至一九一三年後，衛生司改隸內務部警政司衛生科，一九一六年又恢復衛生司，但衛生管理的工作，事多力分、權責分散，時人有所批評；[33]而地方衛生機構，在南京國民政府成立前，更加缺乏，大抵只能靠各地警察系統的「衛生科」或「防疫科」來協助。[34]在法規部分，一九一六年三月，北洋政府內務部制定〈傳染病預防條例〉，一九一八年一月又公布〈檢疫委員會設置規劃〉、〈火車檢疫規則〉等法規。同月，北洋政府內務部總長錢能訓（一八六九－一九二四）即根據條例與法規設「防疫委員會」，派江朝宗（一八六一－一九四三）任防疫委員會會長。不過，從晚清到這段時間防疫衛生機構的設置，多與鼠疫有關，流感當時未被列入傳染病法規的規範內，所以流感疫情並不能依法而採取措施。實際情況如何，若不考察當時政府、民間對疫情之應對，實無法評估。一九一九年，內務部轄下中央防疫處成立，但已與流感疫情最嚴重的時段無關了。[35]

一九一八年上半，北從山西，延伸至北京、天津，往南至南京，都受到了一場肺鼠疫的侵襲。研究證實，這場鼠疫甚至持續到一九一九之後的幾年。曹樹基在研究一九一八年後期疫情的資料後，也不排除此疫是流感的可能，只是他認為仍有零星的鼠疫疫情發生。[36]而筆者則認為，流感和肺疫，當時人已能從症狀上清楚判斷，然而一九一八年秋冬的疫情，是否以流感為主，仍然需要更多資料來說明。過去很少有人能夠精準指出何時何地出現第一起流感病例，畢竟感冒四時都有，很多人可能都會罹患流感，但並不在意，要等到有大規模的疫情發生，政府或媒體才會加以重視，大流感疫情才會攤在民眾眼前。從後來的論述來看，當時人們已知道一九一八年初的瘟疫是肺鼠疫，但全國性的大流行則較集中於當年冬季至初春，例如《申報》在三月時刊載：「滬甯鐵路局，前因津浦路線內發現肺疫，深恐聯運接軌，易於傳染，當飭滬甯全路醫生，注意車客，妥為防範。……滬甯路醫生，均係分駐大站，對於車中旅客，有無時疫發現，恐未能隨時覺察；車行迅速，一經傳染散布各站，即不易撲滅。因於昨日加派衛生稽查員專事稽查車中旅客，如有疑似之症在車發現，即隨時施以消毒手續，並令該車客立時下車，轉送醫院診察，以清疫源而重生命。業已委託湯某專司其事，所有車中防疫章程，並飭詳細擬定，呈候核辦。」[37]可以看出面對當時肺鼠疫疫情，政府已啟動一些公共衛生舉措，大城市的防疫已明顯進步，而各地疫情之爆發，也已透過報刊傳遞而較傳統社會更加透明公開。

同一時間，中國北方如張家口外察哈爾之豐鎮等處，皆發現肺鼠疫疫情。當時中外防疫醫院的醫師都動起來檢查郵信、火車、輪船等地點，以防止疫病擴散。[38]而上海一地，也注意到全國各地「肺疫」蔓延，當時淞滬警察廳長公告，一如前一則史料：「各處發現肺炎疫症蔓延甚廣，滬上人煙稠密，應妥為預防，以免傳染。查閘北滬甯火車站為行旅往來衝要之地，業已特派醫員二人常川駐站專司檢疫，凡有火車抵埠，對於搭客務須逐一檢查，見有類似染疫之人，即送醫院診治云。」[39]很明顯可以看出，一九一八上半年的疫情多是肺鼠疫，讀者接下來可進行一對比，當時人們面對流感的威脅，似乎並不那麼懼怕，要到秋天後，流感才變得凶猛起來。而根據報導，其實在四月，像是山西、[40]南京、[41]綏遠等地的鼠疫流行都已消散，[42]各地方政府的交通控管都逐漸解封，甚至裁撤臨時性防疫機關，故幾乎可以斷定四月時鼠疫疫情已趨緩。又，根據家住山西太原的一位劉大鵬（一八五七－一九四二）的《退想齋日記》記載，一九一八年二月五日記載：「省城戒嚴，藉名防疫，斷絕交通。」這明顯的是指防堵鼠疫的管制措施，[43]到了四月十日，日記記載防疫事項已於一日時停止，人民往來交通已轉趨便利。[44]這和報紙所載之各地鼠疫疫情之消散，是一致的。

可能在一九一八年二月，美國本土已有流感疫情，三、四月流感更是從「一個軍營跳過一個軍營」地擴散開來；法國在五月底也已有疫情傳開。[45]至於所謂西班牙流感疫情在中國被報導，是在五月三十日，當時報載全西班牙有三〇％的人罹患流感。[46]而流感疫情在中國現蹤，則是晚於歐美疫情，根據報載，第一波流感的大規模疫情是於五月底在北方爆發，地點在北方城市長春和天津。同年四月初，武漢有警察防疫的新聞，[47]但沒有持續被報導，或許還是著眼於前期的鼠疫，正式且確認的流感疫情，還是在五月才發生。在長春地區，有一家機器麵粉工廠，傳出工人罹患頭痛發熱之症，一開始民眾並不在意，沒想到傳染力甚強，眾人皆言是瘟疫，「十居八九呻吟痛苦」，無法工作。在該地的日本警察已有防備，在鐵道占用地內將罹病之人用紅印蓋胸或頭，以資區別。而中國的警察廳廳長也想辦法降低疫情衝擊，並展開所屬管區內的疾病調查。[48]而在天津的狀況，北洋防疫處很快就掌握疫情，[49]發出布告說：「查津埠近來因時令不正，發生一種流行性感冒之症，感染者甚眾。雖此症無甚危險，要不可不慎為防範。」並通告盡量不要和病人接觸，民眾自身要注意調節冷暖，如有病狀發生，可至北洋防疫處陳述病情並加以治療，不可「觀望自誤」。[50]一九一三年改名成立的北洋防疫處，主要承擔種痘、消毒和管理防疫醫院的責任，可看出北方的衛生機構還是有活動起來，積極面對流感疫情，這也是官方消息中第一次使用「流行性感冒」這個名詞。至於北京之疫情，可能稍晚幾天，整個五月，相關幾個大報都沒有疫情記載，倒是五月初有「喉疫」，[51]直到六月初，報紙上的簡短記載：「京畿間日大雨，寒暖不和，發現時疫，傳染甚速。」才有可能是流感。[52]

至於在南方，上海隨後也爆發流感疫情，可能較北方晚了些時日。從報上刊登的消息來看，很難判定上海的疫情是北方傳來的。六月初，當地罹病的人呈現「足軟頭暈、身熱咳嗆」的狀態，但症狀都很輕微，民眾並不害怕。[53]公共租界工部局衛生處處長史丹萊（Authur Stanley）醫官發表演說，認為這可能是「骨痛熱病」或「流感」，前者幾年前在上海也曾流行，當時不確定是哪種疫病，只說此次疫情和北京等處的相同，要經過化驗後才知；但其宣稱此症並不危險，最多一到四天就能痊癒。[54]一開始上海的醫者僅「勸人防傳染，而不能確指為何病。」而且當時人們也注意到這個症狀可能與西班牙流感類似。[55]一直到六月六日，史丹萊才宣稱，已經確定是流感疫情，而且他說此症：「各國人士皆有之，而以房屋狹小居處稠密之華人為尤多。」[56]隨著疫情擴大，報紙刊載各公家機關員工幾乎半數以上都染病，人力不敷使用，致使電車停駛或縮減班次；這種停駛不是因為防疫的需求，而是許多賣票員、司機都罷病了。甚至發生找外行人來替代擔任司機，結果發生電車事故之情事。[57]

上海工部局匯司捕房西人，[58]以時疫流行，請所轄區域內的住戶將家中器具搬出家門外，並派工人多名，用臭藥水挨家挨戶澆灑以「辟穢氣而彌疫患」。[59]報載英、法兩工部局衛生科非常注意此病，經過他們研究，指出：「因居處狹窄、汙穢不治、少通新鮮空氣所致。」故西人患此甚少，乃派人連日在租界內挨戶宣導：「臥室須通空氣，一切動用物件及飲食品務宜潔淨，庶免傳染。」[60]當時西人也常呼籲：「寢室與起居之室，宜使溫暖空氣流通，空氣與日光乃預防法中最重要者也。」而且洗浴亦不可少，「每星期必須洗一次蒸汽浴，足以刺激皮膚之動作，增加其排拽汙穢之功用。」就可以避免流感之入侵。[61]在六月十二日時，已有司法巡警五人發病死亡，淞滬警察廳廳長認為要保護所屬巡警，故命衛生科科長採辦良藥讓所屬巡警攜帶備用。[62]有趣的是，當時這種疫病擴及執法人員的狀況，引起警察廳的緊張，還特別委派科員至各區調查此病症的實際患病人數。可見當時並沒有很好的疾病通報系統與統計方法，而官方也沒有主動要求醫者通報並統計患病人數，反倒是派非醫事人員去進行疫調，無疑增加了罹病的危險性。[63]除此之外，六月初在廣東省也爆發流感疫情，根據研究，廣東省流感的傳播速度慢、範圍較小，[64]《申報》上也未報導相關疫情。

差不多同一個時間，全國的疫情都一起爆發，特點就是傳染速度極快，但死亡率很低。包括吉林、兩湖地區都出現類似病症，吉林當地報導：中西醫者治病應接不暇，商號都無法開張。[65]家住太原的劉大鵬在《退想齋日記》中，六月二十日記載：「瘟疫流行，醫家甚忙。而目前庸醫不能治病，且能藉醫牟利，無錢即不往醫。」[66]至於南方幾個省分，更是多災多難，一九一七年夏秋之際，京、津兩地才經歷百年未逢之大水災，隔年五月底，湖南也曾遭遇嚴重水災，此時紅十字會（以下稱紅會）已大量投入救援與募款之工作。[67]湖南不僅有水災之苦，南北軍閥更以兩湖為兵家必爭之地，展開了一場場惡戰，[68]小老百姓真是苦不堪言。同樣在一九一八年六月飽受水患之苦的江西省，倒是沒有什麼疫情傳出。[69]當時像是紅十字會、中國濟生會這樣的團體，都將主要施濟的對象設定為受到水災、兵災侵擾的災民，而不是罹患流感的病患。[70]正如第一次流感從爆發到趨緩，紅會都在努力賑濟湖南災區，雖也有醫療援助，但多為救治傷兵。[71]

水災導致人煙寥落、商業凋敝。據漢口通信電云：長沙地區約有二千名兵士罹疫，大多擠到漢口來看醫生，這種未經控管的跨區人口移動，很容易導致疫情的擴散。這些士兵罹患的症狀多為「骨痿及腹痛、牙痛、喉痛」，當地軍醫也無法處理，陸軍部軍醫司準備了大批防疫藥品，準備運往漢口；而「骨痿」與「牙痛」顯然不是流感的主症狀，只有前者可能是指罹疫後所呈現之身體虛弱、無法正常行動的狀態。更合理的推測，應該是這些病兵有罹患各種疾病的，但是報紙報導時卻無法加以區分，或許還參雜其他腸胃型的疫病。[72]至於在附近的武昌，隨後也難逃疫情之襲擊，幸好疫情並不嚴重。武昌警務處處長崔玉輔要求警察嚴格取締販賣腐敗食物的攤商，當時謠言四起，有人說是河流中的屍水導致疫情，又說是吃莧菜或吃豆腐罹病，眾說紛紜，一時間人心惶惶，顯見一般民眾仍處在「猜測」病源的情況，這種不確定感往往是疫病恐慌的源頭。崔處長除嚴格取締散播謠言者，並發布消息說當地各慈善團體要在培心堂集體開會，研究防疫辦法，並研製防疫藥水、藥丸以供民眾服用抗疫。[73]而正如上一條資料所討論的，其實當時人言

「疫」，有時指陳非常廣泛，自晚清以來一直延續到民國時期，地方慈善團體、甚至教會，都會贈送類似「痧藥水」或「防疫水」的藥品，筆者有過專門研究，[74]這類藥品多能防治許多疾病，主要以腸胃和發熱類疫病為主。民眾也時常用通俗的「痧」、「痧疫」等在清代以來就流行民間的疾病用語來形容當下流行的傳染病，[75]當然包括流感疫情在內。[76]反應在報紙的報導上，無論是有關疾病的論述或藥品之使用、發送，都可以看到這類陳述。例如一九一八—一九一九年疫情時，中華公義會贈送之「辟疫金丹」，說可以治霍亂吐瀉、傷寒、傷暑、絞腸痧氣等症，[77]還不少時疫醫院、紅會和地方紳商會贈送各式「痧藥水」。[78]江西南昌則有消息指：警務處處長閻恩來，發現時疫蔓延至省城，急召中西醫士研究致病之源，並訓令人民暫用井水，令警察遣挑夫「向清流取水以重衛生」。[79]雖然依照我們今日的觀念，流感之爆發與飲水潔淨似無直接關係，但當時人面對流感爆發時，著手清潔飲水確實是預防流感的重要措施。[80]

在南方江蘇的鎮江，先是一度出現紅痧症，「朝發夕斃」，與喉疫一同爆發，但似乎與流感沒有直接關係，地方醫者與藥鋪皆為此忙碌不堪。[81]但就在一天後的報紙上，刊出鎮江流行一種「周身骨痛、頭暈發熱」的傳染病，比較像是流感症狀。據報此病傳染速度驚人，「城鄉居民男女患病者亦幾三分之一。」幸好病情不嚴重，甚至可「勿藥霍然矣」。[82]當地縣知事示諭：「居家鋪戶各宜收拾潔淨，留意食物以重公共衛生。」[83]在揚州地區也傳出疫情，患者約百餘人，幸好都迅速康復。[84]松江區則發生症狀輕微的「輕流行病」，報載為類似傷風之症，極易傳染；當地縣立第六高等小學校內患病學生人數達四分之一以上，校長將罹病學生送回並放假三日，以防傳染。[85]可見當時一些停課的決定可由學校自行決定，政府當時並沒有相關的彈性因應措施或大規模的停課舉措。再輔以一則資料來看，家住常熟的徐兆瑋（一八六七－一九四〇），在該年六月二十四日的日記中記載：「此間梅雨陰濕，時疫流行。天地不正之氣感觸於人身，其病為寒熱、傷風、頭疼、頭暈。」當時日記的主人即罹患這些症狀，但後來也沒見治療之記載隨即康復，可見不算太嚴重。[86]

疫情似乎在六月中旬開始在一些地方漸漸擴大與嚴重起來，慢慢傳出之前很少報導的因病致死的消息。[87]在上海，疫情漸趨嚴重，報載之前僅是「寒熱三、四天，輕者一、二天即可告愈」，但現在因病死亡者則「屢有所聞」。[88]例如出現：「同順雜貨店十三歲小主於前晨忽患寒熱，當晚即死」、「某煙紙店學徒亦祇臥病一天而斃」、「江北車夫郎舅二人前日同時患病，迨至昨晨相繼斃命」等等有關疫情的報導。[89]在鎮江之疫情也漸次蔓延至附近新豐、高資、大港、新洲、老洲各市鎮，許多工廠、客棧的工人遭到感染以致無法工作，生計上出現重大困難。[90]奇怪的是，就在報載流感情勢日漸嚴重的警訊一出，僅幾天的功夫，部分地區的疫情似乎又漸漸地消聲匿跡。北方的疫情已完全停歇，滬上的疫情也煙消雲散了，只剩幾個地區有零星的疫情報導，例如六月十七日，浙江杭州出現疫情，[91]嘉興一地的疫情則仍延續之前態勢，學生因疫病嚴重而被迫提前放暑假，還有不少病人也因為庸醫亂投藥而死亡，算是疫情較為嚴重的區域。[92]除此之外，整個六月剩下的數十天，僅有揚州附近城鎮徐家彙、新城一帶在二十五日傳出有兩百餘人罹病，但都屬輕微。[93]另外，湘南的疫病仍持續著，又有三百多名病兵湧入漢口求診，但無法肯定這些人全部都是流感患者。紅會還派員接待，分送病患至一般醫院及臨時醫院，這可能是該年紅會首度投入救治流感疫情的記載。[94]

到了七月，基本上第一波疫情已經趨緩。在一日時傳出嘉興有一旅客感受風寒而死於客棧中，且腳素有「風疾」，縣官派檢驗吏相驗死因，係因「病死」，非人為傷害所導致。不管該案為何種疾病，沒有證據顯示該檢驗吏在勘驗時有任何防護傳染病之舉措。[95]鎮江丹徒縣知事兼警察局長倪和甫發一封通令，說是天氣酷熱，城內外小販應禁止販賣不潔商品，像是發霉爛掉之水果等，以顧及衛生，但這通令似乎與防治流感的關係不大。[96]六月較受疫情威脅的嘉興地區，在七月初則受「喉症」侵襲，令許多醫生束手無策，但顯然不是流感。[97]七月之後唯一可能的流感疫情是在南通，報紙僅用「時疫」來報導，當地患者多「乍寒乍熱，頭暈目眩，脅骨痠痛」，幸好經過醫生診治都能痊癒。北鄉石港一帶，「家家戶戶俱有此種疾病」，幸好「於生命無所妨碍」。[98]至於二十七日刊出《文匯報》消息指出：新加坡將香港列為「有疫口岸」，[99]此疫不知是否為流感?但其實香港在三月時已有流感，這個消息應非針對流感疫情而發布。可以歸納，整個內陸較為集中且大面積的流感疫情，似乎真的結束了。七月底至八月間，漢口可能都還有所謂湖南病兵移入，只是不知是否為流感病患，當地一直處在軍閥混戰中，極難確定病情，但顯然該疫情沒有持續在兩湖地區擴大蔓延。[100]

根據報紙記載的消息來看，八月仍有疫情傳出，雖然很難確定是否為流感，但從症狀來看，與俄羅斯大流感時期很類似，夏秋之間的疫情，極可能是「霍亂」。如嘉興南鄉的時疫，初起時「腹中作痛至數小時後即大發狂熱，手足抽筋，行若癲狂」，患者多為小兒，一週左右病人即死亡，當地醫生都束手無策。由這種猛烈的程度來看，似乎較前述流感疫情更為嚴重。[101]鎮江在八月十八日也傳出疫情，病人多「頭痛發熱、咳嗽、腳軟，輕者三數日即愈，重者或竟致命。」這就比較像是流感的症狀。該地倪知事延續七月的布告，繼續要民眾、攤販注意衛生。[102]直至八月底，杭州也發生疫情：「初起時手足厥冷、腹痛不止，朝觸夕斃」，似乎非常嚴重，雖然我們也不能排除它是霍亂的可能性。[103]從整個八月的情況來看，疫情多在南方，北方則相對平靜。嘉興、鎮江與杭州等地，極可能持續有疫情，報紙沒有天天報導，並不代表疫情消失，可能是疫情侷限在這幾個地區，沒有擴散開來，故未受到全國性的關注。

至當年九月，流感疫情似乎完全趨緩，除了鎮江一地出現白喉痧症，多發於小兒，而且「大半數不可救藥」之外，[104]其餘地區則沒有傳出疫情。若不論零星的病例，七、八月，特別是九月，確實是疫情相對緩和的時刻，也未發展成延燒全國之疫情。不過有資料顯示，紹興可能在九月底已有更嚴重的疫情爆發，故第二波流感侵襲的確切時間，就資料來看，可訂在九月底到十月初這段期間，而且這次疫情明顯從南方開始。十月三日，江蘇省南通地區傳來時疫流行的訊息，當地師範學校與農學校師生「十人中竟有八、九」患病，幸好死亡率不高，百不及一、二。[105]十月五日，鎮江也報導了疫情，但不是用「流感」來報導，而是以「秋邪痢疾」來命名，且謂調理得宜則不難康復。[106]但也必須注意，這兩波疫情的分段並不明顯，中國南方可能自入秋以來一直都有疫情陸續傳出，所以人們也常用「秋陽酷熱，甚於三伏」、「入秋以來天氣亢旱」等秋天氣候之特性來解釋疫情流行的自然因素。在梳理當時疫情資料時，非常容易見到報刊與中國醫界常以傳統風土、節氣的理論混雜現代環境衛生觀念來理解疫情之發生與蔓延狀況。梁其姿已分析過，傳統中醫認為瘟疫之爆發與一地、一時之環境、氣候有密切關係；[107]李尚仁則曾論述近代以來西醫的「瘴氣論」所強調的腐敗、臭氣致病，以及整個中國環境不衛生狀態之描述。[108]不論中西，這方面的說法並不衝突，而且還有很多融通之處，例如中西醫都認為空氣中劣質的「氣」，包括臭氣、穢氣和骯髒的環境、河水等，是導致疾病的重要因子，[109]在西方細菌論尚未完全占據中國傳染病論述的主體前，這些季節、天候與環境的致病因素，仍深入一般人的觀念中，[110]

針對當年流感疫情，著名中醫曹炳章（一八七八－一九五六）用了「秋瘟」來命名流感，這個字詞結合「秋」這個季節與「燥」這個節氣，來共同建構人們對流感的認識，從書中接下來的論述，可以發現有相當多符合此論的中醫學知識。[111]更重要的是曹氏還指出：

> 據日本東京消息：日本各處，近來盛行是病，其劇烈之處，學校停課，各種工業，皆受窒礙。據外交省所接各處領事報告此病，已傳播全球，如孟買一處，自十月初至月，死者逾七百餘人，當道設法，消除此患，未獲效果云。其症狀：畏寒、頭痛、肢酸、面赤、喉梗，身熱在一百零一度至零四度之間，兩三日後，則咳嗆，甚至夾有氣管支炎與肺炎等狀，實與流行中國者無異。[112]

從上述文字可發現，即使是一位傳統中醫，也已意識到了中國正處於一場全球疫情的風暴中，這是非常少見的情況。而對比美國疫情，中國醫者描述流感患者的症狀，仍多以傳統外感熱病之話語，如傷風、寒熱、咳嗽或腳軟、骨痛等詞彙來描述；[113]而美國在流感疫情爆發之初，許多醫生即觀察到病人吐血、咳血、五官出血等症狀，而且很多描述身體發青、發紫等缺氧狀態，[114]最後窒息死亡之情狀，而患者最後被奪去生命，多因併發肺炎所導致。[115]除了中西醫解釋上的差異外，最主要的原因還在於中國病人的外顯症狀比較輕微，而美國的流感多引發肺炎與敗血症，死亡率應較高，這也支持了本書對中國疫情比較輕微的推測。

這個時間點又可回過頭來反思華工帶病的問題。在這段期間內，法國公司郵船於六月十七日載回出洋工作的華工六十二名，其中約一半家住長江一帶，另一半則是北方人，在六月之前，中國已有流感疫情。[116]六月二十三日時，報紙又刊出英國在上海的華工事務所在浦東募集兩百餘名工人的消息，不過要經過考試，而且招募過程都有「西人在場監督，非常慎重」。[117]甚至，在場還有西醫專責查驗華工的體格和肌力，由於流感的潛伏期很短，故較無可能出現華工將流感帶入歐洲、或已得流感的病人還能遠赴歐洲的狀況。[118]何況，當時歐洲的流感疫情已經擴散開來，當然與華工無關，筆者也不可能去創造出是華工將歐洲流感帶回中國的推論。此外，對世界疫情之報導正持續進行，例如報載：「羅馬尼亞全國因戰爭之故發生疫氣」，人民死亡甚多，該政府緊急向德國商人購買大批化學藥品及醫學材料來進行救治。[119]七月九日的外電則稱：西班牙流感蔓延甚廣，德國也遭殃，不過其實中國流感第一波疫情已逐漸趨緩。[120]

至於在社會史方面可供觀察的，即為慈善團體與政府的舉措與行動、互相配合等方面之觀察。[121]儘管中國歷經許多王朝的更替，執政風格有所差異，但慈善事業基本上都是政府主導為主，社會參與為輔的模式，來對貧弱階層施行照顧。但是近代以來，中國的慈善事業出現新的變化，政府的財力有限，經驗不足，社會力量的主體作用開始展現，西方教會和傳統商會等組織的運作，可說特別明顯。[122]不過，慈善義舉有時仍需官方廣為宣傳，一般民眾才能知悉，例如上海「廣濟善堂」就希望當地縣長傳達訊息給各鄉村。換句話說，慈善施藥仍需和官方力量結合，只是這個時候的官方是處於較為被動的狀態。[123]

當流感爆發時，地方藥鋪與醫者常進行施藥與義診活動，這類消息刊登在報紙上，除了慈善的功能外，有時也順便幫藥房或個別的醫者宣傳。例如該年六月，有間「王思補堂」就施送該堂所製「萬應濟生丸」，並言如果害怕每個人寒熱體質不同，可至該堂所聘名醫徐松侯處代為診斷，只收掛號費六十文，而這種「優惠」只以三個月為限。[124]又如上海小南門外「復善堂」刊出消息，說該堂每逢夏季則延聘內、外、幼等三個科別的中醫在堂施診，給藥也是分文不取的。[125]上海五洲大藥房則贈送「急救時疫水」（又名「十滴藥水」）給淞滬警察廳，報紙還登出消息指出：此藥水功效卓著，特刊出此消息以揚仁風，這很明顯的是一種廣告的手法。[126]相同的行銷策略還有上海普濟堂董事陸文中，自買自送自家生產的時疫水，說是針對感冒、霍亂、癘疫等疾病皆具有相當之療效，可以說都是藉慈善義舉來推銷產品或個人名望的顯例。[127]甚至名醫丁福保（一八七四－一九五二）也刊出夏季施診的廣告，說是「不取號金，不賣藥」。[128]也有由多人具名但未表身分者，集資請數位醫者共同施醫、分文不取的單純善舉，皆可由報紙消息中窺知。[129]

不過這種施醫給藥的慈善行為，若遇上比較棘手、傳染迅速的疫情，所能發揮的社會功能就比較有限了。好比嘉興地區報導，有慈善家設立施醫局以嘉惠當地貧民，即坦言礙於籌款成效，並不是每年都能順利開辦。當年是因夏天疫氣盛行，所以有鄉紳仿舊例開辦施醫局，設立在城中的「天醫廟」中，但僅「正在布置」，即將成立而已，顯見這樣的慈善義舉有時並無法趕上疫情流行之速度。[130]

夏天是傳染病爆發的危險季節，所以相關的慈善團體總是於當季動員起來，其中最值得關注者即為紅會。大抵民國在北洋政府時期可用刀兵水火，天災人禍不斷來形容。關於江蘇、上海等地的疫情、災情研究，池子華即已點出紅十字會在此時期的救疫工作，一九一四年的天花與喉症、一九一五年的時疫和天花、一九一八年的肺鼠疫、一九一九年的冷痳和吊腳痧、一九二一年的天花等疫情，紅會都曾伸出援手，[131]但卻沒有二手研究論述紅會在救治流感時的動員情況，對其處理疫病的研究仍待補強。[132]基本上紅會在當時是跨國性的慈善團體，[133]人力資源、工作經驗和經費等等都較為充裕。[134]當時紅會設有季節性的時疫醫院，由沈敦和（一八六六－一九二〇）、朱葆三（一八四八－一九二六）於一九〇八年在天津路三一六號創辦臨時救疫醫院，之後漸成常設。[135]早期之籌辦多與西人或教會團體合作，也曾遭到「專治西人疾病」以致浪費的批評，一九二〇年才由總會自行籌辦。[136]醫院內有不少知名的中西醫者和治療時疫專家（多為西人），之後還陸續增設人員。[137]但救疫醫院地點位於上海，也非天天開張，別處一旦有疫情發生，只能尋求在當地重設臨時醫院，以資應對。

有趣的是，紅會在七月初才開辦當季的時疫醫院，報載：「紅十字會每屆夏令開辦時疫醫院，滬地人民受惠匪細。……擇於陽曆七月一日開幕，本年天氣不正，夏秋之間疾病必多，該醫院對於防治疫症向極研究，想今屆必又有種種奇效也。」[138]雖然最初立意良善，但其實當時流感第一波疫情已經消散，何不早日開辦？大概有兩種可能，第一就是社會救濟之整體仍無法權宜配合，水災、饑荒等仍較受振濟工作者的注意，而非疫病。二則流感疫情根本不夠嚴重，難獲重視。後來的消息也指向，紅會歷來診治的大宗病患是罹患「危急痧症」的民眾，就上一章的歷史脈絡來看，大家長期以來害怕的夏季傳染病其實是霍亂，而非流感。[139]類似的例子，還有上海南市公立醫院在七月中旬擬增設「時疫部」，這時第一波流感疫情已退燒，我們無法確知流感疫情對這項決定的影響，但從該院成立宗旨有「專治夏令一切時疫如霍亂、痧氣等病」的字句來看，與紅會時疫醫院倒是有幾分相似，不是為流感而設。紅會另一個例行性的重要防疫工作就是種痘，一九一四年二月該會成立防疫保赤機關，於春、秋兩季種牛痘，成為定制，與夏季的時疫醫院互為兩項重要的衛生工作。可以推想的是：一般民眾很難掌握各方面施醫給藥的訊息，故當時醫院也發出通知，希望地方病家能主動出示布告，協助告訴其他民眾有此醫療資源可供利用。[140]

至於政府方面，我們看到地方政府能夠做到的協助，好像就僅止於發布一些告示；而這些公告的內容，只是一些很初步的公衛（或潔淨食物）等個人衛生注意事項，未見政府大規模介入控管疫情，這當然也和流感第一波疫情不甚嚴重有關。不過，也不是西方社會就比較「進步」，即使在美國，慢半拍的公共衛生部門，在一九一八年流感疫情剛起之時，也僅發出了蒼白薄弱的應對辦法，包括生病了就要多臥床休息、保持身體清潔、吃飽一點才能對抗疾病等等呼籲。還有一種令人發噱的說法，叫做「千萬別害怕。」[141]在美國，負責醫療救護、資源分配和執行戴口罩、取締吐痰、咳嗽沒有遮蔽的人，大部分是慈善團體、民間組織和所謂的公民委員會來發起，地方衛生官員的作為並不多，許多舉措，都是民間先開始動起來，這點倒與中國社會有幾分類似。[142]

## 三、第二波疫情來襲——北方的狀況

前述第一波疫情發生時，地方官、警的表現還算稱職，京津、滬上就不用談了，連次一級的縣、鄉知事也能發揮提醒民眾防病之責。不過，也僅止於此，因為疫情還未嚴重到構成考驗官府職能的地步，慈善團體的社會功能，在防疫、抗疫的工作上也還未彰顯出來。但是當第二波疫情來臨時，一切都變得很不一樣。

十月初，第二波疫情已從南方蔓延開了，並可能在十月中旬傳到北方。我們先從北方開始看起，在疫情擴散變得較明顯之時，《申報》就刊載北洋防疫處的布告，指出：「查津埠現在發現一種流行性感冒病症，傳染極速。其病在神經者，則頭痛、譫語；在腸胃者，則嘔吐、泄瀉；其病在呼吸器者，則咳嗽。按此種病症，除年老人及夙有心肺病者稍有危險外，其餘概無危險，被傳染者切勿驚慌，其預防方法，以調和冷暖、慎節飲食為最要，尤不宜與病人接觸，以防傳染。」[143]除了刊載一些預防方法外，從這則消息可以看出：第二波大流感一開始似乎並不恐怖。例如在定縣的疫情就是「因疫而死者，非童子即老人，而中年之人尚無妨礙。此雖天災，亦洵屬奇事云。」[144]十月二十一日，《退想齋日記》記載：「現在瘟疫盛行，全晉皆有，非止吾鄉一帶也。」至二十九日，日記主劉大鵬的長媳張氏竟至染疫臥病十餘日而死，劉記下當天的市街：「今日道上往來之人帶孝帽者絡繹不絕，則因疫死亡者想必不少也。」[145]這是山西太原的情況，似乎較北京更嚴重一些。

極可能是京、津地區在上半年已經歷過一場肺鼠疫的洗禮，整個防疫機制與政府的動員能力都展現出來；也可能是京、津為當時的政治中心，所以該地區政府官員比接下來要探討的南方官員的反應，要來得更為積極。根據報載指出：「北洋防疫處處長劉韻波，以現在外間發生時疫，召集醫務、技術、檢疫各科長開會研究，據各科長云，因近來空氣不潔所致，而西醫稱此疾為輕毒傳染流行病，惟老人素有心肺病者，染之最為危險。當即特派嚴傑、徐鼎賡、王榮銓、齊耀文等，赴各區檢查各客棧之旅客，倘有受此種疾病者，隨時醫治；遇病勢危險者，即抬送就近防疫醫院以防傳染。」[146]包括查驗、醫治、後送至防疫醫院的舉措，顯然都有持續進行。還必須注意，當時沒有像二〇〇九年爆發H1N1疫情那樣，臺灣多數衛生單位已備有「快篩」試劑，可以在一小時內就檢測出患者所罹患的是否為流感。[147]在當時，專責的監督單位與人員所能依靠的技術，只是就感官上、視覺上病患所呈現的外在症狀，來「粗略」地判斷疾病，其中具有難以預估又無法完全避免的誤判，這是在爬梳這場疫情資料時必須注意的。

在北方，北洋政府內務部有關防疫工作的指示不少，[148]例如該部在十一月上旬以「近來時疫盛行傳染甚速，人民死亡者日有所聞，前特電省長令所屬縣知事，出示曉諭人民注意豫防，並令北洋防疫處攜帶藥品，派員赴有疫地方查驗、施診，以重衛生云。」[149]直隸省長曹健亭甚至通令所屬各縣知事：「一體加意視查、認真辦理，以杜傳染。」雖然有研究指出北洋政府在衛生行政系統上的多數缺失，[150]但比較沒有反應在報紙上；而從以下將進行的南、北防疫工作之對比來看，中央內務部對京、津防疫工作的指示，確實存在北方優於南方的現象，具有明顯的區域性差異。再舉一例來看：自疫情發生以來，處於北方的地方政府尚有許多人道主義的措施，像是監獄的擁擠與狹窄，也成為防疫工作著眼之處。天津省長即發出通告：「查現在秋令溫燥，時疫流行，各縣監獄看守所房舍狹隘，人犯擁擠，亟宜注意消毒，以杜傳染。其已有患病者，即速分別隔離治療；凡罪犯中情節輕微者，酌量飭取妥保，在外醫治病愈還禁，以示矜恤。」省長曹健亭還指出，國家立法之本旨只在剝奪犯人的自由，以冀求其改過，但犯人的生命還是要加以保障的，顯見其下達行政命令時已考慮得較為周延。[151]又例如在河北省遷安縣爆發較為嚴重的疫情，幾乎每戶都有人罹病，對於該縣監獄中的犯人，除了准許其保外醫治外，該縣也請省長「令北洋防疫處派員攜帶藥品來縣診治，以保護民人健康云。」[152]至少從這幾則布告來看，北方之地方政府有許多積極的作為，疫情沒有讓中央與地方的行政機器癱瘓。

整個中國北方，還有其他地方出現疫情，嚴重程度不一，帶給社會的衝擊也有所不同。在奉天的幾個鄉鎮，有人逃出並散播疫病消息，說是：「鄉間時疫之猖獗，甚屬可怕，因患是症而死者，每屯每日均不下十餘人。」因此，進城買棺材的人絡繹不絕，城內大小棺材店鋪所售之棺材，都已售罄，可見時疫相當嚴重。至於在省城，疫情雖有逐漸趨緩之勢，但因病而死者依舊有數起，包括鐵匠、小孩、男學生、人力車夫、工人、乞丐等等，不分男女、職業，都有人因病而死，大概死了三百多人。報上也做出分析，認為染病而死的人多處於下層社會，歸因於為這類民眾比較不講衛生。[153]

內蒙的多倫在十一月初同時爆發疫情，當地缺少醫生，所以僅能依症狀來判斷，似乎跟京、津一帶所發生的疫情相同，故報紙刊載：「據京津醫家訂定兩方，刊送傳單，行之頗效，特為轉布。」[154]這是在醫療資源較不充足的地區常施行的辦法。至於疫情較嚴重的地方，也有幾處，以河南省最為明顯，報載南陽大疫成災，除了棺材變貴外，尚須先行預約訂做，並排隊等候，因為棺材已經供不應求、奇貨可居；另外像是辦理喪事會用到的白布，也被一掃而空，迫不得已，只好以「麻紙」代替。至於鄉間更常見「白布滿村」的駭人景象，據當地人陳述，全村大約已有二成的人死亡。[155]這樣悲慘的人間景象，在外國其實也差不多，例如在美國的費城：「人們不忍心再看車上的屍體，他們彼此重疊，用麻袋草草裝著，有的手腳還伸出來，被運到墓地的壕溝裡掩埋。到處聽得到哀悼的哭泣聲和家人對死者的呼喚，不得不讓人想起中世紀的黑死病。」[156]而住在紐西蘭威靈頓市的一位民眾則回憶：「上班的日子裡有一天下午兩點鐘我站在市中心街道上，一個人也沒看到。沒有電車往來，沒有開門的商店。唯一看到的只有一輛旁邊掛著白布，上面畫著紅十字的廂型車，用來當作救護車或是靈車用的。真是不折不扣的鬼城。」在紐約市匹茲堡醫院裡工作的醫師，每天早晨上班時還會感到一陣驚恐，因為一夜之間重病區的每一位病人，全部都過世。[157]不過，若以中國的情況為主，大概只有少數的地區或文字形容會如此悲慘，此處河南的狀況就是一顯例。該省南方的經濟作物棉花，當時因病人太多導致無人採收；[158]開封一帶疫情頗為嚴重，報紙形容：「開封曹宋門外先多感冒，初無大碍，不意愈傳愈厲，傳至東鄉十餘里外掃街一帶，便成大瘟疫矣。頭痛身熱，不及兩日即至不救。刻下疫鬼正在高興時代，非大加驅逐不可也。」[159]報上仍用「疫鬼」這樣的名詞來形容這場恐怖的瘟疫。河南省的南部一帶可能是疫情最為嚴重的地方，例如報載：

豫南疫氣初發於羅山，風起草末，不甚利害，一轉而至南陽新野一帶，變本加厲，直有燎原之勢矣。警務處長痌瘝在抱，特派官醫院醫員趙仲敏前往診治，不意該處情形奇怪，一發即死，不容緩手，加以死亡枕籍，無地深埋，棺木缺乏，率多槀葬，以致土薄天熱，尸氣薰蒸，又推波助瀾、無可療救。[160]

此處所述之疫情與開封類似，皆為一開始不太嚴重，漸漸擴散開來以後，才釀成嚴重疫情。在當年十二月中旬以後，疫情似乎逐漸消散了，《申報》一連數十天都沒有再刊出相關的疫情消息，反而是在十二月底，一場牛隻的口蹄疫病侵襲了天津，檢驗廳與警察局都咸稱將會聯手防範病牛流入天津，布告說：「倘微有疫病者，即行禁止來津，俾免妨礙公共衛生。」[161]對於這場牛隻瘟疫，沒有任何證據顯示它與人類的流感有關，但是報載：「值茲冬瘟、牛疫流行之際」，[162]可知當時認為，這場牛隻的疫病還是與當季的流行疫病「冬瘟」有關。至於隔年有無流感的疫情？還須再進行論述，本章暫且將時間先停在一九一八年，接著來看看中國南方的狀況。

## 四、第二波疫情來襲——南方滬、寧、紹等地區之概況

在中國南方，疫情似較北方嚴重。從史料記載來看，為何會有這樣的印象？除了可以觀察、比較流感擴散的疫區更為廣泛之外，政府或官方的應變能力，於南北相比之下，除上海租界區外，南方各地更是遜色不少。

疫情在十月初才開始受到媒體關注（九月底已經爆發），多集中在江蘇與浙江兩省。在江蘇鎮江，前已述及報載：「鎮郡（鎮江）一帶因亢旱致生發時疫，傳染迅速。近日城鄉病症均以秋邪痢疾為多，分寒熱及無熱兩種，醫生藥肆頗為忙碌。為此等症調理合宜，尚易奏效，不致危險云。」[163]不是外界的微生物，秋天氣候「亢旱」，才是當時人們描述導致流感疫情的最大原因；至於「秋邪痢疾」，除了可能疫情一開始是偏向「腸胃型」流感外，其實也不排除是兩種（或以上）的疫情，例如痢疾（shigellosis，dysentery）同時發作；當然，一般痢疾症狀比霍亂輕微，很少造成跨區域的大流行。隔幾日又有消息指出：「鎮城（鎮江）南鄉天王寺一代，近日新發現一種時症傳染頗速。」僅三日左右，就傳染給很多民眾，而且只要一人發病，一、二天就可以傳

染給全家、甚至是全鄉里的人。不過，幸好「症象尚不甚危險，不過初則寒熱、咳嗽、頭痛，腹悶，三、四日後即可痊愈，惟在小孩多嗆咳不止，為父母者頗多驚惶云。」[164]至十月底，鎮江南鄉天王寺、丁角賈莊疫情又嚴重起來，患者均有「頭痛、發熱、胸悶以及四肢乏力」等症狀，各村因為患者漸多，醫者皆應接不暇。這總體的原因還是歸咎於「天時不正，連日極熱，故此二、三日中，復見推廣，且視上星期所患之症更甚，聞黃莊某姓家男女二人，昨日同染此病，晨發夕斃，時病之可畏，於此可見。」整體而言相當嚴重。[165]這段疫情之記載就與一般所認知的流感症狀相符，從後續的報導來看，時疫讓「患者頭部、四肢，劇痛作熱」，雖傳染迅速，但「患者少至一日，多至四日即可康復」。[166]江蘇松江區也傳出不少疫情，例如報載：「松邑自入秋以來發現一種輕流行病，雖無大害，而傳播極速，近日傳染更甚，亦有因而死亡者。聞鄉間更較城市為多。」[167]許多鄉間民眾趕往城市買藥，常常都攜帶十幾張方子，湧進城中藥鋪大量採購；而城中藥鋪無不大發利市，海撈一筆。當然，也有一些藥鋪的伙計都生病休息了，以致藥鋪無法順利營業，只好拉藥鋪以外的人來充實人力，[168]可見當時流感之傳染，已遠達鄉間，並造成一定程度的社會恐慌。蘇州埴城鄉一帶，流感傳染迅速，情況是：「每由一人染及全家，誠數年以來未有之癘疫，各鄉小學教員患此症者頗多。」甚至有小學校長被傳染而請當地勸學所派員代理職務之事。[169]

十月開始，浙江省也發生了較為集中的疫情，而且相當嚴重。[170] 根據中醫曹炳章的觀察，這波秋天的疫情是由寧波傳播到紹興的，其症狀為：「初覺頭痛、周身發熱，繼則頭暈不舉，不能言語，口噤足冷，下利赤水，旋即不起，自起病至死亡，速則二、三句鐘（筆者按：小時），緩則一、二日者。此多吸收癘氣，為傳染病之屬於急性者也。亦有初起，頭痛發熱，鼻衄咳嗽，胸悶便閉，若即用辛涼輕解，三、四日即愈，為傳染病之屬於慢性者也。」[171] 可見流感在每個人身上感染之輕重皆有所不同，輕症也可能變成慢性，需要時間調養。曹是中醫，就其所述，當時他應該看過不少病人，但那些來不及求醫、缺乏醫藥資源的人們呢？處境就堪憐了，例如報載：

> 紹屬上虞鄉，入秋以來發現一種最劇烈之時疫。初起時類似傷風，如帶咳嗽，命尚可延，否則一經腹瀉，旋即斃命。地方苦無良醫，又無病院，若遇此症，坐以待亡，甚至一村之中十室九家，一家之人，十人九死，貧苦之戶最居多數，哭聲相應，慘不忍聞。蓋自發現是疫以來，死亡人數已占百分之十，棺木石板所售一空，枕屍待裝不知其數，災區延袤刻以漸度，餘姚西達甬界。[172]

上述紹興疫情之慘重，與前面幾個區域的死亡情形有顯著差異；該地方沒有良醫也無病院，凸顯了城鄉之間醫療資源分配不均的現實狀況。另一個讓人矚目之症狀是「腹瀉」，與鎮江疫情描述之「痢疾」有症狀上的相似處。這是很令人疑惑的，筆者曾請教醫學專業人員解決之道，指出了其實該年所爆發的特定疫情，不同地區的病人其實會有相同的症狀，這一點可以從比對各國罹病者身上的症狀上來追索。但這樣的原則，似乎不太適用於解釋中國的情況，因為「腹瀉」並非一九一八年全球流感的主要症狀，也不是致死的主因，但在中國第二波疫情爆發之初，卻出現這樣的描述。筆者提出三個可能的解釋：第一、可能當年於中國流行的流感病毒株與其他國家不同，在症狀或甚至對藥物的反應上，都不見得一致。[173]第二、不管是報紙史料或這邊出自一位中醫的觀察，皆在中文語境與文化中闡釋。就中國醫學來說，罹患疾病若出現「腹瀉」的症狀，都是不好的徵兆，代表病人氣血之流失、脾胃衰敗，乃對病情嚴峻的一種描述。第三則是當時痢疾或一般的腸胃疾病，可能和流感一起發作，很多病例混在一起，遂出現這樣的詮釋。《申報》還記錄紹興上虞鄉疫情嚴重之因素：「推厥原因，今秋甯紹兩屬炕旱不雨，虞西河流淺狹，受疫最深，故發疫亟猛。」[174]瘟疫嚴重的原因在於天時氣候，而非「細菌」或「不潔」等不衛生的因素。當時紹興一地的疫情，曾經過地方醫者開會討論治法，確立這次流行的病情乃是「時病」而非「時疫」，未達瘟疫的等級。當然這樣裁定，很可能是不想造成當地人士恐慌，還有一種說法是：「照防疫辦法，非但所費甚鉅，且亦不能切中事實。」所以不輕易定義為「疫」，只用了民眾比較不害怕的名詞「時症」來替代，但仍可見到報紙上以「時疫」來陳述，不能一概而論。

當地官員（紹興縣知事）陳述這個時症的病因，提到：「近因久旱河乾，天時寒燠不當，居民飲料不潔，縣境有時病發生，但非時疫。」經過調查，附近區域患者之罹病原因與病狀，與浙江省各地大致相同，多為「發熱頭暈、舌紅口燥，或咳嗽、或吐瀉不等」，造成該病的原因則多為「天旱河乾、飲料不潔，初起時醫生不知治法，每多誤投方劑，以致死亡。然其中亦因有老病而死者，並非全係時症所致。」[175]這份聲明提出了對自然氣候失常的觀察，給予突發性疫情一個合理的解釋，而淡化該症被定義成烈性傳染病的可能。也許，當時所謂流感疫情還未嚴重到要定義成「瘟疫」的階段？再看十月底紅十字會第一醫隊出發救疫後，途經寧波分會，會晤當地工商界人士後，開始調查當地疫情，據其觀察和歸納如下：「各縣半月以來，忽發現一種時疫，頭痛發熱，形如感冒，三、五日即愈，重者每致性命之憂。慈溪城區自東門角發現後，即蔓延於南北角至鄉間，則羅江地方斃命者已三十餘人；管家村亦斃十五人、藍溪二日間斃四人。」[176]雖然死了不少人，但從「三、五日即愈」的字眼來看，疫情不算嚴重，也印證了上述官員和醫者認為這些病況乃「時症」而非大疫的原因。對照同省分嘉興南鄉一代，在第一波疫情時就難以幸免，這波疫情就顯得較為嚴重，該地患者症狀大概是「頭痛、身熱、飲食亦不進」，約三、四天後就會死亡；而且疫情嚴重，號稱感染者「十有九死」。根據當時報導：「順堂橋鄉人吳六悌家，旬日來連斃子女兒弟等五人，同村施某、陸某、顧某等家，連日亦死一、二人，三、四人不等，未感染者咸裹足不敢至該村。現疫癘已由順堂橋而蔓延至王店附近云。」[177]除了冷冰冰的死亡數字描述外，沒有證據顯示，針對疫情較嚴重的浙江省，中央政府有立即、迅速的防疫舉措或奧援。

報刊上還有一些零散的訊息，不太能確定是否為流感。例如駐紮於鄂西宜昌一帶第五十七旅新招之混成旅，兵士多是北方健兒，「遽入南方，水土不服，於是發生一種流行病，不思飲食，精神委頓。」[178]萬不得已下，軍方才將四百多名官兵遣散回原籍，看起來疫情並沒有進一步擴大。比較能確定的流感疫情是十月底時在浙江湖州、安徽蕪湖一帶爆發的疫情，資料顯示似乎政府並不知此事，而為何會被報紙披露呢？原因就在疫病嚴重到使當地民眾紛紛逃離疫區，這消息才傳開來。報載疫病之原因同樣是「久旱無雨」，更有周姓一家七人，一日連死了六人，如此猛烈的疫情導致當地棺木銷售一空，必須遠至百里之外才能買到棺材；[179]反觀民眾逃離疫區的行為，於報刊所見，在北方則無發生。其餘地區的疫情，《申報》上所見還有江西省，北洋政府贛南總指揮吳鴻昌（一八七三－一九六四）致電參陸處云：[180]贛南石公寨惡疫流行，已將該地軍務暫時轉移至他地，但是疫區石公寨的軍略位置相當重要，所以吳鴻昌也未將整個軍隊撤走，並云：「已力籌消滅疫氣辦法云。」[181]雖然其描述可能是流感，但無法百分之百肯定這「疫氣」到底是什麼？只能以季節和當年疫病流行之概況來判讀，是流感的機率相當高。

以下的新聞報導就比較能肯定是在報導流感。安徽省自入秋以來同樣爆發疫症，原因被認為是天氣亢旱、天候變化較為劇烈，例如寫道：「早晚甚寒，日中甚暖。」故導致瘟疫流行；並且有「初起時骨痛、咳嗽、忽寒忽熱，往往視為熱症，誤投涼藥，因此喪命者，時有所聞。」[182]這個描述，就比較像是流感症狀，而且在氣候因素的描述上與前論頗為一致。當時安徽省安慶一地之瘟疫，當地人歸咎於入秋以來天氣亢旱，強風吹襲後「飛沙蔽天」，乃導致瘟疫流行；症狀則是「初起時忽冷忽熱，骨痛咳嗽，一、二日即身亡者甚多。」[183]完全符合流感之症狀。浙江省海寧一代的疫情，爆發原因也大同小異，報載：「自入秋以來，雨澤稀少、河流乾涸，眾人既感空氣之燥烈，復苦飲水之混濁，醞釀日久，發為疫癘。」[184]主要就是亢旱與燥氣，是顯著的因子。但這當中飲水和環境之汙穢，也常被提及，例如紅十字會醫師曾於十月底趕赴寧波一帶調查疫情，他們作出的推測，同樣是與環境和水汙染有關：「此地各縣，夏秋以來，天燥雨少、河水穢濁、飲食不潔者，染病甚多。」細部原因則為：「患疫之人，衣褲屎穢之物洗於河內，再經旁人淘米、洗菜而致傳染者，亦是蔓延原因。」[185]這些民間的認識，與後來認知的流感傳染途徑是相當不同的，在地的醫者並未強調人傳人的特性，也未說明防止人體飛沫之危險，而後者的關懷，很多是在一九一九年後，伴隨大量對西方流感的認識與介紹，才逐漸明朗的。最後，和北方一樣，在一九一八年十二月之後，疫情方逐漸消歇。一九一九到一九二〇年之間，記錄下一九一八年疫情的劉大鵬，在《退想齋日記》內則無任何記載，[186]未知隔年的疫情當不會比一九一八年更嚴重嗎？至於詳情如何，下一章再行分析。

## 五、防疫工作的區域差異——在政府、鄉紳與慈善團體之間

### （一）北方的情況

雖然我們為民初政治史的黑暗、腐敗、自私自利的既有印象所主導，但北洋政府對京、津一帶的防疫工作，相對於南方各省而言，已經做得不錯。一些研究表明：一九一八年十一月京師大疫，傳染力甚強，死亡甚多。京師警察廳衛生處雖然擬定了防治辦法，布告商民，但卻遲遲未有任何行動。[187]端看此一條資料，其實史家是無法評估真實狀況的，必須透過區域對比，才能正確評價當時處理疫情的方法與措施之合宜性。自清末以來，京、津一帶就經歷了幾次重要的衛生行政變革以及瘟疫的襲擊，包括東三省肺鼠疫與一九一八上半年的肺鼠疫等二場大疫之襲擊，後一次疫情更是從綏遠傳至山西，蔓延至京、津一帶，最後甚至傳到了滬、寧一帶。也就是說，其實本文要探討的流感「疫區」，在這一年的頭幾個月已經接受過肺鼠疫的洗禮與考驗了，這對防疫工作的開展應具有正面的助益。

例如當第二波流感疫情出現後，內務部迅速分別發文要求各機關照辦，在辦公處或居住地方噴灑避瘟的各式消毒藥物；北京前門東、西兩大車站也開始實行防疫、管控出入與往來的商旅，很多舉措都與一九一八年肺鼠疫爆發時的處理方式雷同，而官醫院也將開始廣施方劑。報紙上呼籲，北京各處皆有疫情傳出，負防疫之責者，應儘速研究治療與防範之方法。[188]天津一地尚有東四區署員黃岐山督率警員「沿溝渠等處一律刷臭油（筆者按：媒油）、撒白灰，以重衛生而防傳染云。」[189]整個政府機關都動起來了，與民間仕紳緊密結合，採用具有現代性的衛生防疫教育與舉措，例如《大公報》曾刊載：

衛生之道，清潔於先，尤非公共講求，無足以保健康而臻樂利。是故本廳對於街巷之清潔、汙穢之掃除，靡不力圖整飭，精益求精。……惟良法善政，每因疑絀無由擴張。本廳額設衛生夫及清道車輛為數太少，各區雖備置土車協助掃除，然服役之人，皆係違警罪判充苦工之犯。此項人役，由廳每日給發口糧，但特有時無工作之時，難以尚定。警察負保護人民健康之責，關於衛生清潔，自應積極進行。前曾飭由各區，體察地方情形，仿照京師警察廳公益土車辦法勸辦，除穢車輛薪資輔助，各街巷商民自經剴勸，均甚贊同，具徵公益，熱忱當仁不讓。經飭於認捐各街巷，分別備木質車輛，書名某街某巷公益車，專顧伕役，逐日清潔，由區署隨時督飭，認真辦理，其一切費用所需，均由各商民公同捐集，交由妥實之紳商存儲，按月開之列報。本廳稽核數月以來，辦理尚著。[190]

該資料完整顯示河北省保定地區官方發表的告示內容，主旨在說明公共衛生與清潔的重要性；警察廳人力不足，還可權宜輕罪犯人協助衛生事宜，且給與薄酬，相當具有彈性。論法令，一九一八年北京政府公布的《檢疫委員設置規則》中規範：當疫病發生之時，疫區需要設置檢疫委員和檢疫事務所，用於檢疫和防疫。[191]但是地方在施行時常遇到人力、經費不足之狀況，而必須權宜調配人力與物力。至於地方政府經費不足之處，則常由地方紳商出資協助，由政府到仕紳階層可說同心協力，是以衛生行政可以發揮良好功效。後來，保定警察廳甚至發出新聞稿，刊登各種流感預防法，包括消毒與日常生活要注意的事項。[192]媒體、官方、仕紳、乃至罪犯，所有能動員的社會力量都到位了。另外，像是東三省的奉天，在民初兩次重要的肺鼠疫疫情時都被侵襲，當流感傳至該地時，更可發現該地處理可能疫情的明快手法，例如報載：「聞當局以夏秋多雨，人民既已困苦，今乃各處又發生時疫，刻以分電全省所屬各縣調查有無疫症，以便事先預防。」具體做法是先由警察查明，如有疫症，即由官方負責預防與調理，以免蔓延；或布告通商口地點須格外注意等等。不過，當中也有十餘縣覆電，宣稱此次疫症並不至於釀成巨災，有很多縣並未爆發疫情，還是應該等彙集各縣狀況後，再作防疫政策上的修訂。[193]而即使疫情較他處輕微，這些準備的電令也可作為觀察官方防疫工作完備與否的指標。

當年十二月之後，漸漸進入嚴冬，中國北方下起了大雪，流感疫情卻漸漸趨緩了。保定警察廳指出，大雪除了會導致道路泥濘、交通不便或危險之外，「雪」本身也是防疫上的問題。因為「雪」雖然潔白晶瑩，看似毫無雜質，但它在空氣中已經受到含有碳酸、硝酸、安母尼亞、塵埃、細菌等細微分子所汙染，當這些冰雪下至人煙稠密的地方，將導致「細菌等侵入臟腑，勢必發生疾病，尤與衛生大有妨害。」這則呼籲顯示，當時人們已注意到日常生活中的環境因子和有害物質，包括細菌論述在內；顯示此時防疫與衛生觀是由上至下，透過大眾媒體教育，並逐步建立起來之過程。警察廳公告城內外，以後遇大雪，掃除後必須統一置放於固定公告之場所，以便集中處理。這項命令必須仰賴商民的配合，警察廳也規定：「倘有蔑視公德，故違不遵者，定行按律究懲處，決不姑寬。」[194]還可注意，許多有關衛生的知識與日常生活中的實際操作方法，不一定是透過書本傳達的，擁有技術的醫者是透過官府、透過媒體，來傳達防疫知識給仕紳與一般民眾，並透過日常生活的操作，來完成科技與社會間的整合，這是在談中國衛生現代化必須要留意之醫學知識向下傳播的模式。

在中國北方，大概只有河南省南部受災最嚴重，下列故事將來到中國南方，進行一次比較性的視角。在這之前，一位旅滬的河南人投書報紙說：「豫南七屬因秋旱過久，瘟病大作，輕則寒熱，重則死亡，家家如此，莫能幸免。」當時屍體沒有棺木可裝載，竟「遍地」皆是屍體，慘不忍睹；他說，這是數十年來都沒有見過的大疫，當他得知紅會派員特別赴寧、紹等地來防治流感，「仁心仁術，天下共仰」，故希望報紙轉載他的來信，並徵求大慈善家也能夠「拯吾鄉人於浩劫之中」。[195]這凸顯了民國初年醫療資源分配不均的問題，即使在北方，也有像河南地區的官府，未對疫情採取良好的治理措施。另外，紅十字會赴寧、紹等地救疫是怎麼回事？來看看南方疫情的狀況，並可和北方進行對比。

## (二) 南方的情況

南方疫情較北方而言更為慘重，在九月底的時候，地方上已經想到請求中國紅會的救助。讀者可從以下論述發現：面對流感疫情的處理，存在很明顯的南北差距。官方文書內的救疫舉措或地方防疫機構的設置，大概除了上海以外，皆付之闕如，[196]顯見北洋政府的力量無法深入南方鄉鎮，僅靠清末延續的巡警制度來管理衛生，[197]故疫情爆發後，只能大力仰賴地方慈善或鄉紳的力量，才能渡過難關。根據記載，約在九月下旬至十月上旬，是紹興地區疫情最慘重的時刻，死亡人數眾多。[198]紅會的臨時醫院此時已先行迅速成立，公告自九月二十三日起開始，分文不取，其看診時間從早上九點至中午十二點，下午二至四點；但紅會也宣告，如罹患疫症緊急者，可以不必在限定時刻間來診，採取隨到隨診之原則，彈性施予醫治。[199]

最關心疫情的不是政府當局，此處可以看到同鄉會和慈善救濟單位之合作。紹興同鄉會於第二波疫情爆發後，立即發出呼籲：「鄙人等誼屬同鄉（紹興），不忍漠視，用特代為呼籲，如立病院、施醫藥、棺木及隔離消毒法，種種布置經濟，居先伏乞諸仁人，以鄉誼關情，或以慈心動念，速施挽救，以免蔓延。」[200]除呼籲救濟鄉人，同鄉會還發函感謝紅會，指出：「紹興七邑旅滬同鄉會致中國紅十字會函云：『諸大善長鈞鑒敬啟者：日來紹興上虞、餘姚等縣發生猛烈時疫症，死亡枕藉。敝會昨日派員專赴上虞一帶調查救治，具徵熱心毅力，一視同仁，敝會同人等感激無似。」[201]紅會在接到信函後隨即答應再派西醫五人，帶著藥品，同紹城醫院合力救治患者，並承諾若無法壓制疫情，將繼續增派醫療人力趕往疫區。紅會並不是完全主動出擊救疫，醫隊會將主力放在浙江紹興、餘姚等地，那是因為紹興旅滬同鄉會的商請，故紅會才派至少先後兩組醫隊前往。[202]《申報》在十月底報導：「中國紅十字會長沈仲禮君，因紹屬上虞、餘姚等縣，發生猛烈時疫，已出第一醫隊救治，尤恐地廣難周，故續出第二醫隊，特請西醫王培元、黃子靜，帶同幫醫張鴻墀、陳居廉；看護朱俊芳、黃維明」等一行人，協同紹興同鄉會招待、庶務諸人一齊赴紹救治。其中像是西醫王培元，本身就參與救治過一九一〇－一九一一年的上海鼠疫，在救疫工作方面，這些醫者都已有經驗。沈仲禮會長還擔心醫員不足，所以前往杭州一地「借才」，聯絡西醫梅滕更（David Duncan Main, 1856-1934）等人，「借將」西醫數位，陸續前往疫區救援。[203]南方疫區的民眾基本上靠的還是同鄉、互助會等社會團體與慈善團體居中聯繫，與紅會共築防疫網絡，政府在當中並沒有施行特別的公共衛生防護機制；同鄉會求助的不是政府，而是紅會。還須注意地方仕紳的慈善作為，像是對嘉興南鄉疫情之記載：「自本月初發現以來，該處人民死亡相繼，至今有加無已，且蔓延及於城中，近日城內人民之染寒熱症」，已達「十居七八」之數，這些罹病之人都帶有咳嗽的症狀，「輕者五、六日可愈，重者十餘日可愈，稍一不慎，即有性命之虞」。在地的慈善界也已經開始籌款，希望能夠集資成立施醫局、病院等設施加以預防瘟疫之擴散。[204]

地方官員若真有一些貢獻，僅是在陪同視察、維護秩序與協調方面。浙江省長與省委陳知事曾特別委請上海紹興同鄉會代表章瀚軒於十月二十二日抵達紹興查察，會同知事一起將疫情及辦理情形上報省長知悉，當時疫情持續已有一個月之久。[205]紅會到達寧、紹疫區前，還曾電請浙省相關單位提供協助與保護，可能救疫時仍有一定安全上的顧慮。[206]紅會醫隊抵達紹興疫區後，第一個是尋求紹興同鄉會與地方仕紳的幫助與引導，外地來的醫隊，必須先詢問這些當地人的意見，才能擬定治療計畫。當地人解釋疫情時說：「七月以來，天未降雨、河水乾枯、交通斷絕。」罹病之患者多呈現類似寒熱、胸悶、會傳染等症狀特性，三日內會有性命之憂；奇怪的是，據陳沭若是有「咳嗽」一症發生，則不會有生命危險。統計一個半月以來，已有千餘人斃命，目前疫情似有平緩的跡象，但染病者仍「十有其八」。[207]醫隊曹文貴與屠子番等人，請上虞縣知事行文布告，救疫臨時醫院就設置於鄉鎮內的義學中，施行免費的診治與給藥；各公所村莊皆黏貼布告，並通告如果在縣屬內南、北各區有發現瘟疫爆發之處，要立刻通報紅會醫隊，以便進行救治。醫隊並請各鄉自治會派人勸講善後的衛生之方法，希望能完全杜絕疫情擴散。[208]可見官方在這次防疫工作中是比較被動的提供協助，且不見中央政府有任何動作。

事實上，除了紅會之外，上海濟生會也派員攜帶藥品前往疫區救治。其間，這些慈善團體皆和地方政府有所聯繫，幸好地方政府也主動將疫情狀況通報給醫隊知悉。當時《申報》報導：「近來天氣亢燥異常，流行病傳布甚速，如頭疼、身熱者，尚屬最輕。聞甯波、紹興兩處人民感染此種流行病，尤為劇烈，且多有死亡者。」棺材售空、貧苦患病，當然值得同情與憐憫，上海濟生會得知後，特命隊員數十人，攜帶必備之各式藥品，組成一支救難隊伍，趕赴疫區進行救護。這些隊員都是「知醫、熱心任務」的專門熱心人事，《申報》對其表現出高度的期許。[209]因當地疫勢正盛，濟生會深怕隊員人數不足，十月底還繼續派出第二濟生隊前往，先搭輪船至寧波（寧波當時尚未有疫情），再轉搭火車至紹興。[210]大概紹興一地當時的情形，至十月底截止，沿城共有四處醫院，內科醫生四十八人。在回覆給省長的報告中談到：「因前數日已稍得雨水，天氣燥烈較減於前，是以近日死亡之數亦漸減少。」剩下較零星的疫情，則依靠知事、當地仕紳、警察及各醫士設法救治，並阻止病情擴散。[211]從十月二十四、二十五日兩天，臨時醫院所診治的病患來看，多為罹患「頭痛、寒熱、胸悶、痢疾」等症，但已漸漸可以治癒；即便不來臨時醫院診治的病患，死亡人數也已經減少，已無之前「急不及醫，無從救藥」的慘況。[212]隨後，餘姚地區也爆發了流感疫情。在十月底，紅十字會赴紹醫隊轉達由餘姚第四門自治會會長謝魯珍、李寅初兩人的「求救信」，指出當地時疫盛行，急請紅會派醫隊救援。[213]紅會收到訊息後，立即派第二醫隊前往疫區。一行人抵達餘姚後，承該縣知事代表、警佐張叔儀、縣自治委員洪玉漁及各團體在縣自治辦公處開會，共商防疫方法。大家共同議定：在適當地點先行分設臨時救疫所，調查疫病防治之策。[214]後來，上海濟生會也規劃派遣第三濟生醫隊，再赴餘姚及北鄉等處施治。[215]

紅會派外援助醫隊皆和上海本部的沈仲禮（一八六六—一九二〇）會長保持聯繫，隨時報告救疫情況，掌握工作內容。例如第二醫隊報告：透過當地人士導引至知事署，邀同各機關商定在東城舊都司衙門姚江俱樂部內設一所臨時醫院，作為紅會臨時防疫救治醫院。其他地方的疫症在十月下旬已漸趨和緩，只有在東北鄉各村發現的疫症比較嚴重，紅會醫隊首先將濟生會和私人捐贈的「濟生丹」共四千五百瓶分送予鄉人，當地鄉人一向都信任中藥，所以大受歡迎；當然，也有西醫準備了大量的金雞納霜和阿斯匹靈（筆者按：當時譯名還有阿司匹林、阿司匹靈等，為避免讀者誤以為是不同藥品，統一譯名為阿斯匹靈），緊急運至紹地運用，顯然當時民眾可以運用到中藥和西藥。而統籌分配這些救濟醫療物資的單位，不是政府，而是像紅會這樣的慈善團體。甚至紅會還協助發放濟生會的中藥，顯示當時慈善團體間的互相合作，以西醫為主的紅會並不會反對發放像是「濟生丹」一類的中藥。關於這次時疫，報載持續推測是天氣之寒熱失調，故導致「伏暑晚發，內症居多」，仍多以傳統中醫的溫病理論，而非用西醫公共衛生的微生物視角來解釋疫情。紅會會員還主動擔心中、西病人體質不同，或許不能專一地僅用西醫的方法來進行調治，故又多向中國濟生會索取了三千瓶「濟生丹」，據載此丹品質優良，「對於時症尤為相宜」，在紅會到來前，就已經風行於寧、紹，甚至及於安徽各地。[216]紅會一方面提供西醫的藥品，也會入境隨俗地採用當地民眾信任的中藥。[217]

醫隊還緊急聽取地方鄉民對疫氣的看法，來作為調查的依據，顯見醫隊也不會以既定的專業知識來定義疾病，而是聽取地方人士的看法，達成一種知識協商下的共識。鄉民皆謂：「入夏以來，天旱無雨、河淺水涸、飲食不潔，致生時疫。」這與前述推測此次流感爆發的因素一致，多為「旱」、「燥」所致。當醫隊的臨時治疫醫院開診時，從早上至中午就有四十人斃命。[218]而紹興的疫情雖有趨緩的跡象，但寧波周邊鄉村仍有疫情陸續傳出，沈仲禮接獲寧波東西鄉爆發疫情之求救信，立即聘請醫生楊任林與藥劑師等一行人再組織第四醫隊，帶著藥品乘輪船趕往疫區。報紙也記載當時為應付疫情四起，紅會屢派醫隊赴各地救疫並配給藥品，大有應接不暇之態。[219]這一帶疫情在十一月中漸漸獲得控制，惟輕病甚多，但報紙報導已無大礙。[220]

疫情在十一月初也同時散布至浙江東邊的定海縣。當地知事馮秉乾，感於近日定屬各鄉時疫流行，人民遭災甚烈，因此發出布告，並擬就藥方發貼於城鄉各處，他的布告是這樣的：

定邑城鄉內外，近來疫症流行，由於天時亢旱，井河飲料不清，加以人民習慣多不講究衛生，以致釀成疾病性命危在俄頃。民生疾苦如此，本縣軫念殊深，特與醫家考證厥病，是為「風瘟」；主治宜銀翹散，有無咳嗽須分藥味照方加減。初起服之極靈，茲將各方列後，布告縣屬，人民凡有患此病者，不及延請醫生，趕緊照方買藥速服，自可安甯。方藥並非貴品，萬勿吝惜錢文，須知身命要緊，不可迷信求神，妄食香灰神水，轉致誤害己身。按照清潔方法，大家認真實行，既於衛生有益，病患自然除根，務望通人達士解說，不惜口唇，使彼無知鄉愚，俾得一體遵循。[221]

定海縣的狀況是比較特別的，沒有醫生或慈善團體來組織救疫，反而是由官府主動出面找中醫，擬定病名與中藥方「銀翹散」後公布，讓民眾自行至藥鋪取方治病。其實這也不是具衛生現代化視角的防疫做法，它仍是傳統被動式的，且不是由官員或醫學專家主動指揮防疫，而這些經驗在東三省鼠疫時中國都已經經歷過了。定海縣的做法只是傳統中國社會面臨瘟疫病來時，地方醫療資源不足所採行的權宜之計，而官方仍有叮嚀清潔衛生之方法，顯示現代化仍逐漸於地方社會扎根；醫者僅公布藥方，並不直接參與或指導公共衛生行政的舉措。與上面對照起來，可看出當時救疫是一種中西醫混合、並進、傳統與現代共存的樣態。

大流感也在浙江北部各區爆發，時間上比南邊紹興和北邊鎮江地區的疫情都要晚些。我們無法武斷地說：處在杭州灣以北和太湖以南的湖州和海寧附近的疫情一定是從哪個區域傳來，但顯然兩地的狀況都岌岌可危，並且驚動了已經忙得焦頭爛額的慈善醫療團體。紅會在十月底接到湖州來函，大意是報告吳興地區天氣亢旱，時疫盛行，南鄉一代如菱湖、雙林、荻港等鎮棺材都已經售罄，「故生者之恐慌，如有倒懸之厄」。當地人不知要如何將時疫撲滅，紅會發放的藥品已送完，當地醫療資源又明顯不足，故急電請紅會派醫生前來救治。湖州北門外亥業公所轉吳興輔善會的消息指出，該會已在當地布置準備好「臨時治疫事務所」，請紅會火速派醫生前來進駐診治。紅會知悉後，立刻回函給輔善會會長譚德潤（竹軒），說明當下紅會醫隊都已派出，只好另籌組醫隊赴湖州救治。在醫療人員不足的情況下，權宜之計為：電請杭州梅醫生（筆者按：應即是梅滕更），借派醫生、看護，組成另一新醫隊，至湖州從事救治。除了來電告知外，並附贈避疫法傳單一張，請地方先比照辦理。[222]同時間，杭州城廂一帶也爆發疫情，根據警察的調查，這個疫情是由浙江東方餘上各處傳染而至紹屬之東關（上虞）等地，據調查記載，其發病原因與症狀：「此病初起，類似濕溫傷寒，其實病症多因久旱河乾，飲料汙穢，而天又燥熱冷燠不常，愚民不知衛生，庸醫誤投方劑，將燥病作溫病醫，以至每多誤事。惟病者雖不少，而死者實以勞動界及下等社會之人居其多數。業經知事傳諭各醫生妥為救治，以重人命，此大概情形也。」[223]當時還給了流感一個傳統中醫的病名，很類似「濕溫傷寒」，但其實當時並沒有傷寒疫情，[224]所以這個名詞應該還是指當時大規模流行的流感。

在浙江省海寧城區沿海一帶，於十月中旬爆發疫情。報載根據中西醫士診斷，分為兩種：一種係流行性感冒、一種係流行性腦脊髓膜炎，傳染迅速，而且已經蔓延各區，乃至「縣境所有醫士，目不暇給，大有顧此失彼之虞，用特專函布懇，敬祈貴會，迅賜派醫隊救援。」[225]可看出此時中西醫一同參與疫情之判斷與治療。這封函件是由海寧知事所發出，一般地方政府無法處理這種疫情，他尋求援助的對象依舊不是中央防疫單位，而是像紅十字會這樣的救濟組織。不過，我們在報紙上卻看不到紅會醫隊有至海寧救治疫情的消息；反倒是另一湖州地區，在當地的慈善團體聯繫下，收到紅會正面的回應。可見紅會救疫的先後不是按照政治上的利害，而是基於慈善團體共通的積極行動與密切配合，這一點在民初政令鬆弛的南方社會更加明顯。根據報載，湖州在紅會醫隊來救援前夕，已著手進行「救疫事務所」的建置，其時傳單與章程之資料如下。在傳單部分：

敬啟者，現因時疫蔓延，幾及全邑，敝會電請上海紅十字義務醫生救治，治疫臨時事務所設在吳興北門外協濟救火會，即日開診，如有染患時疫者，祈速行來所救治，不可自誤，醫金藥資不取分文。至時疫劇烈之區，可通函來事務所，轉請醫生馳救，此告吳興輔善會同人公啟。

至於在章程部分：

(1)本事務所由輔善會電請上海中國紅十字會派遣醫生來湖救治，全屬義務性質，定名曰「紅十字會救疫事務所」。(2)本所門診上午九時開診，下午五時停止，重症不在此例。(3)本所醫藥不取分文，祗取號金，門診四十八文，出診小洋一角，舟輿均由病家酌給。(4)患病者求醫，須先掛號，按次診醫，不致紊亂。(5)患病者受診後持方，挨次向給藥處領藥。(6)患病人須聽醫生所囑，服藥不得私自更變，庶免致誤。(7)出診須俟門診畢後，隨時出門，如有緊急等症，臨時酌議。(8)如有未盡事宜，隨時增訂。226

據報載消息，紅會赴湖第三醫隊於十一月五日清晨抵達湖州，醫藥品已於前一日運達，並在逐漸整理中；醫隊先會晤譚竹軒後，即於當地財神廟設立據點，於上午九時開始診治患者。據紅會醫生報告，譚竹軒非常熱心於公益事業，而且對待醫隊人員非常優渥友善，令醫員印象深刻。關於這段救援任務，池子華已經在論文中初步論述，以下僅補充兩則醫案。227

據報載，醫隊醫員診務相當忙碌，每日出診、帶診甚多，一日起碼要診五十人以上。其診治患者的狀況是：「患者咳嗽、發熱最多，兼有大便閉結、瀉者，亦有不發熱而僅咳嗽者，亦有患瘴症三人，有氣急而痰不易咳出，但頗沉重一人。今日共診五十七人，患者貧苦最多，殷富者甚少，所用藥料西名不錄。初三日有人來報告云：昨夕有患氣急而痰不易咳出，今日已有轉機，今日尚須復診，熱度在百度。」另外，紅會赴湖第三醫隊記載：「昨夕九時離湖城一九路，有年近三十歲之婦人，其病狀頭汗淋漓、氣急咳嗽，脈四十九次，服藥後過一點鐘之久，病況好轉，頭汗收少，人也覺得舒爽些；再服藥過二點鐘後，已可安睡。」不過紅會醫隊也指出，罹患這種瘟疫會讓人很難安睡，故雖然所攜帶藥品是足夠的，但仍請總部寄來「安睡藥」以因應之。救護醫員要處理之症狀還不僅於此，還有不少小兒「肚大發硬」，醫員推測除了羅患「瘴症」之外，也有可能「一半有蟲」，這算是額外的診治。[228]而從這些醫案來看，醫隊診治的到底是流感、還是算併發症，亦或是參雜其他許多雜病？令人費解。但當中肯定有不少非流感病患也來求診，應屬慈善診療之常情。根據後來的資料顯示，四日至六日前後湖州風強雨驟，紅會的劉、章兩位醫生冒著惡劣天氣，不辭辛勞地共出診三百餘號，而總計門診治好的亦有三百餘人，大概只有六、七人不治。譚竹軒在後來回覆沈仲禮的信中，非常感謝這兩位醫生，並說明這次大疫蔓延，可說是鄉村多而城鎮少，貧者多而富者少，又誇讚紅會「非僅救疫，實兼救貧也」。[229]

其他各地，也有不少疫情傳出，或輕或重，不一而足。湖南省黃國英發電報予慈善團體，指出：湖南各區時疫流行，希望能多運藥品赴疫區分送救助災民，否則後果不堪設想。濟生會接到後，覆電云：

災區疫盛需藥甚亟，本會前已運出第一批三箱，計至聖丹三千、救急丹三千、濟生丹三千、救苦丹三千；第二批八箱，計濟生丹三千、救疫丹二千二百六十、救苦丹三千三，合濟生丸一千二百、神效藥水八百十四大瓶、午時茶六千、痢疾散一千、普濟藥水五千、救急丹一千、靈應丹二千；第三批瘧疾丸一千八百、痢疾散一千、濟生丹五千、救苦丹二千、霹靂散七千；茲第四批普濟藥水一萬瓶亦已在途，度可到達。奉電即備第五批濟生丹五千、紫雪丹一千、純陽新救疫丸兩箱計四千服、時症藥片兩大瓶計五千服，業在報運，立即裝載赴長，一面仍速趕製大宗神效各種藥品，陸續分寄，以備防寒濕、伏暑、冬春溫疫、風熱、毒癘等症發現，俾可兼顧並治，隨時施給外，再本會現辦浙紹屬及餘姚救疫事務，分組兩隊施診給藥，日不暇給，各地索藥亦函電紛馳，幸著成效，差可告紓。[230]

這些濟生會提供的丹藥丸散，幾乎都是中藥製成之成藥，正如前述浙江疫情，有不少民眾仍信仰中醫中藥，而此時中醫的瓶裝成藥市場，早已在清末打開局面，[231]很多成藥可在短時間內送至疫區，免去民眾買藥時所造成可能的群聚傳染，更節省煎藥的時間，都對防疫有所幫助。而資料中所言能夠防治的疫病種類，也完全是中醫的思維，較少西醫微生物致病的理論；而這些被輸送藥品的種類和品項之多，也可見當地的醫藥資源是非常缺乏的，醫隊赴疫區治療，還須先考慮藥物補給的問題，此時慈善團體的購買與統籌分配，對於藥品之發放與救疫速度，皆有正面的助益。

就西醫而言，救疫當然同樣擺第一，探究實際的病原，則非首要考量。因為實驗室檢驗在這些疫區無法進行，一則缺乏設備、二則沒有技術，故少見相關報導。《申報》上一則分析指出，在疫情爆發這段時間，紅會一位王醫生與魏子翔等人，不辭辛勞乘船至餘姚東北鄉等處設立臨時救疫所，並取染病者的「痰」帶回上海化驗，但化驗的結果並無下文；當時醫者只是對著醫學書籍來核對症狀，一位叫榮仁的醫生，診治過許多病人後，宣稱多數人所得的惡傷風，其實就是《歐氏內科學》內所譯的「Influenza」。[232]這種疫病的典型就是傳染甚速、蔓延很廣泛，症狀為時寒時熱、咳嗽急烈、四肢酸軟、傷風鼻涕；重者則氣管發炎、肺葉炎、腎炎，有氣喘或熱度高者，「昏譫極弱，類如傷寒」。榮仁陳述，他是根據費佛氏（Richard Pfeiffer, 1858-1945）於一八九二年所發現的「桿菌」來命名此病，[233]其判定即根據鼻涕與氣管痰液內的微生物；榮仁在診斷數百人後，還發現有些人罹患更重的肺炎或氣管炎，少數人則有痢疾的症狀，其他則都是時行惡傷風之症，並言：「如不早治，變症堪慮，此症患在秋初死亡更多，幸在秋末耳。」[234]可以發現，在當時可能僅有少數大城市，如上海，有專業的醫療人員、技術、設備等條件，有能力去化驗「痰」，還要勞煩醫療人員將「痰」從疫區帶回上海檢驗，這種耗費時間、奔波、效率較差的檢驗方式，我們現代人根本無法想像，但事實就是如此。根據後來的回憶，若在流感沒有爆發大流行時，所謂「確診」就必須驗菌，但若是遇上大流行期間，則從相同症候上就可以輕易判定，這就是當時的「確診」法。[235]而且，引發流感的是「病毒」而非「細菌」，當時的顯微鏡技術並沒有辦法好好觀測「病毒」，而在細菌論大行其道的二十世紀初，很少有人會去積極質疑「細菌導致流感」的說法。[236]當時人認為，「時疫之病毒為目不能見之細菌」，所以此「病毒」非 virus，而是疾病之「毒」。[237]一九三〇年代後，報導才出現一種更微細的細菌（濾過性病毒），[238]在美國中西部也發現豬隻感染此病，症狀一致，動物帶原與流感之間的關係，於當時才被報導並逐步見於中文論述。[239]可以說在一九三〇年代以前，細菌論才是西醫論流感的基石。

上海地區的情況就相對穩定一些，該地上半年曾經歷肺鼠疫和第一波流感疫情的考驗，官紳皆有防疫的經驗，而且當時上海已有「中國公立醫院」，開辦九年，專門治療各種傳染病，包括鼠疫及喉痧、天花傳染等各病，故經驗豐富。而紅會當時的會長沈仲禮，正是此醫院的總協理，與該醫院及上海一地之官紳關係良好；[240]還有前面談到的紅會時疫醫院，在當年開辦時，也得到上海一地官方、警察、紳商的協助，從而建立彼此間良好的關係。[241]當時上海也受到第二波疫情影響，但或許沒有這麼嚴重，因為上海的醫療狀況、資源都較好，對瘟疫的預防措施得當，故沒有造成重大傷害。舉浦東一地的疫情為例，患者雖多，但至少有足夠醫生幫忙，未釀成巨禍。[242]當然也有個別要人死亡的案例：「招商局總董楊士琦（字杏城，一八六二—一九一八），近因江寬輪船被撞一案，奉徐大總統，電召赴京磋商。」原本要啟程了，但卻因罹患感冒而無法前往。當下請了一位蘇州中醫曹智涵來上海幫忙看診，後來又請了西醫來進行投藥，均無效驗，最後導致死亡。[243]

另外，在浙江省紹興周邊的城鎮，情況就較為嚴重，疫情熾盛之時，幸好有上海旅滬同鄉會的居中聯繫，並向總部同在上海的紅會尋求支援。十一月中時，紅會會長接到上虞、崧鎮的王仙坡、何秀川、王硯臣等人來信，寫道：「敝鎮時疫流行，蒙旅滬同鄉會諸君，請求貴會派第一醫隊，曹思劬先生、鮑康甯先生等六位蒞崧，醫藥並施，即由敝縣袁知事遍發通告，各村一聞盛名，就醫者絡繹不絕，自十月二十四日開診至十一月九號止，共診一千數百號之多，迄今崧地各村幸獲平安，加以治疫之外，看視雜症，無不奏效。」[244]可以看出，如此有利之地域網絡關係，使得醫隊很快被組織並派往疫區撲滅疫情，並處理得宜，遏止了疫情蔓延。疫區所需藥品，醫隊都會向紅會直接索取，而不是向政府要求補助；就沈仲禮而言，他和醫界也有相當的關係，這使得紅會可以自由權宜的調配醫生人力與藥品，以投入救疫工作。[245]至於在上海的各地同鄉會，常舉辦定期聚會，透過報紙來招募會員，或定時舉辦茶會等來聯繫感情、壯大組織勢力。[246]例如該年十一月初，紹興同鄉會便曾招募會員，依據每年所繳會費來訂立會員等級，旅滬同鄉人數超過十萬人，該會分派十五路招募會員，顯示其組織不是鬆散的結合體，而且報名人數相當踴躍，可見基於同鄉情誼之團結。[247]除了同鄉會之外，許多旅外商人基於同鄉情誼，會成立會館、公所，以施醫給藥，或捐贈金錢賑濟同鄉。[248]根據馮筱才的研究，一九一六年之後，由於地方割據勢力之存在，在江浙地區，商人與地方政府形成了一種「共生關係」，除了馮所指的維持地方秩序的功能外，在防治疫病的工作上，地方政府與商人也具有互利共生的關係。保障商業與地方社會秩序，確保稅賦收入與穩定之兵源、消費人口等事項，是地方政府與商人共同的期望，這有利於救疫工作的展開。[249]更重要的是，有能力的紳商在外地發展，可與其他具全國性的慈善團體進行聯繫，例如浙人朱葆三，長期在上海發展，他們更進一步與紅會這樣的團體建立關係，當疫情發生之時，這些關係就能派上用場。總結前人初步研究，入浙醫隊以王培元為總幹事，分為四組：一至上虞，治癒兩千餘人；一至餘姚，治癒一九八七人；一至湖州，治癒一千兩百人；一至寧波，治癒一千餘人。[250]

當然，不是每個地區都能得到紅會的關愛與照顧，很多地方的疫情只能自求多福，安徽省的部分疫情就是最好的例子。安徽省蒙城十一月初轉發的一則求救電報指出：

> 敝縣蒙城入秋以來，雨水極少，天氣乾燥，因之城鄉居民病者甚多，初似時症，多患頭痛、發熱、眼紅、鼻乾、咳嗽、喉燥等症，病勢尚為遲緩，近則愈演愈烈，直與瘟疫相等，有病三、五日而死者，有病一日夜而死者，甚有得病半日而喪命者，一家傳染，死亡相繼，故壽衣壽材買賣一空。其病初起時，皆不外乎前述等症，而兼有喉痛、鼻血及吐瀉者，其病症雖不相同，而受病總不外乎感受時氣所致，若醫者一為發散，即不可

> 治，究何故哉？此間既無良醫，又乏中西藥品，若不設法早為防制，將來我蒙全縣生命深為可慮。[251]

求救信是由安徽蒙城祭祀官公署所發出，希望仰仗紅會慈善為懷之心，能夠儘速派醫隊攜帶藥品來進行救治。從這則資料可以看出，一開始當地民眾認為這個病只是天候不正所引起之「時病」，沒想到卻演變成較為嚴重的「瘟疫」。而流鼻血則是當年流感的特殊症狀，至於吐瀉則是流感在中國所引起之特殊症狀，前文已述及。此外，紅會還持續接獲安徽桐城桐鄉校長來函指出：

> 敝邑自七月至今不雨，天氣亢燥，疾病蔓延，其病初起時，咳嗽、頭痛、發熱不退，今則傳染日盛，相繼死亡。有一家死至三、四口不等者，敝校僻處一隅，既無良醫研究防止之方，復乏良藥可為急救之具，貴會必有防疫良方，急需藥品，倘蒙慈愛，在遠不遺，惠賜若干，用蘇疾苦，弟為後死之人，自當代無數病夫，馨香頂祝。

沈仲禮會長則是函覆：說是各地疫情之消息傳來「各處皆然」，但是很可惜的是救疫無法普及各處，深表遺憾，故僅能奉上「濟生丹」一百瓶，並隨回信附上「避疫方法一份」，希望能有所幫助。[252]未見同鄉會的奧援、中央政府也無能為力、與慈善團體又無密切深交，在全國疫情吃緊之時，自然能夠得到並運用的救濟資源就少了很多。另一個對照是當年底湖南省的疫情，十一月初時，湖南有傳出較為嚴重的疫情，延及岳陽、平江、湘陰等處，雖湖南省仕紳積極奔走，但紅會也只能捐贈衣物，並設法籌到二千餘粒急救藥丸郵寄至湖南省。[253]紅會無法統籌這些藥物在當地的發放，也無法派出救疫醫隊援助抗疫，顯見在防疫、救疫的工作上，仍存在相當大的地域差異。

## 六、小結

本章先探討疫情爆發的大致狀況，以便於學者進行更進一步有關文化史或中西醫學史的分析。過去從未有一本學術專著如此全面地梳理一九一八年的中國流感疫情，多僅是把中國疫情當成全球疫情的一個「註腳」而已。透過本章分析，大致可對當年流感爆發、擴散的情況，各地官民、社會力量的運作與應對方式，有一更為全面之認識。就當年流感爆發的情形看來，第一波疫情多在大城市首發，漸漸遍及附近較小的縣，第二波疫情則多擴及鄉村。與全球疫情相類之處其實不多，在歐洲與美國的狀況，多是一開始不甚嚴重，甚至消失無蹤，當捲土重來時，則有排山倒海之勢。中國的疫情則波段不明顯，而且兩波疫情都有某些地區較嚴重，也都有患者症狀都很輕微的地區，比較難以統括。畢竟中國廣土眾民，很難概括單一種的流行模式，這是分析疫病歷史前要有的基本認知。況且，中國本土（香港除外）流感爆發的時間，並沒有早於世界疫情，反倒還慢了一些，所以當時報紙也說：「由美傳到此，流布既廣，殊為可慮。」[254]這與之前歐美一些研究是相反的。又根據當時的研究，一九一八年大流感農村發病率高於城市，有的村莊半數以上的人口患病，約十分之一死亡。[255]第一波疫情，顯然中央與地方政府皆給予比較多的重視，慈善團體也比較沒有出動供應醫療資源；第二波疫情，除了天津、上海等大都市之外，則少見政府作為，多僅是做到發出布告，並且被動地提供外地醫隊保護與進行協調。

就南、北區域比較來看，北方可能較接近北洋政府的政治中心，所以行政資源較為豐沛；但我們不能過度擴大解釋當時政府的力量，只能用對比法，以相較於南方而論。[256]南方疫情比較嚴重，更因為軍閥混戰、中央行政力量鞭長莫及等因素，只好自求多福。當中的例外，就是像上海這樣的大都市，擁有較好的公共衛生資源和外界的援助；但上海並不能代表中國大部分的地區。好在慈善團體在第二波疫情爆發時積極介入，對成功壓制南方大城市周邊的疫情，產生一定的幫助。特別是針對第二波疫情，其實比較嚴重的是上海以外的湖州、寧波、鎮江等南方次一級城市，[257]跟大城市上海比較起來，醫療資源相對不足，地方政府並沒有足夠能力來處理疫情；但在正文中可以看出，地方官員仍能扮演協調者的角色，與救疫隊和醫護人員一起合作，而民初南方商人與地方政府本已形成了一種共生關係，有助於協調救疫工作之開展。而中西醫士的研究與施藥的舉措，其本質上多為慈善事業或甚至是商業行為，政府較少運用公權力去要求、賦予醫療人員一種負起國家公共衛生突發事件的責任。可以發現，這次的疫情透過紳商與慈善事業單位的運作與協助，實質上補強了中央與地方政府衛生行政效能的某些不足，一定程度阻止了疫病的擴散。就醫者的作為和行動而言，顯然是較為被動的，若缺乏國家權力的管理與資源分配，無論中西醫都很難發揮救疫的效能。在這次疫情中，可看出地方政府會找來中、西醫者共同分析疫情，還妥協商議出幾個中國人可以理解的病名，一九一八年十月的《申報》刊載：「目下秋瘟甚重，染病者無不發現頭痛、咳嗽、發熱諸現象。此病京中近亦流行尤廣，據稱鄂中西醫研究，此病名曰『秋瘟』。」[258]包括時症、秋瘟等，皆為當時人較能接受的病名；而當中西醫的力量要下到地方社會時，還是需要慈善團體的統籌與居中聯繫，包括西醫醫隊之移動和中醫藥品之送達。更多中西醫對流感之理解與治療，後面幾章還會慢慢帶出。

在第二波疫情來襲時，紅會與濟生會醫隊顯然付出不少心力，但關於他們實際救疫、治疫的運作，學界較少研究。其實這段歷程相當具有意義，在近代以前，我們很難看到有這種跨區域的醫療隊在各疫區穿梭、移動的例子；可以對比前一章晚清俄羅斯大流感的例子，疫病爆發時民眾真的只能求神拜拜，乞於神靈，一九一八年的救疫模式，顯然已進步不少。他們的救疫工作，使得幾個地區性的救疫工作串連起來，透過媒體報導，形塑成為一全國性的公共衛生事件，這對於「流感」這類可能被忽視、甚於未被列入「八大傳染病」[259]的「小病」而言，[260]還能在疫情防治中看到包括政府、民間有如此或多或少的作為，當可視為自晚清過渡到民國時期，衛生防疫工作逐漸改進、多元化的一個實證。雖然，從他們的工作看起來，救濟水、旱災或是戰地救護，好像才是慈善救濟的主體；[261]不過，他們確實有一些救疫的活動，包括時疫醫院的建置。古代已設有時疫醫院，最初多為官督官辦，[262]但在民國初年，政府效能不彰，則多須仰仗慈善團體進行建置。況且，民國肇建，一九一二年八月，內務部曾頒訂官制，規定內務總長掌管賑恤、救濟、慈善及衛生等事宜。內務部下轄民政司則掌理慈善救濟的實際工作。[263]但這些都只是紙上文書、法令，實際上政府與慈善團體的配合仍有不足，而且充滿城鄉差異與醫療資源分配不足、不均的問題。其次，紅十字會雖為一個世界級的組織，但其醫療援助和運作，我們所知甚少。在流感爆發前，美國紅十字會五月中來華募款，主要為救治歐戰傷患。當時報紙幾乎每日都有記載，說是讚揚中國人捐款熱烈、中國人懂得「國民外交」等等。[264]但這次疫情發生時，我們看到中國紅十字會透過紹興旅滬同鄉會等組織的連繫，補足了中國南方防疫資源不足的問題；而各種慈善救疫團體與地方士紳的合作、穿梭居中協調，更補足了原本政府在南方防疫效能不彰之缺失。

一九一八年大流感過去了，隔年還有沒有新的疫情呢？就現有資料來看肯定是有的，一九一九年秋冬之交，上海就還有流感疫情出現。[265]但是，在更進一步的探索之前，大概可以預估政府的態度仍是消極的，或許一九一九年的疫情不會較一九一八年來得嚴重。一九一九年九月，直隸、江蘇、福建、奉天等地又爆發虎列拉（霍亂）的疫情，讓中央相當緊張，且發文令地方政府注意。[266]相對的，一九一九年的流感卻不受中央重視。而一九一八年大流感疫情就比較特別，以往中國本身研究疾病史的研究者甚少注意它，張劍光等人曾說：「若不是一九一八年大流感，有誰會在意這些微妙的線索？因為在我們的印象中，似乎每年都有流感。」[267]這就是流感在沒爆發大流行時不會受人關注的原因。幾乎每個人都曾罹患過感冒，但在檢驗技術、科學儀器不足的民國時期，誰又知道自己患的是一般感冒還是流感呢？幸好，總算是和「世界」疫情沾上了一點邊，使得中國流感的歷史意義變得更重要，可以說它是當年世界流感疫情爆發的一頁歷史。透過本章的梳理，其實它的爆發、救疫過程和醫者解釋病情等方面，都有其特殊性。總的來說，流感疫情對人民的傷害很大，但它未嚴重到可以驚動當時行政效率低落的北洋政府，所以我們看到的官方救疫舉措還是比較不足的；反倒是透過考察這樣的疫病史，使吾人更清楚的在政府主導的救疫工作之外，對民初中國疫病流行狀況與社會基層的慈善力量，以及各團體之間的運作情形，有了更深一層的認識。

# 第三章

# 全球大流感在中國的延續

一九一九—一九二〇年的疫情

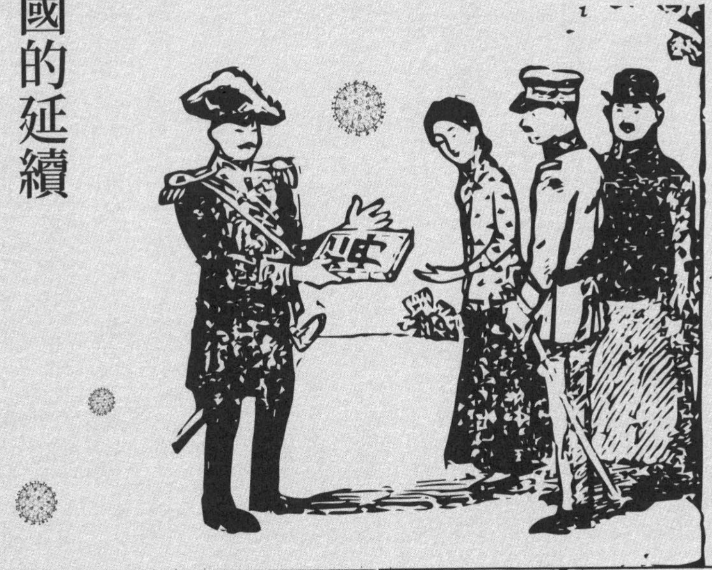

## 一、前言

一九一八年爆發的全球流感大流行，震撼了全世界，這波疫情也傳到了中國。根據當時的認知，罹患流行性感冒者，不拘年齡、體質而受病者，以二十歲至四十歲之間的人最多。起始之病象，多類傳統之傷風，如噴嚏、咳嗽、鼻泄、既感寒冷又發熱，但大多數很輕微，虛弱倒臥、神志模糊；有時背、頭、胸或他處肌肉會爆發劇烈疼痛，還有精神昏亂、心臟病等，亦為常發之現象，甚有犯自殺或殺人之事者，非常嚴重。[1]又有一說，即當時之流感還會導致上吐下瀉，「如食物不能消化者然」，也有僅發微熱的。[2]有關一九一八年的疫情，前一章已有陳述；由於這波疫情有延續性，部分也延續至一九一九，甚至一九二〇年。[3]一般西方研究，總是會牽扯中國乃這次大流感疫情之源頭，[4]正如上一章所言。即使亞洲研究，例如日人飯島涉有梳理過中國疫情，但該文顯然未全面梳理中文報刊，所以也沒有對接下來的疫情作全面的討論。[5]因此，本章將接續以一九一九年為起點，延伸探討至一九二〇年的疫情，考察當時疫病在中國社會流行之概況。文初也回顧一下世界的疫情，不是做一種鳥瞰式的回顧，而是藉當時的報刊媒體，來分析中國民眾所理解的大流感疫情之圖景，以便和中國本地疫情做一些對照；需知流感疫情對中國人而言是「陌生」的，不是中國過往的歷史中沒有流感，而是該病的名稱與定義，其實是全新的，需要梳理中國的在地（localization）理解。最後，探討流感疫情，在中國疾病史上，具有特殊意義，因為流感的症狀眾多，各地的特異性較為顯著，又和一般感冒的症狀類似，這些因素相加，導致考察流感的疫情要比鼠疫、霍亂、天花等瘟疫更為困難，讀者在接下來文字中，自可發現這些疫病交錯現蹤的狀態。一九一九年後的疫情，顯然與去年的風貌迥異。

## 二、一九一九年之初——中國人理解的全球疫情

在流感疫情最嚴重的時刻，其實中國人是可以透過報刊雜誌等媒體來了解當時全球流感疫情狀況的。整個歐洲的疫情，在一九一八年初時並不明顯，而是從九月時大規模爆發，一直蔓延到十二月。《華工雜誌》轉載英國《泰晤士報》報導，文中說到幾個月來全球就死了六百萬人。[6]另有外國報導：流行性感冒（筆者按：當時用了 Influenza 和 Grippe 這個字彙）在一九一八年蔓及全世界，大概三個多月就死了五、六百萬人，為禍之慘烈，甚於歐戰。其實該病也是有「歷史」的，有謂此病起於十二世紀時，已發現於義大利，「今所行者，實質上無甚差異，惟其病象及夾雜之病證隨氣候時令寒暖及病人之習慣而異。」又自一一七三至一八七〇年之中，屬於流行性感冒疫情者已有百餘種。該文作者言：「流行性感冒，大抵起於東方，向西流行，一八八九至

一八九〇年之大流行病，於五月發生於布哈爾 Bolehara（在中央亞細亞）、十月達聖彼得堡。一月行至柏林、十二月傳及倫敦，十二月中旬延及美國東部，由此可知流行性感冒傳染雖速，然不能速於人之行程，且考知其傳布不為風力所影響，以此之故，流行性感冒為一種接觸傳染病，即謂此病發生於一種特別微菌，為其他犯同一病症之人所傳遞者。」[7]當時已如此認為，近代流感之根源，不在「中國」，是於亞細亞洲俄國境內，而遍及全球，但還是有「東方」的因素在。[8]反觀《申報》有一則報導：美國軍醫基恩氏，於一九一八年十月醫學雜誌內論述西班牙流行性感冒病之由來時，說此病與肺炎疫（筆者按：肺鼠疫）同類，乃來自中國；這與倫敦地方行政會發表報告，論流感疫情早在一九一六年的中國、日本兩處爆發類似，但英國更認為此症係發源於中國。[9]美國人以此疫於一九一〇年哈爾濱首先發現，不久傳遍於中國。華北一九一七年有二十萬華工送至法國，參加第一次世界大戰，故此病乃延及歐洲。一開始發生在德國軍營，因該營中有被俘華工之故，繼傳至西班牙，遂有「西班牙感冒病」之名；不久即遍及全歐，後竟傳至美洲云云。上一章已有論述，再從此處英美設定肺鼠疫與流感「同類」的設定，就知道其論述之誤謬。甚至伍連德都批評，這種說法很不精確，因為流感疫情是一九一八年的「最近」才傳至中國，伍氏曾經考察其微菌與肺炎疫是不同的病，因為肺鼠疫的微菌不能寄存於人身，進而遠傳海外，所以肺炎疫致死率甚高，未有醫治獲癒者，美國人患感冒病而轉成肺炎者，只有十分之一的機率，且死於肺炎者僅占百分之三，可見感冒病與肺炎疫之各異矣云云。[10]由此可見，當時連肺炎疫與流感是不是同一種傳染病，都還不太清楚。以今日來看，伍氏推測更為正確，也間接否定了「西病源於中國說」的假設。一九一七年底到一九一八年初的那場疫情是肺鼠疫，與流感根本無關，當年美國醫者的推論確實有誤。而且，流感在一九一八年的上海曾發現兩次，但染者不多，當時華人感染此病高峰乃該年五月和十月，離美國爆發疫情的三月，還慢了許多，該次疫情在日人方面亦很嚴重，但反而是租界區的西人較少罹病，到了一九一九年初才又改觀。[11]

對中國人來說，第一波發於一九一八年春季的疫情並不嚴重，直到進入秋天，疫情才開始轉趨嚴重。報載淞滬警察廳廳長徐國樑，在一九一九年發令所屬各區署的文件上載明：

美國紅十字會來函調查世界各國一九一八年秋冬間患染流行性感冒病者及死者人數，擬編製詳細報告以資考證。查上年秋冬之交，發現流行性感冒，此病起時發熱、頭痛、身疼、咳嗽、多痰，間有咳血轉入肺炎或燥神經迷亂各症狀，在一星期後或治愈或死亡不等，希轉節各地方官查明，如有上項病症，速即分別開單，尅日報部以憑轉復等，因合亟電令廳長知事，仰速遵照，於電到五日內查明，去年秋冬間有無前項流行病症，即速開單快郵電復，以憑報部勿延。[12]

透過這則文件，特別是「於電到五日內查明，去年秋冬間有無前項流行病症」這一句，或許這場疫情對中國一線城市之衝擊，不如想像之大？在此時追索疫情之時，警察單位竟然沒有相關紀錄可彙整，也不知其他地區有無確實疫情。許多疫情，史家恐怕還需要找尋報刊的零星報導來拼湊。例如報載：「入秋以來天時寒燠不齊」，鎮江一些鄉鎮開始流行一種「頭暈、發熱、咳嗽、喉痛」的疾病，據言與上半年所流行的疾病屬於同一種疾病，當地鄉民都認為是「亢旱」所導致，而當地的農產確實因為天候乾燥的關係而導致欠收，甚至鄉民希望透過集資來顧請戲班演戲，以祈禱降雨。[13]可以發現在中國人的觀感中，天候影響人事與疫病之發生，是一項很重要的觀察。[14]

中國流感的疫情，一直到一九二〇年底為止，都還有部分疫情爆發，下一段再來討論，先梳理一下當時國人所熟知的世界疫情為何，從一九一九年開始。當時整個東亞的疫情都不輕，特別是日本，報載東京流感嚴重，患流感而死的人多到火葬場都應接不暇。[15]在二月初還有消息指出，東京爆發時症，醫療資源與量能不足，[16]有消息指出，東京一地一天就有三百人死亡，疫情更甚去年。從去年秋天到此時，罹病人數高達八十一萬人，死亡人數有五千零七十九人，[17]至今每日死亡人數約二百四十五人，[18]連外務大臣和前首相都罹患流感而在家靜臥。[19]一直到一九二〇年初，日本都還有陸續疫情，一月七日一天，大阪地區就死了一百五十多人、神戶則有近兩百人死亡。[20]朝鮮和日本，在一九一九年八至十一月，同時有霍亂疫情，這與中國的狀況類似，一年中常有數種疫病爆發。[21]至一九二〇年中期後，日本疫情才趨於減緩；一九一九年入秋，韓國漢城也有流感疫情爆發，[22]很多疫情，都是因為有外國的將軍或官員死亡，才會被加以報導。[23]

在其他國家的疫情報導上，英美還是比較受矚目的。一九一九年初，有報導美國去年流行之流感死狀，死者在嚥氣之前留下「痛淚」，因為神經已失去作用，所以聽不見也看不見，只能在痛苦中流淚死去，非常恐怖；[24]而且當時人們對流感的認識，與今日仍有差距，翻譯流感時有還稱「蔭福露恩撒」（Influenza）者，直接用音譯，顯然在中文語境中「流感」一詞仍未定型。[25]一九一九年二月二十六日倫敦電：兩個禮拜內英國倫敦與韋爾斯等大城市的死亡人數都達到兩、三千人。[26]英屬西印度金斯敦（Kingston）電，該島居民患流感者已經有四千餘人死亡。[27]美國方面，紐約在一九二〇年初也有流感疫情，達到一日死三十人的程度；[28]芝加哥每日感染者達一千一百人，兩天內該城就死了二十六人；又，得肺炎者有兩百八十二例，死者六十六人。[29]美國參議院甚至通過動用五十萬美元來防治流感。[30]二月初，疫勢稍減，華盛頓區軍中患病人數共兩千八百例，死亡四十八例。[31]但報紙卻沒有對一九一九年的美國疫情有太多著墨，筆者以為並非當年沒有疫情，與《申報》翻譯外電時沒有特別重視有關，故相關報導比較片斷。報導外國流感疫情，可能是為了讓本國人警覺到該病的嚴重性，倒不完全是基於追蹤或關心全球疫情消長的興趣。報紙消息之強調，或許是閱讀新式大眾媒體民眾的關切之處：美國因流感而死者，大概是第一次世界大戰參戰戰死人數的五倍，而且大流行所導致的死亡人數，往往是好幾次小流行期的總和，疫情之流行，從歷史上來看，也一次比一次更嚴重。[32]據美國衛生局員柯白蘭（筆者按：應是 Royal Samuel Copeland, 1868-1938）醫師稱：根據一九一八年的統計，最容易感受此症者，多為二十五歲至四十五歲之人，死者半屬此年齡層。反而四十五歲以上之人染病者甚少，[33]這與後來的各種傳染病死亡統計都不一樣，通常總是高齡者死亡率較高。後來的一種說法是，一九一八年的老人，都已接受過俄羅斯流感的衝擊而有了基本的免疫力，因此可以捱過一九一八年大流感的襲擊。當時更有意思的報導是：「野蠻人怕猛獸，文明人怕微菌；猛獸傷人有限，微菌傷人無限，只看去年西班牙風邪（即流行性感冒）大流行的時候世界上死的人數，據說比死於歐洲大戰還要多，便是一個最近的證據。」[34]或許中國人對微菌的害怕，是此時慢慢被建立起來的，十幾年前的東三省鼠疫，細菌論述還未在中國普及化。或者說，此次大流感疫情是該世紀最大且最初的西方醫學對抗微菌的另類世界大戰。

## 三、一九一九年的情況——流感或其他疫病？

一九一九年的流感疫情，應該與一九一八年的疫情不同。所謂的不同，是指當時的報導沒有強調疫情的連續性，而且疫情是在二月後才開始現蹤。更重要的是，這次疫情從上海租界區開始擴散，且無爆發擴及全國各地之大規模疫情。二月底時，上海美國人所辦之學校，發現傳染性感冒，統計一天住校學生患此病者共二十人、教員三人染病，而通勤學生報病者，至少亦有三人，故該校決定暫行停課。據校長說，流感不算險症，但停課應該會超過一個禮拜，當時租界中已有不少民眾罹患流感。[35]三月時報導，美童學校之學生，患病者仍在家休養，尚有教員一人，在醫院治療，是以學校的停課狀態將達半個月，而且還會繼續延後。[36]一開始，租界民眾染此症者日漸增多，許多學校都有零星的病例，虹口和徐家匯的學校，都有不少學生患者，醫院附近的工作人員，有十分之七都病倒了，幸好死亡人數不多。[37]又如漢壁禮養蒙學堂有流行性感冒症十起，聖約翰大學之學生，則有患者約三十人，該校醫院已爆滿，許多學生都回家「避疫」。工部局醫官史丹萊醫士及衛生處之檢查員，曾視察工部局各學校及公立學校，並教導防範流感之法。但有些學校還未爆發此症，故史氏認為當下尚無全面停課之必要，死者也很少，還未到慌張的地步，[38]故只發布了：

公立學校學生之上課者，……如有類於流行性感冒症者，則即囑其歸家，須俟病愈，始許上課。衛生處現正日夜趕緊製造舊金山式之面具，今日可以發至各分局，以便任人領取。此項面具製法甚為簡便，家庭中大可仿製，法以外科用之紗布疊成四層，廣約四吋、長約七吋，兩端置帶，俾可套於耳上。如無紗布，以稀布亦可為之，惟用後須加洗濯。[39]

此「面具」即今日之「口罩」，當時是用紗布手工製作，這是該疫情第一則呼籲要戴口罩的告示。當時介紹，要隔離外界空氣，除面具外，還有用手帕或口套，例如防疫時「常帶手帕，遇與人近接時，自宜輕護口鼻，以防疫氣侵染。若係病人而萬不能不勉強接近者，宜帶尋常防疫用之口套，使口鼻間空氣出入從棉花中透過外層之紗，似較無口套者為妥善。」[40]「口套」與面具不同，雖同樣能罩住口鼻，但外型比較突出、狀似鳥嘴，功能與面具相似，基本就是隔絕外界可能帶有病原的飛沫或空氣。在美國，疫情時確實有地區是禁止「握手」的，像在亞利桑那州有一小鎮，甚至視為違法行為，而位於科羅拉多州的泉源鎮，則是將「病宅」的牌子直接掛在病患的家門口，但在中國社會，倒是未見此呼籲與封閉之狀況。[41]

在病名方面，當時中國人一度稱流感為「瘁症」（圖3-1），該名詞乃博醫會所譯，原指傷風感冒，一九一八年後則專指流感疫情，可見當時人認為一般感冒和流感的界線，是很不明確的，大體為嚴重與不嚴重之別。[42]中醫徐相宸寫稿指出：

> 天氣暴暖矣，流行之症，非惟不減，較前更烈，不佞前日之論驗矣，西人謂之痒症，名義原因，仍為普通社會所弗解，請仍以華醫名詞言，似較易曉也；今之時症，與前半月實大不相同，其見證不必有寒熱，其病盛於裡，有頭暈嘔惡肢麻、極似痧氣，其舌濁膩而厚，亦與痧氣無異，施以宣刮，即時現況紅色，又與痧氣同；亦有吐瀉交作者，亦有神昏者。[43]

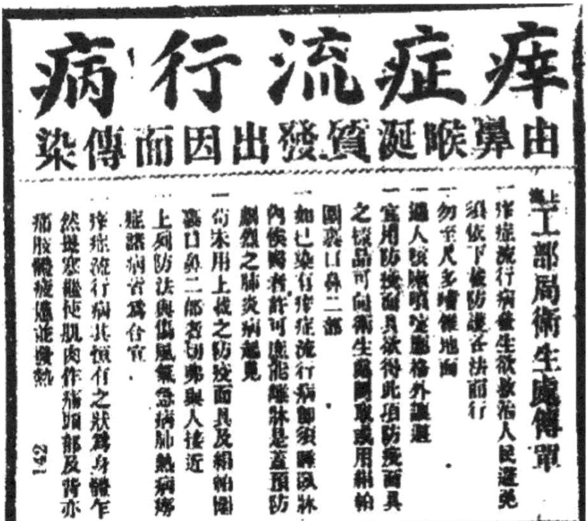

痒症流行病

由鼻喉涎質發出因而傳染

上海工部局衛生處傳單

一痒症流行病發生欲救活人民避免須依下開防護各法而行

一勿至人多嘈雜地面

一遇人咳嗽噴嚏應格外謹避

一宜用防疫面具欲得此項防疫面具之[illegible]可向衛生處購取或用綢帕圍裹口鼻二部

一如已染有痒症流行病即須睡臥牀內候醫者許可應能離牀是蓋預防劇烈之肺炎病起見

一若未用上述之防疫面具及綢帕圍裹口鼻二部者切弗與人接近

上列防法與傷風氣急病肺熱病療治諸病者爲合宜

一痒症流行病其類有之狀爲身體乍然發寒繼徒肌肉作痛頭部及背亦痛肢體疲憊並發熱

圖 3-1

可見當時也有醫者用「痧氣」概念來解釋「痒症」，從文字中還可看出，症狀與一九一八年的不同，而且有吐瀉症狀，與西方的病況有所不同。一位作者林天樹也寫到他最近讀滬報，得知「痒症」於租界爆發，且有侵入內地之勢，「回憶去年之餘痛未息，而今歲之恐怖又起。」後來「接友人寄西洋醫報乙卷，觀及本題原文精而且詳，更以心得示世，始亦有心人之作歟？因亟譯之藉餉內地之閱者。」[44]顯示翻譯外國的流感疫情，有時是為了解釋本國疫情之需求。

一九一九年初上海的病例，似乎是西人所受的感染較為嚴重。當時有這樣的推測，一九一八年華人染疫人數比較多，可能已有積累一定的抵抗能力，今年初已是第三次疫情，估計不會太嚴重，也有持悲觀態度的，認為疫情會再次大爆發。據載當時有一位醫者，每天診此病約三十人，但死者僅有一人；醫者認為，若有適當之防衛，應不致死亡。[45]工部局史丹萊醫師提供防禦方法，指出：「流行性感冒病原非險症，惟年衰者與年極幼者染此則較棘手，可慮者，患病之人病勢甫退，熱度甫低，便自言霍然全愈出外行走，不獨自己疫氣尚未全銷，立以傳疫於人，且亦易罹肺炎症也。防衛之法在不入人群之中，如萬不得已，則戴面具以掩口鼻，在電車中尤不可無此，如自覺不適宜，即靜臥，非至病全愈後不宜出外云云。查此種面具極易製作，去歲防肺疫時曾製就甚多，上星期中，華人患此病者亦多，聞已死三十人，惟此星期中漸見減少。」跟據史氏意見，華人去年既已染此病，今年就可以不受感染，他推測在華人世界，這次流行病應該不致釀成重大疫情。[46]

此外，一般的清潔衛生要求，當然是最重要的，這些舉措皆為時人抗疫的具體作為。例如三月時《申報》報導，外海有船夫、海軍等感染病例，[47]軍隊的神經第一時間就緊繃起來，陸軍第十師步兵三十七團團長陳景初，以上海發現流行感冒病，為預防所部官兵罹病，特別注意清潔衛生，他親自前往所部各營區檢查內務，諭令各官兵對於所居之房屋及臥床被褥均應洗刷清潔，並命令部屬必須時時赴各營檢查，倘不遵令，若查出汙穢不潔之處，就要從重懲罰。[48]虹口衛生分所的西方人，認為當下已進入春天，天氣漸暖，值此時症流行之際，更應加強衛生工作。所以特別告知租界內居民、鋪戶，應該注意清潔，並常使用辟疫藥水（俗呼臭藥水，避或辟當時皆有人使用）灑洗，以避免時症傳染。[49]大城市的衛生還是比較好的，報載自該年上海流行性感冒疫情爆發以來，死亡頗多，但南市上海醫院，已備好藥液注射及製有藥粉服食，故於該症預防、治療成績頗佳，患此症若有及時就醫，大多可以免於危險。[50]

一開始華人死亡的人數似無快速增加，報載：「滬上之患此症已為第三次矣，大約不致較去年初二次為烈，據衛生處檢查員報告，本星期內華人死亡率未見增多，第流行性感冒症不在應報告衛生處諸病症之列故，衛生處不能得患者之確數。史丹萊醫士則估計患者約有百人，其中數人會轉為肺炎，自星期日報告死去一人後，尚未有以死見報者。」[51]但租界政府仍不敢掉以輕心，工部局衛生處發出防衛流行病之通告，《申報》加以連續譯載工部局公告六日，原文大略是「痒症流行病，由鼻喉涎質發出」，先定調傳染途徑，再陳述預防方法：

> 一、痒症流行病發生欲救治人民避免須依下載防護各法而行，二、勿至人多嘈雜地面，一遇人咳嗽噴嚏應格外讓避。三、宜用防疫面具，欲得此項防疫面具之樣品，可向衛生處問取，或用絹帕圍裹口鼻二部。四、如已染有痒症流行病，即須睡臥床，內俟醫者許可庶能離床，是蓋預防劇烈之肺炎病起見。五、苟未用上載之防疫面具及絹帕圍裹口鼻二部者，切弗與人接近。五、上列預防法與傷風氣急病肺熱病癆症諸病皆為合宜。六、痒症流行病，其恆有之狀為身體乍然畏寒，繼使肌肉作痛，頭部及背亦痛，肢體疲憊並發熱。[52]

雖然有如此訊息之傳布，使民眾更理解該病，但仍無法阻止疫情擴散，當時英文版的滬報云：「近數日內，法租界內流行性感冒症傳染頗甚，昨日各學校均奉命停課，新由歐洲回滬之費來松醫士，防治此症甚有經驗，現充法公董局防遏流行性感冒症委員會主任。」[53]中華基督教會還請西醫來演講疾病預防法，希望能讓大家免於被傳染。[54]可以看出，西人的動作比一九一八年還要積極，顯示當時疫情對在中國的西人而言，威脅甚大。

由於疫情變化難測，逐漸出現一些疫情轉趨嚴重之跡象。報載流行性感冒初起時，僅患寒熱、胸悶、咳嗽數日即癒，尚無大害。但適逢天時忽寒，此病症加劇了，各地醫家大有應接不暇之勢，如新普育堂病院，有無家屬之病人名叫張桂堂、蘇州人謝朝卿和十歲小孩周永福等人，均醫治無效而亡，已報請慈善單位同仁輔元堂，給予棺材以收殮屍體。[55]《字林西報》則載，流感當時仍缺乏好的治療方式，只能好好靜養，待其消退，避免轉成肺炎。[56]疫情在三月中更趨熾盛，病患迅速增多，[57]甚至有西醫染病死亡的消息。[58]江蘇的嘉興有不少人罹患四肢痠痛、咳嗽的流行病，應是流感無誤；但有時患者又會出現「風痧」，是很特別的描述。[59]東北的長春也爆發「春瘟」，症狀為頭痛、腹痛、乍寒乍熱，調治失當，則說會轉為「傷寒」，報紙推測此疫事由於「客冬及今春雪稀雨少，天氣乾燥，倘一不慎，即易感染是症。」此症狀應該也是流感，不過與南方的疫情難以連結在一起，因為比鄰相連的省分並沒有相關疫情，無法探究傳播之因果關係，很難說有什麼關聯。[60]又根據上海租界衛生處所造表冊上來審視，三月十二日前後各一個禮拜，外國人死於是症者有三人，華人死者已有一百零七人，可惜的是，「惟患者人數幾何，無冊可查，故無從定患者與死者比較之確數。但此症蔓延似屬頗廣，而死額尚不為高耳。」看起來還算樂觀，只是華人的死亡數也開始增加。[61]

在這段時期的資料中，還有一些不知何名的「時症」為亂，例如《申報》有載：「鎮郡對江二橋老洲一帶，最近天氣寒暖不調，忽發現一種流行時症，傳染迅速，其患病情形都係發熱咳嗽、疲倦、不思飲食，以下等社會之人為多。」[62]還有生紅痧者，而且伴有肢體痠痛、喉痛，或許也是流感，只是紅痧一症，令人懷疑。[63]又有載：「天時不正春寒特甚，近日丹陽天王寺一帶，忽發現一種流行之時症，初起時周身發冷、四肢酸痛、喉音瘖啞，兼帶咳嗽，患是症者，危險異常，傳染極速，醫生藥肆，幾有應接不暇之勢。」[64]到三月底時，又有：「鎮屬揚中縣，新洲五圩一帶，近日發現一種時症流行甚廣，起病時四肢冰冷、咳嗽不止、繼即遍身發熱，日輕夜重，經絡抽痛，危險異常，昨今兩日患病死者已有六人。」[65]由這些症狀來看，若非特別的傳染病，應該皆為流感症狀。其實，有些「發現時症」的消息，會指出較為確切的疾病，證實確實有其他傳染病流行，包括：「春來寒暖不時，致校中染受猩紅熱者，已有數人。聞病勢尚不甚重。」[66]又，當年三月還有腦脊炎症流行，「華人與外人各二，皆不相關涉，其中三人，顯皆自行起病，而非受染者，除一人乃來自香港，蓋為此症發生之地也。」[67]可見同時期除了流感疫情外，其他的傳染病也有零星案例，報刊皆會報導。一直到三月底，流感有加重的趨勢，但疫情多在南方，[68]報紙上有幾則官員生病請假或因此無法開會的新聞；在北京、杭州也有官員感冒，[69]但似乎未成大疫。[70]當然，究竟是感冒還是流感，雖然這是兩個不同的疾病，但報導中沒有特別說明，不似日本，官員真正都是因流感而休養。[71]當時根據租界工部局西醫的見解，氣候寒暖不定，乃是流感難以控制的原因，只要等到天氣轉暖後，流感疫情必定能得到控制。[72]

然而，到了夏天氣候轉暖後，「時疫」依舊存在。但筆者認為流感疫情，若根據季節來推斷，夏天應該不是流行的高峰期，即便一九一八年夏天，流感案例也很少，到秋天才開始增多，故這時的時疫，很有可能是霍亂。在六月底的報紙報導中提到：「今年入夏以來，梅雨連綿，瞬屆小暑而氣候宛若九秋，故近日發現一種四肢疲乏，頭暈嘔吐、不思飲食之時症，雖無大碍，二、三天可愈，但含有傳染性質，故患者頗多。」[73]因為有嘔吐一症，的確與當年流感疫情有些不同，不過沒有瀉泄，也很難認定就是霍亂，但時近夏令，按理說腸胃疾病也一定會增加。此時，近代中國定期在夏日舉辦的慈善醫藥施予、開辦時疫醫院的機制又展開了，閘北慈善團體董事趙灼臣，就獨力捐資創建閘北醫院，由總董錢貴三、沈聯芳等人協同贊助，已於春季開院施診。據報自陽曆四月一日起至七月初施診，治療項目囊括內外各科，共開方二一七一號，留院者也有不少人。報載：「現屆夏令，天時寒煖不定」，並預料「今秋時症必盛」，囑咐民眾要多預備防疫藥品以備不時之需。[74]

似乎不令人感到意外，去年同樣也發生的，就是夏季霍亂的疫情。[75]七月的報紙記載到：「邇來霉雨連朝，晴曦少見，且天時不正，冷熱不勻，市上已發現寒熱吐瀉等時症。」而且忽然大雨傾盆而下，陰溝積水、糞汙滿街，垃圾四散，急待清潔。[76]這一年的夏季瘟疫，應是霍亂吐瀉或中國人俗稱之「痧症」，也被報紙證實了。[77]這次的時疫，民眾推測與公廁、環境衛生、垃圾汙穢等因素比較有關，論述上也比較未提及空氣傳染或通風問題。[78]例如一位作者投書，寫到上海入夏來天氣不正、時疫流行，華洋人士與慈善大家，籌備防疫不遺餘力，可惜環境不甚衛生，他說：

> 華官之注重衛生清潔道路，日須一示夕張一諭，在表面之設施似已維護周至。詎十六鋪迤南大碼頭沿灘一帶，瓜皮垃圾堆積如山、穢氣薰天，行經斯地者，莫不掩鼻欲嘔。竊發垃圾瓜皮，實足製造疫病，世人盡知無待諱言，吾不解當事者保重公眾之衛生，所保何事？煌煌官諭等諸具文，查大碼頭適當南市之衝，中外觀瞻所繫，縱不為內地公眾衛生計，真不為外人所竊笑耶？現居秋令，疫氛既未撲滅，秋瘟恐將繼起，此項洒穢之物，若不速為清除則為害，奚堪設想？泣願當道諸公垂念民膜、力顧公益，迅令清道夫趕覓船隻，將大碼頭沿灘一帶所積洒物掃除淨盡，以絕致疫之源。亡羊補牢，猶未為晚，毋托空言自棄職責。[79]

從當時報導可以看出，當時人對霍亂的害怕，似乎超過人們對流感的畏懼，防範的措施與相關宣傳也相對多很多，[80]不過，大家仍舊擔心霍亂之後就是「秋瘟恐將繼起」，跟一九一八年的情況類似，霍亂剛過，流感就來；史料中還顯示，官方往往出示公告，卻缺乏實際作為。而且從一九一九年的施醫給藥情況來看，例如供給痧藥水，依舊是以霍亂疫情為主，[81]紅十字會也循一九一八年之例，繼續投入時疫霍亂的救援。[82]有一種可能就是，其實一九一九年上半年的流感疫情，對中國民眾而言並不算嚴重。倒是報刊上一位作者是陝西人，筆名「劍農」，他指出感冒本屬小疾，幾無人不患亦無地不有，似乎沒有注意的價值，然而一旦流行猖獗，則仍死亡相繼。他指出陝西一九一九年爆發的流感疫情，並非無藥可救，所以致死，多半是患者不知養生，另一半則由於醫師調治失當，不應該都籠統地說是「天災」。作者陳述該年有民眾的家屬生病，竟然找獸醫來治療，「濫竽充數者亦頗不少」，代表中國一般省分醫療資源之不平均與專業醫者無法普及的狀態。而一般人以為流感是小病，一有痊癒跡象，就開始「放情縱慾，恣無顧忌」，疾病反覆時又去焚香祝禱、呼天搶地，臨死前則說「生死有命」，以這樣的態度來應對流感，當然凶多吉少。[83]

各種疫情有時會交錯出現，增加史家判斷的難度。七月底的時候，有一則新聞指出：「南方議和代表章行嚴君，向住新閘路三十一號岑宅。近日染患時疫勢甚，忽險，已入時疫醫院診治，由西林公子岑心叔代為照料。暨南學校華僑學生某，亦染得時疫，勢頗危險，現在上海醫院醫治。

滬南董家渡大新街楊家渡一帶，近亦發生時疫，傳染頗甚，患者以江北苦力為多，死亡相繼，新普育堂特日夕為若輩施診，頗為忙碌，該堂對面新建之時疫醫院，因內部尚未工竣，不及提前開診，現正督工從速畢事，以便救濟時症。」[84]這則資料所顯示的時症，還是霍亂嗎？無從得知。但筆者推測，還是以霍亂疫情較為可能，因為中國其他地方，前後幾個禮拜都沒有流感疫情之報導，反倒是在北方的東北地區、北京等地皆傳出霍亂疫情。至於北京，也還有痢疾疫情，但較為零星，[85]可見該時疫指的應該是霍亂，而其他零星疫情之報導，也以傷寒、痢疾、霍亂等疾病居多。[86]八月初，已有多數西人開始注射霍亂血清，很多工廠還主動希望能幫工人注射血清，藥房並緊急向歐美下訂單購買血清。[87]到八月底，原本似乎消散跡象的霍亂疫情，此時又釀起新一波浪潮，報載：「入秋來，天氣寒冷，不時忽然熱到九十餘度，忽然降至六十餘度，以之易受感冒泄瀉及寒熱病者甚多，前日來竟有虎列拉症之發現，驟然倒斃者已有數人。論云自哈爾濱傳染過來者，蓋哈埠此症極盛，言者亦不為無因，刻警局正在想法防禦及救治中。」[88]禍不單行的是，傷寒和痢疾也有日漸增加的趨勢。[89]大家都看到霍亂，而忽略了其他傳染病同時流行的可能，它們都可能會加重既有醫療資源之消耗。[90]

至於流感，也不是完全沒有，而且正好搭上這波霍亂疫情的順風車，一同來喝「痧藥水」治療，這是很有意思的現象。報載當時虹口梧州路，上海聯益施材會施棺材以葬收路斃病患，該會主任陸文中表示：「因現在天時不正，除原有散施時疫藥水處所外，近又附設分送痧藥水處。」除了既有的時疫藥水，還有痧藥水，以便罹患流感者就近索取。[91]痧藥原來以治療腸胃炎、中暑、霍亂吐瀉為主，現在也拿來治療流感了，當時藥品喜歡用的字句是「治療時疫」，但「時疫」是很含混的字句，可以說擴大了某些藥品無疫不治的功能。[92]待時序漸漸進入秋季，流感警報才又再起。據《字林西報》載：「就以往之經驗觀之，流行性感冒病往往一年兩作，現美國已有秋季將復生此症之警告矣，上海人士其勿忽諸。……一、二月內或將重行發現，聞查（察）覺者已有一、二起，係從租界外傳入者，如果發作，則其劇烈未必如前，蓋在一年前曾患之者，可免再染也。」[93]時序又將入秋天，已有報刊警告流感疫情將再現。在這風口浪尖，有醫師出來演講預防時疫之重要，西醫趙和卿在奉賢城內縣立第一高小校演講指出：近日疫勢已平靜，前往他診療處所求診的病患，多屬輕症，並言：「雖然現在之時疫似已消滅，而無形中之時疫正多也（經驗上最多為赤痢）。今年之時疫為時尚有限，蓋至秋涼後天然能減少，而來歲之時疫又不能阻其不再發也，故欲免此種憂慮以引起一種警衛心，則時疫演講亦屬不可少。」他明確指出當時的「時疫」是指霍亂轉筋吐瀉等症。[94]不過，另一則報導指出，某些地區是猩紅熱、霍亂、喉痛傷寒一起爆發的，最後一項即可能是流感，因為當時的病名相當分歧，[95]而「傷寒」往往也是流感的代稱。上海衛生處十月的報告指出：當年上海流行病較前「無甚差異」，病分為三種，有腦膜發炎、流行感冒及時疫（筆者按：霍亂），即可推之當時疫況一二。[96]

到了冬天，果然是流感的好發期，疫情又捲土重來，幸好不甚嚴重，沒有達到去年那樣第二波捲土重來時的威力。十一月時，報載：

據醫士云，上海現又發見痒症（即流行性感冒病），但其勢甚輕未聞有因患此而死者。今雖有漸見蔓延之象，然尚無戴上面具之必要，就調查所及，肺炎症未隨痒症而俱來，鮮有傷及肺部者。此次痒症，誠極輕淡，某醫士曰：事態殊不嚴重，患者少則四日，多則十日，即完全無恙，面具一層實非必要；且面具之是否有益，尚屬疑問，蓋美國各處去年於痒症流行時，曾戴面具，而醫界意見則不一致，謂為有益也，又一醫士云：面具確為有益，惟上海目前情形除入病室者外，不必戴上面具云。[97]

從上述討論可知，其實大家對疫情的發展仍抱持著樂觀的心態，認為不嚴重，即使有疫情，也尚未積極建議戴上口罩。另一些消息指，此次疫情「其病狀並不劇烈，祇表現畏寒、心悶、咳嗽、發熱、體倦、喉痛而已。」併發症也很少。[98]比較特別的是這一波疫情多有喉痛的症狀，正如報載：「近日本埠發生一種流行感冒症，初起時略有寒熱，嗣或牙痛、喉痛，故比較有名之醫生藥店，無不忙碌異常，聞醫家言此等感冒症，若醫治得宜尚無大礙云。」[99]整體而言並不嚴重。報刊報導的疫情消息不算多，也沒有家家有「僵屍之痛」的可怖情形。在具體描述方面，上海北四川路北浸會堂教會組辦之明強中學校，分中學、高小兩部，共有學生兩百四十餘人。上星期以來，該校學生感染流感症者，約占六分之一。[100]症狀為初起時頭部暈痛，繼則嘔吐發熱、不思飲食，經邀請西醫診治後，記載：「係本屆伏暑未洩，氣候不和，風燥積蘊所致，苟能自慎起居，調治一星期，即可復原，必無大碍云云。」其他附近學校也有疫情，但皆不嚴重。[101]此處西醫描述的病因，仍帶有濃濃的傳統中國醫學之認識，用了「伏暑」「風燥」等外界氣化的因子來解釋病因。回顧一九一九－一九二〇年初的疫情，當時上海與周邊其實還流行著多種傳染病，但主要能擴及全國，成為受人矚目「大疫」的，還是流感和霍亂，而殺傷力較大的疫情仍以霍亂為主。公共施藥與時疫醫院服務的患者，多是前者，而對比一九一八年疫情，一九一九年也未嚴重到要慈善團體或救護隊出動的地步，顯見流感疫情是較為輕微的。

## 四、一九二〇年——疫情從零星到消散

一九二〇年初，罹患傷風流感、咳嗽頭疼的患者依舊相當多，[102]或許不全然是流感患者，但

症狀都符合，加上氣候天久不雨、乾燥異常，報載：「近日城廂內外，已發現喉症及咳嗽、發熱、頭痛、肺炎等症，傳染甚廣，衛生者須預防之。」[103]另一則報導指出：一九二〇年初雨雪稀少、河水乾涸、空氣乾燥，喉痧時症流行，蔓延迅速，還有零星的天花疫情。[104]喉痧的疫情似乎在年初時蓋過了流感，中醫周小農指出：「己未（一九一九）之冬，亢旱燥冷，風轉東南，冬日中行可畏，御單裘已嫌過熱，現下見證，目赤、咳嗽，小孩則有肺脹鼻煽之劇，轉瞬交春，喉患堪虞。」[105]這也有可能是猩紅熱的疫情，不過，包括流感在內的「外感」症狀都極為類似，很難斷定，但患者喉嚨腫痛是可以肯定的。[106]《紹興醫藥學報星期增刊》則持續刊載了流感跨年傳染的新聞，而且猩紅熱及喉痧等症，也漸漸增加。後者之起，大概同樣有寒熱、頭痛、倦怠等症，與流感相似且毒勢劇烈，流行甚速，甚至達到早發夕死的程度，報刊上分析：「吾國法律，亦列入傳染病中，惜衛生行政官，素不注重衛生知識，人民亦少研究。」呼籲讀者若一有寒熱喉痛之感，即應迅速送入醫院醫治（注射血清等）或隔離居住，以免不治。[107]一份以中醫為主的刊物，竟然刊登如此開放之見解，呼籲患者應至醫院注射血清，而非謹守中醫治療，這在當時非常少見，至少對流感的評述中就極少出現，可見猩紅熱之症頗為嚴重。其實在整個一九二〇年，都不斷有猩紅熱的疫情，裘吉生（一八七三－一九四七）曾指出：

近來紹興發生了一種極厲害的小兒傳染病，初起惡寒發熱，咳嗽頭痛，宛然傷風的樣子，當即舌紅苔黃，偶有苔不黃的，唇舌必紅，眼淚汪汪，二、三日面頰上手足臂理，發見紅暈，漸即成疹，大概都當瘄子醫治，用的荊芥防風等風寒藥，一經入口，立刻發燥氣急鼻煽，弄到不治，因為這是一種時毒病，新醫學所謂猩紅熱，用藥初起就須清透，大忌溫燥升表，聽得四處殤悼的小孩，已經不少。或因父母以為瘄子，不必醫治致誤，及危，已難救治；或因醫士當他作風寒，所以本社月刊中，也有說明，未免知道的尚少，特地再作一個警告。[108]

由此可見，猩紅熱很常會和流感疫情混在一起，增加醫者辨識的難度，但「出疹」顯然是前者一個重大的症狀，待病勢起來之後，又不難辨認。

在眾多疫情一齊爆發的同時，報載江蘇省洙涇鎮因去冬氣候不正，以致一九二〇年初發生一種流行症甚為劇烈，初起於四鄉，每日導致數十人死亡，西鄉一帶為尤甚，竟有一家旬日間死七、八人或五、六人者。後來漸漸傳至市區，如縣署收銀處職員湯姓家，子女三人於兩週內相繼死亡，更傳染鄰近地區居民，連不少人家的女僕或婢女都無法幸免，「起病至死，不過半點鐘。」他們罹患的正是流感。一九二〇年二月時，《申報》記載這些病患：「其頭痛與寒熱雖同、而狀類痴癲、均抱病半月餘而死，或謂此即西醫所謂痒症，中醫概謂之冬瘟，惟來勢甚惡，醫均束手無策，病家因延醫無效，轉而許願祈神，致陳三太太，與平湖太太等怪名詞，到處皆有，家中更羅列滿堂，相率搗鬼云。」[109]可見當時沒有適當、有效的醫療，還是只能乞靈於宗教而已。當時報導該年初流感的症狀是「發熱、頭痛、喉痛、筋骨痛」等症，但也不甚嚴重。[110]一九二〇年初，上海浦東奉賢一帶，「旬日以來，時症盛行，多患傷寒咳嗽，輕則三、四天即愈，患重症而死亡者，亦頗不少。南橋附近，前日有一家相繼死亡三人，其故由於天時亢早，河中水淺，飲料不潔所致，前晚大雪紛飛，時症當可減少矣。」[111]報導有許多民眾罹患流感，只是轉為肺炎的人較少。[112]一到三月，疫情稍為嚴重起來，當氣候轉往春天時，這個病又變成「春溫」，取代原本的「冬溫（瘟）」病名。當時駐上海護軍軍隊有士兵感染「春溫病」，該軍隊王團長指出是因為士兵不重衛生所致。[113]又，浙江省的報刊上有人討論「頭痛時症」時指出：

> 敝地亦有發生，以鄰縣義烏等處最為劇烈，甚至不及延醫，旋即告變，傷心慘目誠堪憫。近有無名氏者，刊印藥方張貼通衢，以大蒜和白礬煎服，初起即愈，又有游埠友人，述及該處間有傳染，每囑患者服哥囉顛藥水七、八滴，據稱親見多人特著奇效。僕中醫一道，深慚寡學，何敢妄言，西藥連其名稱，亦屬茫然，姑據友人所告，而請正之

伏乞諸有道君子，普濟為懷，研究賜教以拯災黎。[114]

這個「哥囉顛藥水」在晚清時也翻成「呵囉顛藥水」，宣稱可以治百病，但成分不明，只說中外人士皆可服用，推測應該是一外國藥品。[115]不過，一九一八年另有一「哥羅芝時症藥水」，[116]可以治療霍亂、傷風、頭痛咳嗽、痢疾等等，史料中所稱之藥水應該就是此藥。（圖3-2）到三月初時，報紙持續刊載「時症日劇」，多歸咎於天氣的問題，其言：「入春以來，天氣未見溫和，疫勢更劇，惟查罹此症死者，除陳廣卿、沈友棋、盧雪州等數人外，餘均十齡內外之孩童，祇市區一處，已死五、六十人，皆不過一、二小時，不及救治而死。東西市上下塘幾至無日不有。聞有一、二醫生，於病初起時，投以猛攻劑，亦有用西

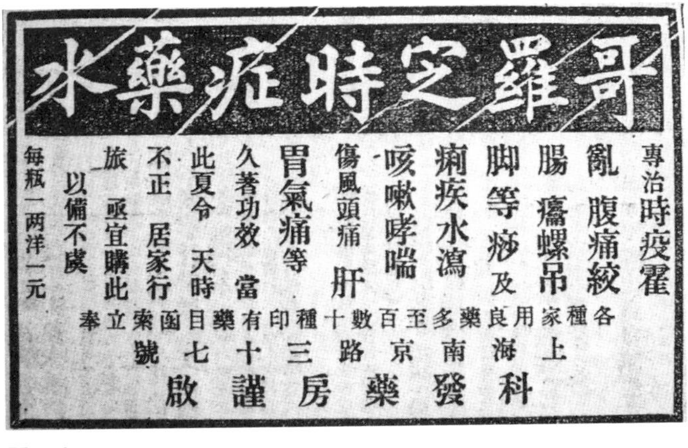
哥羅芝時症藥水
專治時疫霍亂腹痛絞腸癟螺吊脚等痧及痢疾水瀉咳嗽哮喘傷風頭痛肝胃氣痛等久著功效當此夏令天時不正居家行旅亟宜購此以備不虞
每瓶一兩洋一元
各種家用良藥多至百數十種印有藥目函索立奉
上海南京路三十七號
科發藥房謹啟
圖 3-2

法之灌腸器者，皆已獲效。昨聞有人傳說用生蘿蔔一根，浸於鹹滷中七日，取出曬乾，當此病初起時，搗汁服之亦可大瀉而愈。蓋致病之原，十九寒、食相攻云。」[117]由這則時疫的消息看來，有可能就是流感，用瀉法或灌腸法來治療，符合當時常見的治療方式，而該病症又與月底爆發的新疫情有所不同。

來到上海的嘉定地區，該年三月底爆發了新的傳染病，報載新聞：「嘉邑自入春以來，小兒之疫死者，已百餘人，不料北鄉一帶，又有一種時症發現，起時手足麻木，閉口昏倒，旋即謝世。現棺木鋪存貨已空，近城已有傳染者，各居民多飲清涼解毒劑，以資預防。」[118]看得出三月底前，原本的瘟疫已導致很多人死亡，估計就是流感，而引文中「又有一種時症」，報紙已確定是腦膜炎症流行，[119]與上段所論的時症不同。[120]有時，報紙說這個新疫情在中醫中稱為「伏溫傷寒」，後面加「以注射血清為最有功效」，則是西醫的話語。[121]關於當時的腦脊炎疫情，報載：

近日發生形似腦脊炎症之傳染病，朝患夕死，日以百計。其病狀乍起時，大概體熱法倫表百五度以上，頭痛脊冷、頸項發硬，逾數小時，即不省人事，至久不過二十四小時即斃。江陰本有教會設立之福音醫院一所，可容納男女病人甚眾，現遠近望門求治者，踵趾相接，據該院院長美人華爾德君語人云，專治腦脊炎之血清注射藥，適已用罄，因上海亦缺乏此藥，致無從購處。日前曾有患此病之窶人某甲，投院求治，該院適僅存有血清一針，擬即為之注射，同時忽有富人某乙，亦患此症，來院求治。聞注射藥祇有一針，願費巨資，乞將該藥先為彼注射，華君因窶人某甲先來，不允負彼，寧不取分文，為某甲注射，遂得告痊；而富人某乙，卒致不救。聞毘鄰江陰之常州無錫一帶，類此病症，亦正在盛行，間亦有猝症云。122

由此資料可見，一九二〇年初流感與腦炎疫情乃交互出現，而且醫者對這兩個疾病是可以分辨的。這其中還有對腦脊炎的介紹，大概可理解當時人對該疫病之掌握。報載：

河南開封發現流行性腦脊髓膜炎後，該院院長王彰孚鑒於去年發見該症幾乎措手不及，即往外洋訂購對於該症有效之血清等藥，預備療治。不意血清尚未到滬，而該院院長及各醫員已遇此症四起，均因病家不知該病凶險，誤不醫治或被誤治，躭延時日。四起之中，三起均在將死時送往該院，致不及救治。……原因為一種微生物入腦脊髓液中，大概突然惡寒戰慄之後，發熱頭痛、嘔吐、皮膚及筋肉之知覺過敏、意識昏迷，經一、二日覺背柱疼痛、頭項強直，此外尚有牙關緊急、後弓反張，即背臥伸展之；下肢不能屈成直角形，或已屈之下腿不能伸展等。若感突然之惡寒及發熱頭痛等，速往專門西醫處診治，用腰椎穿刺法檢查細菌，速用血清等注射，否則延誤即無辦法。此症流行於冬季及春季，小兒及壯年者最易罹染一（筆者按：可能是「疫」字之誤）病。[123]

雖然不經驗血，恐怕無法知道確切疾病為何，但從神經與肌肉之僵直、變形等外顯症狀即可以看出，雖然和流感有所不同，仍可以從史料描述中初步判斷。中醫盧育和指出：「病有奇奇怪怪，傳變遲速，不近情理。」他說春分以後，各地出現一種時疫，又與浙滬所興之腦脊炎有所差異，其寫道：「北山有農夫某，日前在塘邊挑水，擔甫上肩，忽腰痛如折，漸至口不語，三小時即死；十二圩鎮有一少年，前日午後偕兩友同往浴堂洗澡，適行至天一池（浴堂）門首，忽云心內擾亂，勢欲作痛，頭部微痛，隨即仆臥於地，氣絕而斃；又西鄉有一孫姓，約三十餘歲，其人素為船夥，日前運米往錫，染受時症，頭疼體倦周身無力，四肢俱軟如癱，當即回家，未經醫治三日內即死。」[124]提出這些案例之後，他表示並不知道該病是何病？只能請求大家多研究。筆者也不能斷言該疫為何，但極有可能是流感，從體倦、無力、俱軟如癱等形容詞來看，並非神經之僵直，仍可藉由文獻初步判斷。而從史料描述來看，腦脊炎的疫情在一九二〇年上半年，似乎壓過了流感疫情。且由於對流感的描述資料較少，難有積極深入的討論。

六月底，時序進入夏天，還發生一種莫名怪疫，報載：「天時不正，城鄉各處，近日發現一種時症，初起時狂笑不語，手足漸冷，三、四小時即殞命，中西醫咸莫辨其為何症，無從施救云。」[125]這則資料恰可作為一對照，當時中西醫雖對流感、霍亂、腦脊炎等疫病有所了解，卻發生了這種莫名症狀之時疫，可見當時對「疫」的定義與描述，有時還是處於一種模糊的狀態。整個夏季，依舊有霍亂和腸胃炎等疾病，中國人或以「痧」來加以解讀，例如報載：「近日天時不正，致人民多發生疾病，或係寒痧或係熱閉、又有一種似痧非痧之病，發現時僅止頭暈，肚中稍有反胃，不及一週時，即已不省人事，無可救藥矣。下鄉各處，且又有一種爛喉痧症，傳染甚速、死亡已有多人云。」[126]當年夏天除了霍亂、腸胃炎等症，還有「爛喉痧」出現，其實即猩紅熱的俗名。八月六日，杭州爆發一種時症，手足抽搐、神經昏亂，醫者則說是「護心痧」，可以用針灸治療。[127]在其中，也有一些偏方會被報刊介紹，例如：「新北門內開設珠寶店之陳某，膝下單生一子，年將弱冠，昨日方從邑廟品茗歸，忽頭痛、身寒、吐瀉兼作，陳即為之延醫療治，診脈後醫即斷為時症，並謂余（醫自稱）有一經驗奇方，請當場試之。乃飭人往購蕎麥粉數兩，用燒酒及蛋白、蔥、薑等調之成團，乃於病者之胸腹四肢揩擦，一週將團剖視，中有紅、黃、藍、白、黑五色之毛無數，長約寸許，遂即檢去復擦，以無毛為止，後果獲驗，立見霍然云。」[128]可見當年夏天應該還是有霍亂疫情，當時稱霍亂轉筋，已是一老病名，報刊希望大家不要將瓜果和油膩之物一起吃，可見夏季以來還是以胃腸的傳染病為主，皆有吐瀉的症狀，同樣是時症之一。[129]

至於時序進入秋冬以後，流感似乎又現蹤了。江蘇嘉興十月爆發時症，當時也稱「秋瘟」，其狀況為：「初起時身熱、飲食少進、皮膚乾燥亦不出汗，若看護不慎，四、五日後必至發狂，再延半日或一日必殞命。迨發狂後，雖任何醫治必無效果，且死後屍身上多現紅綠癍點，或細如泥沙，或大如痘子，中醫謂之秋瘟症，現城中居民之因此而死者，已有多人。此外，因看護得宜不藥而愈者，亦頗不少，尚望衛生者留意焉。」[130]雖然這則史料描述的症狀有些奇特，但畢竟「秋瘟」是去年流感代稱，而這些症狀，也和當時其他的疫情沒有共通點，故而是流感的可能性較高。十月中的報紙記載：「鎮埠城內外，日來發現頭痛腦痛之時症，不數小時，即已斃命，傳染極速，諸醫束手。」[131]這已不是吐瀉之症，而偏向外感，但也不能斷言是流感，因為未見大規模的跨區域或連續報導，只能說大流感疫情在整個一九二〇年是逐漸消散了，但並非完全消失，只是疫情趨緩而已，總體報導數量減少，而成為一般性的秋冬季節性流感高峰，沒有爆發特別嚴重的疫情，也為一九一八年以來的一連串疫情，暫時畫下句點。

## 五、小結

綜合各種研究來看，我們可以從疫病史中獲得不少經驗以及史學上有意義的討論。首先，一九一九年上海的流感疫情，似乎比全國其他地區都要嚴重，但不可忽略的是，上海一地的衛生與防疫工作，肯定是當時中國城市中比較完備的，其他城市較無重大疫情傳出，恐怕是還來不及挖掘或訊息不通所致，若非專家，很難在第一時間判斷各種疫情之虛實。評估疫情，要建立於確實診斷與分辨疫病種類之上，才能獲得較好的效果，這點在當時很難落實。比較起來，一九一九年流感的施醫給藥狀況，也不如一九一八年來得頻繁；一九一九年的施醫給藥模式，例如供給「痧藥水」，是以治療腸胃疾病或霍亂為主、流感為輔。[132]據此來推斷，一九一九年上半年的流感疫情，對整體中國民眾而言，並不算嚴重。傳統中國的瘟疫，跟政府治理效能的關係不大，疫情的發生與消散，大多聽任自然，醫者與民眾也只能從古典醫書和時人經驗中，一步步摸索診斷的訣竅和治療方法。自西醫傳入以後，新的疾病定義改變了原有中國醫界對疾病的認知，更重要的是，現在各種「大疫」的疫情，更多地被融入全球性的語境和地域視角的交錯，已不再是中國本土之事而已；其實，就算僅止於中國本地的視角，也和過去不一樣了，因為時疫會跨過區域流行，地區性的疫情有時會擴散成全國性的大疫，現在透過新興媒體，人們知道了如何預防，汲取其他區域乃至西方國家的防治經驗，這個轉變在近代中國是一次全新的體驗。

中醫張國華在一九二四年出版的醫話著作中指出，「中國」位於亞洲的東南，溫帶居多，「人在氣交之中，影響於人事者，幾動輒是火。」他推測，包括四時感症，也是以火居多，將來的熱病只會愈來愈猛烈。[133]他已意識到整個知識體系的變動，要將中國融入於世界地理的因子中了。不過，透過本章所述，可知世界疫情是恐怖的，但當時中國人如果透過報刊上的訊息來與自身所遭遇的流感疫情相較，則中國流感疫情似乎不似世界疫情那麼嚴重。中國民眾害怕的，反而在於各種不同疫情的交互出現，難以辨別。作為史家，在考察流感疫情時，這同樣造成了一些困境，當時中國流感的病名，還未標準化，連當時人都不太能準確判斷，史家當然無法奢言有能力建構精準疫情流行的狀況。如一九一八年中醫的秋瘟，後來的傷寒、痒症、五日瘟、斷骨熱、寒熱病、時症等等，[134]這些名稱，非但當時民眾不能全部理解，對現代史家而言更是難以分析的零散資料。

若將該病放在瘟疫、溫病乃至傷寒的外感熱病知識系統來談，或許中醫都能侃侃而談，但一般民眾卻常用身體感與氣候之交互關係來判斷疾病，而且常常不會拘泥於一種病名。著名史學家顧頡剛（一八九三—一九八〇）一生身體多病，各種外感病可說是他的好朋友，他在一九二八年的日記中寫道：「到校長處。寫出版部信、劉萬章信，又寫補課告白。歸後倦極，四肢痠痛異常，微有熱，蓋重傷風與發勞傷並發矣。遂臥，天明時出汗極多，終夜未眠。今日為予到粵後第一次生病。粵中夏季天氣最劣，極熱，極多雨。寒暑屢變，易傷風。濕氣重，易致骨痛。」[135]在一般人的理解內，即使是顧這樣的高階知識分子，也不會去深究細菌的影響力。甚至他在日記中，幾乎每年都罹患各類感冒，他也不談傳染的知識，他記錄的皆為自身最痛苦、難過之事，而且他對重傷風的理解，是因為他對外界風寒暑濕等「氣」的變化，極度敏感，並認為水土、季節變化、寒溫失調，才是容易爆發重傷風的原因。並且，中西醫在當時論述雖有些微差異，但西醫還是會用「寒風」這樣的名詞來描述流感之病因，或許流感多於冬季爆發，以此來說明疫情極可能在另一個冬天捲土重來。[136]受過西方醫學訓練的魯迅（一八八一—一九三六）則說：

我一向很少生病，上月卻生了一點點。開初是每晚發熱，沒有力，不想吃東西，一禮拜不肯好，只得看醫生。醫生說是流行性感冒。好罷，就是流行性感冒。但過了流行性感冒一定退熱的時期，我的熱卻還不退。醫生從他那大皮包裡取出玻璃管來，要取我的血液，我知道他在疑心我生傷寒病了，自己也有些發愁。然而他第二天對我說，血裡沒有一粒傷寒菌；於是注意的聽肺，平常；聽心，上等。這似乎很使他為難。我說，也許是疲勞罷；他也不甚反對，只是沉吟著說，但是疲勞的發熱，還應該低一點。……好幾回檢查了全體，沒有死症，不至於嗚呼哀哉是明明白白的，不過是每晚發熱，沒有力，不想吃東西而已，這真無異於「吐半口血」，大可享生病之福了。因為既不必寫遺囑，又沒有大痛苦，然而可以不看正經書，不管柴米賬，玩他幾天，名稱又好聽，叫作「養病」。[137]

可見有一些類似流感的症狀，即使西醫在一開始也無法精準判斷，病人只能自己抱持樂觀的心態靜養，這是從病名來審思，今日實在很難想像。魯迅後來在《徬徨・弟兄》（一九二六）內的故事中還寫到，當時人在談論報上時症流行時，往往是用「受了一點寒」這樣的句子來解釋，小說內的人物沛君追問：「什麼時症呢？」得到的回應卻是：「那我可說不清了。記得是什麼熱罷。」[138]魯迅當然是想要藉此來抨擊中國人凡事不追根究柢、含糊其詞的話語，但也可見當時人罹患發燒一類的時症，其實不太細究病名。不過，雖然疾病史資料有相當多混淆的可能，但也有可供辨認之處，特別是當時人對霍亂、猩紅熱、腦脊炎等，其實都已有比較清楚的認識，所以當不明的時疫爆發開來，資料若沒有針對特定病源，如蒼蠅、老鼠等進行懷疑，或是有特殊可辨識的症狀，例如嚴重吐瀉，而單純是歸咎於氣候、空氣等因子時，則幾乎都可以視為是流感。當時人對症狀的描述，有時多偏向特異性，是為了強調疫病的可怕，但文字所描述的，還是有蛛絲馬跡可循，只是需要小心謹慎來辨別史料。

經過本文的梳理，可以發現流感在一九一九至一九二〇年間在中國並不算太嚴重，相對於美國一九二〇年初的疫情，幾個月內芝加哥竟然就有一萬一千多人是因為流行性感冒而死，[139]可以說中國並沒有爆發全國性大規模的流行，而只在局部區域流行。本章主要用的資料為報刊，其特質可能跟醫書有所不同，它們所呈現的流感疫情，很多都指向季節、氣候的問題，但很難對疫情的區域性作出評估，僅能描述出大略之輪廓與特性，該案例也可作為對區域疾病史的一種新考察，至於治療與調養的文化史，在近代中國社會文化中更具精彩風貌，容本書於後面的章節呈現之。

談完一九一八－一九一九年疫情，我們大致可以再用量化資料的方式來推估，並評估整體疫情。根據《上海防疫史鑒》之研究，上海在一九一八年流感疫情中共死亡四百一十八人，一九一九年則死亡四百八十三人，一九一九年更為嚴重，與本章推論上海疫情之趨勢一致。當時人不稱「流感」，而名之「骨痛熱」或「五日瘟」，中醫則稱為「秋瘟」或「秋疫」。[140]但這些數字顯然是被低估的，因為舉浦東一地一九一八年十一月的疫情為例，死亡率大約在二〇％至三〇％之間，[141]這個數字可比「新冠肺炎」更可怕數倍，但這已是最嚴重的狀況，並非普遍的情形。史家只能客觀地說，從報刊上的文字來看，一九一八年上海的疫情比周邊城鎮或其他省分更加輕微，但一九一九年則是上海本地較為嚴重。至一九二〇年的第一天，時任北滿防疫局局長的伍連德指出：「痒症與虎列刺症，於去年數月後流行中國，染此兩症而亡者，不下六十萬人，痒症之入中國為禍，尚不若在他國之甚，痒症熾時，凡在醫院及人業中，究以戴紗布面具為宜。……虎列刺症由蒼蠅與水傳染，八月間最盛、九月稍減。」[142]他推估一九一九年大肆流行於中國的流感和霍亂疫情，共殺死約六十萬人，這比當時報刊上任何推論的數字都要高。但伍氏並沒有進行分別調查，或許他當時也有所本，才進行這樣的推估。筆者最初也懷疑當時所謂的疾病確診與通報制度，到底夠不夠水準可以進行這樣的判斷，伍氏也未說明哪個疾病占了死亡人數之百分比。怎麼來看待這個數字？就本章所述上海之情況，再根據租界工部局的資料統計，一九一九年霍亂中外國人士的總死亡數是六百八十一人，死於流感的則有五百一十一人，[143]這數字已比《上海防疫史鑒》的數字更高，我們就以最高的來計算。這個數字只是租界的統計，還要再加入華界人口，約占當時上海總人口數的六〇％，[144]故可概算出一九一九年整個上海地區（租界加華界）兩個疫情加起來的死亡人數，[145]當在三千人上下，兩傳染病的死亡人數約占上海總人口的一・四‰。額外對比的是，這個數字若以湖北省二〇二〇年二月十六日新冠肺炎爆發時的基數來算，總人口數五千八百五十萬，死亡人數一千六百六十六，死亡人數占總人口〇・〇二八‰。可以這樣看，一九一九年若只算這兩個疫情，推估死亡率應超過新冠肺炎死亡率的五倍之多，可供讀者參考。[146]

以此為基準，我們來看看伍連德的統計是否有道理。若以本文推論兩個傳染病的死亡人數約占上海總人口的一．四‰來推論整個中國罹病死亡率的占比，不會低估，因為這個數字已假設全中國各處都有疫情。根據現有研究，一九一三年中國人口約有四億三千二百萬人，一九二八年則有四億七千四百七十八萬人，我們若只參照平均的自然增加率，人口年增加率是兩百八十五萬兩千人，故可推估一九一九年中國的人口有四億四千九百一十一萬兩千人。[147]平均起來，一九一九年兩個傳染病在中國應該導致約六十二萬八千七百五十七人死亡，這個數字其實竟然和伍連德當年推估的數字差不多。若再加考慮要扣掉一九一七和一九一八年鼠疫加流感時的已死亡人數，一九一九年的人口本來就會比自然增長率再少一些。所以，伍連德推估六十萬人死亡，是一個頗為可信的數字。一九一九年上海的流感疫情相對嚴重，那麼，若以上海全區人口死亡數之比例來推估全國死亡數，應該也不會低估，[148]以伍連德推估的死亡人數六十萬，輔以租界工部局公布的死亡人數比例來看，一九一九年死於霍亂的是三十四萬二千七百七十人，死於流感的則是二十五萬七千兩百三十人。那麼一九一八年呢？就《上海防疫史鑒》中的資料上是寫四百一十八人，但這個數字應該也是租界的統計，肯定還要加上華界的六〇％的死亡比例，所以可以推出一九一八年上海市總死亡人數應該是一千零四十五人。當時全上海市的人口估計有兩百一十六萬五千五百七十三人，而全中國則約有四億四千六百二十六萬人，上海人口占全中國人口約〇．四九％。同樣按比例推估，一九一八年全中國死於流感的人數應為二十一萬三千兩百六十五人，這比任何一項學術推估都要少，這個數字，顯然還有解釋的空間，為什麼中國死亡人數比較低？此處先賣個關子。

疫情爆發與結束後的各種統計，像是罹病檢驗與死亡人數之計算，皆需靠精準與可信賴的科學技術來執行，我們在統計死亡人數或評估疫情的時候還不能忽略，有時一年當中不會只有一種傳染病爆發，整個一九一九年上海及其周邊城鎮，至少有六、七種傳染病流行，除了霍亂與流感外，還有痢疾、赤痢、猩紅熱、腦脊髓膜炎和可能是流感的「傷寒」。除了增加統計難度，也提醒我們，評估任何一場疫情所需要的醫療人員、物資、病床準備數之醫療量能、行政機關後勤支援的保障等，都只能高估，不可低估突發且大量的疫情或疫病在一年內同時爆發之可能；更何況中國幅員廣大，人力資源如何調配？都須及早考量，以免應變不及。最後，很多疫病的病原，會在微寄生的基礎上與人類和平共存，達到一種平衡，正如麥克尼爾（William Hardy McNeill）的經典研究所述，同樣適用於論述流感。當很久沒有疫情爆發時，人與微生物的共處失去自然平衡，傳染病才會突然襲擊，導致病患嚴重死亡；但當感染過的病人一旦增多了，不是病毒變弱，而是它又與人類的身體與環境保持一種平衡狀態；而接觸過病菌的人，不論輕重、甚至無症狀，皆會產生不同程度的抵抗力，這都阻礙了病菌傳播的難度，從而再達到人與微生物平衡相處之狀態，並等待下一次疫病爆發的機會。歷史經驗乃制度改革之動力，在疫情趨緩時，通常也是官民皆大意之時，政府就要主動盤點自身的醫療人員與資源、技術，常保戒心、未雨綢繆，團結中西醫療人員，用科學與衛生教育來持續教導民眾，以便迎接下一波大疫的考驗，此即疫病史帶給現今社會與防疫工作的啟示。

# 第四章

# 那些年的中醫抗病毒史

## 全球大流感疫情中的中醫及其應對方式

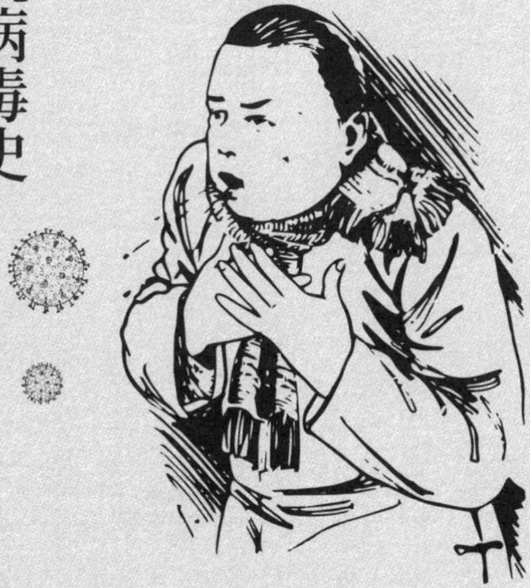

## 一、前言：從中醫的成果與尷尬談起

筆者於二〇二〇年五月仍在撰寫此書時，全球新冠肺炎（COVID-19）的疫情仍在持續肆虐人間，各國第一線醫護人員還在努力的與病魔纏鬥。作為一位疾病史學者的第一感想，就是我們怎麼透過書寫歷史，來告訴大眾更多防疫的經驗與啟示？因為疫病發生的當下，很多民眾都是看新聞才知道，一般人平常對傳染病並沒有足夠的警覺性。而對於勞苦的醫護人員而論，歷史傳遞醫者療病的事蹟，更真實記錄寶貴的診治經驗。這些歷史故事，本身就是人們未來抗疫的資產，如何於未來加強這方面的教育與意識，筆者認為書寫好的疾病史就是第一步，用歷史來書寫大眾之事，或許更能彰顯疾病歷史研究與書寫的意義。

面對這次新冠肺炎的疫情，筆者雖在臺灣，但仍然每天關注大陸疫情的變化，而且特別注意到中醫藥在這次抗擊疫情中所發揮的功效與成績，令人刮目相看。中國中醫專家相繼推出中藥方劑來治療新冠肺炎，各地專家也都推出組成不完全相同的代表方劑來對抗疫情，這當中大概以「清肺排毒湯」最受大家矚目。中國國家中醫藥管理局曾表示，在幾個醫療點中救治病患，有效率最高可達到九〇%以上。當然，這樣的成果仍有不少民眾提出質疑，事實上「反中醫」乃至「廢中醫」的聲音，至今仍未完全消失；這些中醫藥帶來的抗擊疫情戰果，在網路上還是有不少人提出質疑。筆者二〇一九年出版了《近代中西醫的博弈：中醫抗菌史》，談到不少中醫對抗傳染病的歷史，此時此刻，又不禁想到魯迅的「漸漸地悟得中醫不過是一種有意的或無意的騙子」、傅斯年的「中醫字典中沒有『病菌』這個反國粹的名詞。」研究傳染病要靠學習公共衛生的人，而不是靠「國醫」，所以傅氏堅持「寧死不請教中醫」。[1]一九三一年，汪精衛（一八八三—一九四四）還曾對一群西醫談話，嘲笑到：「如今居然有人以為中醫能治傳染病，且能消毒。這其可謂奇怪之至！須知道傳染病是從微生物來的，微生物是從顯微鏡下看出來的，絕對不是三個指頭可以摸得著，一雙肉眼可以看得見。然則所謂中醫從何知道那些是傳染病呢？連知道還不可能，又如何能治傳染病、能消毒呢？如以此事權付之所謂中醫，其結果必至硬指非傳染病者為傳染病，硬指傳染病者為非傳染病；硬指非傳染病者為傳染病，其結果不過病人倒霉，或病人一家倒霉；反之，若硬指傳染病為非傳染病，其危險可就大了！其結果可以使整個社會蒙其災害。」[2]中醫在當時反倒被視為防疫漏洞了！

如果他們活在現代，看到中醫治療新冠肺炎的報導，會有什麼樣的想法？可能令其驚訝的是，「如今居然」中醫不但能治療傳染病，且竟然能使整個社會「蒙其利益」，這真是翻轉歷史人物思想到極致的一次歷史事件，裡面必有許多創新的故事，等待挖掘。學術乃公之器，現在的新聞就是未來的歷史，新冠肺炎的疫情至二〇二一年仍持續發威，歷史學家應該先有意識，蒐集相關史料與紀錄，乃至文物、訪談，甚至加以出版，來作為未來撰寫疫病史的知識資產。

再回到二十世紀初，中醫技術與方藥投入對抗現代疫病的歷史，有沒有各種案例值得挖掘，是關心中國疾病史的研究者應當注意的現象。中醫到底能在現代疫情中扮演什麼樣的角色呢？甚至，當多數人無法享有足夠的西方醫療資源時，民眾能依靠什麼，中醫有可能發揮更佳的治療效果嗎？本章即以一九一八－一九二〇年全球大流感疫情中的醫療應對為主，闡述中醫如何感知與對抗疫情之衝擊，並雜談一些與新冠肺炎疫情的對照，這有利讀者將其中的經驗萃取提煉，以作為未來大眾在防範疫病、研發醫療技術之啟發。這個故事不是單純的疾病史，更是從中國在地來發現全球史，看看當時醫者如何應對導致千萬人喪命的全球大流感疫情，希望本章之設計能帶給讀者一些具有實際意義的故事與啟發。

## 二、中醫「初遇」流行性感冒疫情

在近代以前，歷史上的中醫曾獨自面對無數次傳染病的爆發，皆無西醫的援助，那麼他們肯定治療過流行性感冒（以下稱流感），怎麼本節標題會下「初遇」二字呢？雖然正如前幾章所述，古代中醫早有「感冒」一詞，但那是一種非常普通、微不足道的小病，甚至就是「時症」，而非瘟疫，兩者相差甚多。一九一八年，是民國時期中醫第一次面對全新的全球性流行病，中醫蔣樹杞（字璧山）曾於一九二〇年出版《伏瘟證治實驗談》，該書直述一九一九、一九二〇兩年的冬春之交替時期，浙江省都爆發疫病，作者乃根據其臨證觀察與實際經驗，撰成此書。從這本書的陳述可以看出，當時他稱的「伏瘟」，除了大流感之外，可能還包含一九一九年春天在江、浙一帶流行的腦脊髓膜炎。該書序言提到，中醫治療不能拘泥古法，必須從讀書臨證中尋求「實驗」，才能應付新的疾病，書中提到：「余現近世，市舶交通，種族複雜，感受異氣，怪病叢生，病機日出不窮，即治療亦雜揉不一。」[3]點出了此次奇異且跨國流行的疫情特色，頗似謝觀（一八八〇－一九五〇）所談：「古者人事簡單，交通梗阻。事簡則歲月優游，愁痛自少，道阻則流行傳染，更屬難能。及人事日趨繁重，交通日趨便利，則淳樸轉為澆漓，而身體因之漸弱。」因跨國交通之發達，造就了新病隨時代進化而日漸增多，所以「降至近日，如痒症、鼠疫、腦膜炎、梅毒、白濁等種種病症，為古昔所不常見者，今則日盛一日。」[4]其中，「痒症」指的就是一九一八－一九二〇年的大流感譯名，當時人給了它新的名字，[5]代表它不同於一般感冒時症，且從未於傳統醫書中出現，故中國本地醫者要面對的是全新的、跨國的傳染病。而當中醫開始解讀新病時，與西方醫學不同，他們仍從文獻典籍中尋找相關的診察經驗與治法，這種應對方式，其實和今日中醫面對新冠肺炎時是一致的；中醫的解讀不是出於實驗室，而常用既有的傷寒、溫病、瘟疫、時疫等等名詞，尋找類似的描述與指稱及其對應的治療方法。一九一八年時，最被普通人接受的俗語就是「重傷風」，初遇這次現代疫病的全球性大流行，在中醫逐漸接受「流感」這個新病名的過程中，他們同時也在既有的知識體系中尋找治療方法。

中國醫學並無細菌之說，過去大多都是用各種「氣」來解釋疾病的發生。對於感冒、傳染病等發熱疾病的描述與解釋，大體不外幾種說法：一、「傷寒派」及其延伸：此派以「寒氣」為六氣中最具殺厲性的氣，故以「傷於寒」為名，又還有「伏溫」、「伏邪」之說，認為冬季感寒卻不立刻生病，到了其他季節才發病，但它的本質仍是「傷於寒」。二、「溫病派」及其延伸：此派醫家多認為傳染病發生不只有「傷寒」一種，且與其他因於季節的「時氣」皆有關係，例如這派學者定義的病名：春有「春溫」、夏有「暑熱」、「暑濕」、秋有「秋燥」或「秋瘟」、冬有「寒疫」等等，皆為依季節時氣來訂立病名，大凡皆以當時發生流行病的季節和時氣之對應關係來決定，所以有時醫家判斷的標準也不一定能達成共識，畢竟每年的氣候不可能一成不變，用季節之時氣來定名，當然無法統一，所以這派論病又常稱「時病」或「時令病」。三、瘟疫學派及其延伸：這一派最具代表性的人物就是吳有性（字又可，一五八二－一六四四），很多研究都把該派學者納入「溫病派」，這並不完全正確，因為這派學者秉持的傳染病原因是「戾氣」或「厲氣」，而非「六氣」。但不可否認的，這一派學者也會挪用溫病派的理論，例如引「伏溫」

之解釋來說明「伏瘟」，將氣的概念擴張以解釋傳染病之發生，蔣樹杞的著作就是顯例。不過，當中不少醫者的言論也與溫病派衝突，例如楊璿（字玉衡，號栗山，一七〇五－一七九五）在他的《傷寒瘟疫條辨》中就說：瘟疫就是溫病，很多人論的溫病只是四季的「常氣」（尋常之六氣），而不是真溫病；後者應是一種「疵癘早潦之雜氣」，不可與四時之常氣混同而論。6

以上這三派秉持的都是一種廣義的「氣論」，若非根源季節變化之氣，就是自然界中不好的氣，其實與西方對比，似乎絕對不會超過「瘴氣論」（miasmatic theory）的範疇。大致中醫認為，一個人罹患熱病，可以依據所中之氣的特質來定其嚴重性：一般依著季節之氣發病的「時病」，是最輕微的；任何無法預測的雜氣、寒氣和非其時之氣（即不依季節規則而出現不該出現的氣），感染後都特別嚴重。當近代西醫傳入中國時，中醫的「氣論」和西醫的「瘴氣論」——後者認為疾病之源來自泥土與腐爛物質發出的惡臭氣體，足以讓傳染病發生，兩者之間有所匯通，產生一些認識上的連結；但是當民國建立之後，適值西方醫學病原體一一現身，傳染病的元凶——細菌（當然包括「病毒」，但當時衛生話語多統稱微生物為「細菌」）成為論述病因的主體，中醫的氣論遂逐漸退出醫療史的主舞台，但還是在一般民間觀念中和西醫的細菌論進行對抗。氣與細菌之間的論戰，除對、錯之爭，也包含了病人對疾病發生可能的解釋，而中醫的氣論在一九一八年前後仍舊發揮一定的影響力，甚至有中醫指出：「細菌及微蟲者將無所用之。於是知病菌之說必有打倒之一日，而（中醫之）六氣之論，無時焉可破者也。」[7]可以作為一種對抗言論的代表。[8]

正如前述，一個非常有意思的現象是，當時流感在中國仍算相當嚴重的疫病，但中醫卻不這麼認為。筆者曾揭露有關一位報人之死所引發之中西醫論爭，當時戈公振（一八九〇－一九三五）因為感冒併發症而死。惹得中醫陸士諤（一八七八－一九四四）抨擊：「萬不料其竟死於一般人素所視為無關緊要之感冒症也。」還談到「西醫所謂感冒症，就是我們中醫之暴感風寒、風熱罷了，此種病如何會死，就使不延醫服藥，煎一、二付午時茶，吃了也會好的。」[9]可見感冒一類之病對中醫來說並非大病，甚至很好處理，若從筆者上一章所推測的數字來看，跟各國疫情相比，似乎流感對中國的衝擊並不如想像中的嚴重。例如日本官方統計自一九一八年八月至隔年七月底一年的死亡人數統計是二十四萬七千三百六十三人，[10]雖然統計日期不甚一致，但都是以跨全年的資料來統計，就死亡人數占總人口基數來對比，中國因流感而導致的死亡率還是低於日本的。若再對比全球動輒四、五千萬人死亡數之統計，甚至將近一億人死於疫病的說法，這當中印度有一千七百萬人死亡，美國也有五十多萬人死亡，都高於中國的死亡數。西方也有史家認同中國死亡人數較少，但他們認為是軍人隱瞞疫情所致，[11]筆者則認為這樣的資料推論不足。依據伍連德、上海工部局的統計資料來做總體推算，可以說以當時西人的統計為主，證實中國的死亡人數比例確實較他國為少。

那麼，就歷史情境而言，當時中國未完全統一，中央政府行政效率鬆散、各地方政府各自為政，甚至可說是軍閥割據，在現代化的衛生制度仍未上軌道、全國西醫人數更是少得可憐的諸多不利因素加乘下，為什麼中國死亡人數較他國更低？這是一個很重要的提問，筆者並沒有一個很精準的解答，甚至以當時人口統計、疾病調查的技術來看，也不可能有一個絕對正確的答案；但筆者可以合理推論，中國有中醫藥的普及與盛行，是其中一個原因。這不能信口胡說，因為我們除了看統計數字外，也要看看當時中醫到底有什麼「辦法」，而使得我們這樣一個推測能變得較為合理，這是歷史學科可以做到的事。

前幾章已分析當時中國的同鄉會與慈善組織在救疫時的貢獻，[12] 但其施藥是以中醫藥為主；反而是西醫，在人數有限的狀況下，乃透過如現代中醫抗擊新冠肺炎疫情時那樣，採用臨時醫療隊的形式與零星的時疫醫院據點來支撐，中國其他更大面積的地區與人民，只能依靠中醫藥。由於此次疫情廣泛地流行於中國各區域，故引起不少中醫的重視。曹炳章就寫成了《秋瘟證治要略》（一九一六）一書，暢言此病。這位中醫主要的活動範圍多在他的家鄉紹興，是位收藏醫書的達人。他透過當時上海、紹興發行的一些報紙，了解到這次疫情的嚴重性，他說：「京綏鐵路一帶，蘇屬之鎮江、揚州、安徽之鳳台，湖北之省城及各省，皆發現同樣之流行病。考其病狀，皆與吾紹所發現者相同。鄂督王占元，有見於斯，特請中西醫研究病狀療法，據中西醫僉稱是疫是秋瘟。謂由美國傳染到此，流行既廣，死亡亦多。」[13]由此可知，一開始這個病不稱「流行性感冒」，中西醫透過協商討論，用了一個中國醫學語境下的翻譯名詞：「秋瘟」。為何會以「秋」命名這場瘟疫？就是因為它在九月時的第二波疫情達於頂峰，當時正值秋天。此外，這個病名與中醫溫病學理論也高度相關，清代溫病派比較常用的名詞是「秋燥」，秋天常與燥氣共伴，但此次病名還加上個「瘟」字，強調其為傳染病，而非一般季節性的時症，構築了當時人們對疫情之認識。流感脫離了只是時病、小病，而轉向成為具有傳染病意義的「瘟」。在討論疫情的當下，報紙極少刊出細菌或病毒的討論，官方在乎的是「怎麼治療」傳染病，況且當時也還未真的「看見」病毒。[14]一如面對此次新冠肺炎疫情，中醫仝小林等人在二〇二〇年初定義它為「寒濕疫」，就是基於當時對武漢氣候的觀察與身體的感知。中醫這一套對氣候特性觀察而定義傳染病「邪氣」的描述，至今仍保存在對疾病描述的文字中，例如描述新冠肺炎，中醫指出：「武漢氣溫偏高，冬時應寒而反溫，風邪挾溫燥之邪，侵襲人體而致病。」並強調要綜合當地氣候特點和體質來進行辨證治療，同樣提及氣候反常與溫燥等因素，乃形塑疫情爆發之要件。[15]

另一本比較不為人知的著作是嚴鴻志的《感證輯要》（一九二〇）。嚴氏為浙江鹽商之子，在當地醫學界甚有名望，還曾擔任地方的醫學會長。嚴認為，談外感熱病的書籍太多，常造成後學莫衷一是，所以他不分傷寒派、溫病派，主要輯取歷代醫者重要論述成書，比較可惜的是全書自己的見解略少。但該書仍保存許多浙江名醫的熱病論述，包括紹派傷寒名家何秀山、張禾芬等未刊之言論，故有相當的價值。[16]身處江南的他，對外感症有特殊的看法，每逢冬季過暖，民眾一旦罹病，即便病患外表有寒，往往內有「伏火」，他認為就是西醫所謂的「炎症」，即患者體內有發炎狀態。而嚴氏所談「秋燥」，論到：「燥自上傷，均是肺先受病。」已點出秋天的外感病容易傷肺，他舉出的「燥」、「火」和「肺」的關係，用他的話來解釋，再加上中西匯通的「炎症」之解釋，這個字詞在晚清時才出現，就成為秋冬感冒容易導致導致「肺炎」之論述，頗符合當時流感症狀與氣候的特色。[17]嚴氏對外感證的看法，可說和曹炳章的解讀高度雷同，針對一九一八年疫情，曹炳章曾指出：「初秋，亢旱酷暑，熱伏於內；深秋，暴涼驟感，燥傷本臟。蓋燥病起於秋分以後，小雪以前。」很明顯的，本次流感是秋天發生的瘟疫，根據季節的特性而定為「秋瘟」，而其氣之特色為「燥」。曹氏如此描述，除了依據中醫理論中秋天多「燥氣」的觀察而來，當年天候也確實有些反常。他又說：

考其現狀，察其受病原因，確為復氣秋燥，燥熱化火，病所在上焦心肺部分。用藥宜辛涼清宣。……閱《越鐸》及《民報》近日所披露之諸家鴻論，或呈意見，或待商榷，或曰說明，各表發明，原可為切磋琢磨，研究治疫之資料，不可做療疫之法例，此何故耶？緣今秋之疫，屬燥屬熱，用藥宜涼宜透，其法當從周澹然《溫熱指歸》、朱瑞生《瘟病集腋》、余師愚《疫症一得》、陳恭祖《溫病指南集》、王士雄《溫熱經緯》、吳鞠通《溫病條辨》等書，方為正軌，務須悉心參考，變通化裁，在於心領神會，切勿宗吳又可之《瘟疫論》及《寒溫條辨》、仲景《傷寒論》。蓋吳氏以治濕疫，《傷寒》以治冬傷於寒之正傷寒，故二書用藥，皆守溫燥升散，蓋彼疫，非今年之疫也。[18]

由此可知，當時中醫會在《越鐸日報》和《民報》等報刊上討論疫情。曹明確指出，此病不可用張仲景和吳又可的方法來治療，因為其書治法過於「溫燥」，他還說：「大抵前賢著書，原為救當時之偏」，所以後代醫者不可不察每一本書用藥上的「偏重」，他很明確指出他看到的現象，即大流感時醫者用「溫燥」的藥方治療病人，導致不少人死亡。[19]這一如嚴鴻志所論，「秋燥」的特性與用藥雖出自溫病理論，但在古代中醫理論中卻不太被重視，這時該病症反而被大量談論，可見當年的氣候確實一反常態。中醫在論述時，其實是透過搜索與領悟，才找出過往醫者比較少談的「秋燥」來歸納病因與治法。[20]

一位居住在廣西的中醫陳務齋（一八七一－一九四六）指出，一九一八年流感大疫時，他曾治癒不少人，並於其醫案中指出這次流感疫情：「是年戊午秋末冬初，氣候溫燥，鄉村市鎮，時疫大為流行，各家長幼，互相傳染者，十之八九，幾至路無行人，醫藥不效，死亡甚眾，慘不可忍。余是疫診治數千人，其症大略相同，藥方俱照案內，按症之輕重，用藥之加減，倘年老及幼孩，或標本不同，用量須加詳察，胎前產後，尤當酌量調治。經余手者，十愈七八。」又寫道：「由天時不正，夏應熱而反涼，秋應涼而反熱，實非其時而有其氣，癘疫為殃，長幼如是，互相傳染。是年仲夏，雨水太盛，濕氣最旺，仲秋麗日太炎，燥氣最猛；疫氣一觸，即如爆發。」可見當年氣候的變化確實很劇烈，先潮濕後乾燥，疫情爆發最嚴重的時候，人體對氣候的感受是「溫燥」的；而且該病傳染力極強，死亡人數眾多，據其言，他治癒患者的能力可達「十愈七八」之語，雖只是概略性的說法，但可見他治療這個疾病是胸有成竹的。另外一位一九一八年在報上刊登「治疫宣言」，自稱「儒醫華永祺」的人士，他指出中國正遭受一場如天禍般的流行病，他個人在上海行醫已經二十餘年了，現在瘟疫流行，這個在他口中的「秋疫」，讓他許多親朋好友都遭了殃，他自認對於治療此症很有心得，在用藥宜忌、疫病之傳變等方面都非常有把握。他宣稱：自此刻起，他要放棄寫文章，專心在看診上面，以解救苦難的同胞。[21]雖然我們不能否認這些文字恐怕有自我吹捧之嫌，但他們的信心從何而來？

關於實際治療方法，中醫仍必須從過去的經驗中尋求靈感。中醫的診斷講究醫者對自然天候之觀察與對患者身體病氣之診療，「自然與人」的狀態往往是互相影響的，而新的治療法則必須依據前人的經驗來塑造，不可能橫空出世。曹炳章描述這次疫情，充滿了個人的觀察，上述「復氣秋燥，燥熱化火，病所在上焦心肺部分，用藥宜辛涼清宣。」就是很有意思的呼籲，用藥除了依循醫者經驗，還須看當時氣候。再舉新冠肺炎最初於武漢爆發時，舉世都在尋找病毒源頭與疫苗、特效藥，網路上中醫界發布的消息卻都在研究該瘟疫的「氣」（特性）如何定義，例如武漢的肺炎是在冬天爆發，所以中醫說病名應是「寒濕」，藉以尋找正確藥方，所以才會出現各地中醫不斷修正對療治疫情藥方版本之變化。此現象在現代中醫對抗瘟疫的歷程中，屢見不鮮。

回到一九一八年的大疫，曹炳章認為，要正確的治療某種瘟疫，就要依據季節之氣的特性，來選擇研讀的古典書籍，尋求治療之方法。在用藥上也必須依據季節之特性來選定適合的中藥，因為中藥的治療效果是取決於它的「氣與性味」，而非化學成分。據此，曹氏在書中選用了一些方劑來治療流感病患，其選用之方劑，主要是從溫病派的醫方中尋求靈感，略為加入其他醫家的方劑。例如以雙解散、銀翹散、清燥救肺湯、犀角地黃湯、清營湯、清瘟敗毒散、白虎湯等著名中醫治療外感、發燒等疾病之古方，再酌以加減化裁來治療流感。上海中醫徐相宸則用審慎的態度，指出治療流感必須慎重，他說：「凡醫者診治現今盛行之症，當細心分別，不可籠統施治。」關於流感的治療，他認為「其病源則穢濁之氣，由口鼻而內走心肺腸胃，故傷人甚速，既不可誤認傷寒，而妄投溫散；又不可誤認春溫，而專事清寒，惟有芳香祛穢，清解熱毒最為合法。」[22]此論不論是用「祛穢」或「清解熱毒」的治療思路，都已將流感視為一種急性發熱的傳染病，徐提醒不要用一些既定的方劑來治療它，審症必須要做到靈活思考與應用。

而廣西中醫陳務齋的醫案，就更顯得彌足珍貴，因為其記錄了傳統中醫要怎麼具體應對當年的流感疫情。當時有一位名為陳典常的二十九歲病患，家住廣西容縣，是一位身體強壯的農人。關於致病原因，陳寫道：「素因過食生冷果實，以致脾難運化，蓄濕生熱，誘因風疫流行，菌毒由口鼻吸入，直接傳染。」病人之具體症狀為：「初起惡寒發熱，頭目俱痛，腰脊硬疼，四肢痛倦，咳嗽氣喘，咽乾口燥，痰涎膠黏，咯則困難，間或咯血。繼則全體大熱，晝夜不休，煩躁已極，痰涎上壅，咯更困難，聲破而嘎，不能語言，神識乍醒乍昏，面色黧黑，目白現赤血絲，脣赤黑腫，便黏數日不行，溺短赤澀。」[23]而整個醫案中載明的病名是「傷風時疫症案」。由這則醫案，可以清楚看出當時病患有發燒、頭痛、身體痛、咳嗽有痰等症狀，都符合對流感之描述。更重要的是，此處陳務齋關於流感乃「菌毒」透過口鼻傳染的描述，已是吸收西方傳染病學知識後的解釋了，體現了中西醫知識匯通的初步樣態，並延續到之後的中醫解釋。一九三二年，《南京市國醫公會雜誌》就肯定「重傷風」即一種傳染病，已修正傷風為「偶感小病」之認知，並言中醫之「病邪」即「細菌」，之所以容易傳染，是因為「鼻為肺竅，病邪（細菌）乘其空而襲之，且鼻司呼吸，為空氣出納之門，最易受病邪之侵襲。」[24]而不論是陳的「傷風時疫」或曹氏的「秋瘟」，這些源自傳統中醫外感熱病學的病名，即使在名詞上尚未統一，但針對流感而言，均吸收了一些西方醫學的解釋，顯示當時中醫已將全球新型傳染病納入既有的中醫架構內來理解的趨勢。一九四六年，中醫在編訂教材時，已將「流感」列於「溫病」之內，而且列出傳染病篇，認為可以加以整理，併入內科學內，就是延續這一條脈絡。[25]這證實了所謂現代的「中醫傳染病學」，到了二十世紀初，已漸漸從實際治療中學習、探究古籍，並參酌西方理論而逐步成形，流感也是在這個歷程中的一分子。

在具體的細節部分更是重要，它既是醫療史的資料，也是中醫在開藥上的實際參考。陳務齋的醫案透露出許多訊息，這位名叫陳典常的年輕病人症狀相當嚴重，其醫案記載：「左寸關尺沉伏，右寸浮大而促，關尺洪滑數有力，體溫達一百零六度，舌卷苔黑燥，深紅起刺。脈症合參，此傷風時疫之危症也。……檢閱前醫諸方，皆用風藥，耗津助火，症殊危險，幸右關尺尚存不散，或可救治。」由此可知，這位病人來就醫時已呈現高熱昏厥的重症，體溫換算已高達攝氏四十一．一度，而前一位醫者又錯誤開立具有溫燥性質的「風藥」，這通常是偏於「傷寒派」的用藥，結果此舉滋長病人體內之火氣，燥火與熱邪共伴，病人遂發燒至更高的溫度。陳務齋的意思是，醫者開藥要審思病人身體的狀況，用藥必須謹慎。[26]而面對如此高燒的病患，第一步就是要處理高熱症狀，陳務齋開的是「羚犀杏石解毒湯」，君藥是杏仁、石膏、知母、桑皮、花粉、石斛、竹瀝等藥，用以「潤肺降逆、化痰生津」，判斷病人已有肺炎的症狀，故他主要治療肺部，另外輔佐退燒藥，用犀角、羚羊角兩味藥來「清心平肝，涼透伏火」為臣；另用人中白、金銀花、紅花，以「涼血解毒、去瘀生新」為佐藥；再用蘆葦、茅根「清宣透解」為使。依據此方連續服了三劑，患者體溫略退，但夜間仍是譫語昏迷、脈數有力，所以再用「大承氣湯」等蕩滌胃腸以救津液。這時，病人已經清醒，舌部的黑苔退去，所以持續用「百合固金湯」來治療咳嗽、破聲，最後再以「補肺阿膠湯加生脈散」來潤燥生津、補肺化痰降虛火，算是末尾收功。整個歷程主要運用四個方劑，共花一個月的時間讓所有症狀解除，四十天調養完畢，最終患者食量和元氣都恢復正常。[27]

這是一則完整且成功的案例，何廉臣（一八六一—一九二九）於一九二七年以前收錄這些醫者醫案時，曾高度評價這篇紀錄，認為陳醫極有經驗，而且又能擔當治療重任。何氏對此案提出的解讀為：「疫必有毒，毒必有菌，菌毒吸自口鼻，由氣管達於血管，將血氣凝結，壅塞津門（即淋巴腺總匯管之口），津鬱為痰，阻滯氣機，故見種種肺病，內陷心包，以致心筋質炎，故見種種神經病。此案初方，使疫毒由血分轉出氣分，妙在犀羚合西藏紅花，透解血毒，行散血瘀，膏、知、桑皮，合蘆、茅二根，清宣氣熱，使共速轉出氣分而解。第二方，使疫毒瘀積，由胃腸排泄而出。三方、四方，辛涼合甘寒法，清滋互用，為風燥熱疫善後之正法。」[28]可以看出，當時何廉臣的文字解讀已深受西醫的影響，正如本書前述這次大流感疫情，已使得西方醫學傳染病的知識，自民國建立以來，第一次被大規模帶入舊有的中醫知識體系當中。其中的匯通與碰撞是持續的，也不可避免地影響著此後中醫的發展。舉「神經病」為例，一九一八－一九一九年的流感疫情，曾經導致病患許多神經的問題，事實上流感確實會侵犯神經，常見症狀有昏迷、發囈語、妄語，或頸項強直向後牽引，類似腦膜炎之狀，[29]這些描述在當時的疫情中常常見到，而且後來還引發流感會引發神經衰弱的論述，本書在後面的章節還會加以論述。而相對的，醫者治療流感，也不是沒有失誤。徐相宸就指出：一九一九年大疫時，他的一位病患去找另一位中醫求診，結果該醫忽略了病人本身體質就不太好，「以極峻烈之三子湯投之」，結果病患爆發極度危篤之痰喘，最後死亡。他認為，不能以為去年的流感輕微，就用同樣的思路來治療隔一年的病患，病況一旦有變化，應付不及，就容易導致病患死亡。[30]他補充說到：「不知天之生病，乃不肯一成不變，年年有異，所以年年時症初起，從無一起即滅之事。」[31]可見流感的症狀是變化多端的，雖過往被視為小病，但還是必須審慎應對，尋找合宜的治療方法。

至一九三〇年代末，中醫周禹錫撰寫了《中國醫學約編十種．瘟疫約編》，他自言於一九三四－一九三五年間，江西戰禍綿延，周氏有鑑於兵災之後必有大疫，所以編成此書，並言幾年間該書已售出約五萬冊，後來經過改寫編訂，並經由中央國醫館審定後出版。[32]叢書中可以看出，作者融合了空氣中的「厲毒」，並用毒瓦斯來比喻，但他同時用細菌論來解釋疫病對生理的影響，例如：「長夏暑濕之際，屍氣濕熱，互相蘊蒸，化生毒菌，由空氣傳播，瞬息千里。人在氣交之中，無隙可避，是以無論大小，皆相傳染，其病狀各人相似也。但其間亦有不病老，即經所謂勇者氣行則已，怯者則著而為病是也。其受病之始，多自口鼻而入，由氣管達於血管，將氣血凝結，壅於淋巴管上口總匯管之津門，津鬱成痰，阻痺氣機，內陷心包，淤塞血絡，靜脈鬱血而發急痧。毒菌若由循環器攻心犯腦，神經受害，則病立險，故其死最速，即西人稱之為急性傳染病也。」[33]在文字敘事上，顯然更受西醫細菌論述的影響，而已略似今日中醫的解釋了。

## 三、疫情之後衍生的氣與細菌爭議

上述所談的歷史，完全是就中醫的部分來談，但當時西醫卻不是這樣來觀察流感疫情的。學習西醫且為民初著名反中醫大將的余巖（一八七九－一九五四），曾回憶這場大流感，說道：「流行性感冒即民國七、八年最流行之惡傷風也。其原因亦為一種細菌，乃普淮斐（Pfeiffer）氏所發見者，名之曰流行性感冒菌。本菌為短小之桿菌，乃細菌中之最小者，抵抗力亦甚弱，使之乾燥，容易死滅，五十六度之熱亦能殺之。本菌多存在於呼吸器之黏膜及分泌液中，繁殖於鼻腔氣管等處，侵入肺臟，遂生膿樣之痰。」[34]在電子顯微鏡「發現」流感是「病毒」傳染之前，一般都認為流感是「細菌」所導致的傳染病。這個知名的「普淮斐氏桿菌」，在電子顯微鏡發明後才被證實根本不是導致流感的主因；但在當時，它被認為是導致流感的唯一原因。而「病毒」也是一中文名詞，其實早期中醫也認為傳染病是由細菌的「毒」所導致，所以民國時期中醫會解釋用傳統的發汗法、瀉法、吐法來驅除「菌毒」或「病毒」，可說中醫早已使用該詞，只是在用詞上意思略有不同，指稱也未統一。在用藥防疫上，上述周禹錫曾自製「防疫救急丹」，他認為此方「救急，五丸至十丸。預防，一丸至三丸。」雖然這個藥是治療乾、濕霍亂，但最有意思的是，他說：「或自覺胸悶欲嘔、或心中發慌、口中清涎過多、肢軟或微麻，即是已染本病毒菌微蟲，用以預防，皆有特效，屢試屢驗，然後敢公諸社會。」[35]提到了該藥可以預防病毒菌、微蟲。而西醫一開始對 virus 也有各種不同的翻譯法，例如著名醫學家，微生物學家嚴智鐘（一八八九－一九七四）就把 virus 翻成「微如絲」，意指其微小甚過絲。後來出現「病毒」的譯字，給人的印象就是疾病的毒素，其實 virus 的拉丁文確實是「毒素」之意，[36]這使得中西醫都能輕易接受「病毒」這個中文字詞，融入自己的治療當中，只是在解讀上各有不同，此乃於中文語境上發生的疾病名詞匯通。

當時雖已有「細菌」這個名詞，但引起流感的「桿菌」卻一度被翻譯成「稚」。一位作者在一九一九年的一則報導上說明，他閱讀友人寄來的西洋醫報後，將內中訊息翻譯後，和讀者分享，他指出：

> 凡治痒症而求效果者，必須勦撫並施，一以除侵入之「稚」，一以袪已中之毒。藥物雖能消滅已長成之「稚」，然於一初發之徵，功效極細，及其既長又能於病愈程發第二次之患狀，故患痒愈後數日，容再服藥以防舊病之復發。如痒症區內之居民於病後四、五日，更服桂林（筆者按：可能是奎寧之音譯），俾免續患痒，加減熱症并稚染血症等，常見纏綿復發，似與痘痳類似，……幸而苟得正當之治法，則稚易除毒亦易袪，若治之失時，內部已成重要之炎狀，則稚毒雖去，人則不免為加雜病而致死。37

另一則不同作者陳省幾，則梳理當時有關流感的治療分析，他說這些資訊都來自於英國的醫報 Pharmacal Advance，但醫報上沒有關於藥品的細部說明，這些解釋文字都是他在翻譯過程中新加入的。文章內寫到「桂尼」（Quinin）、鈉安息香礬（Sodii Benzoat）、加非印（Caffeinae）等藥物調和後製成三十粒，每服一粒、日服三次。因為桂尼有攻稚退熱之功效，安息礬用以代柳醂 Salicylate，亦有攻穉退熱之功效，雖然不強烈，但存於體中則較久，可增加心臟能力。[38]可見退熱和增強心臟力量，是當時治療流感的西藥主要作用。另有一方，則是以必格雜散（Pulv. Ipecac Co）、桂尼雙硫強醂（Quinin Bisulph）、阿斯匹靈（Aspirin）等三藥治療流感，作者翻譯時還是會以中醫的術語來解釋，例如必格雜散可以「發表」，阿斯匹靈則能發揮止痛退熱之效。[39]當時對抗流感的藥物，最常見的是阿斯匹靈和奎寧，在抗生素發明之前，有效的藥物還包括一九三五年《西藥辭典》內所介紹的：「其中或已先患肺炎、腦衣炎并闌尾炎、以及腎炎等症，然皆經過危險而至痊愈，至滅穉藥之強有力者，為阿司拜林，每服七釐半，日服三、四次，有時或用非拿錫呑七釐半，合桂林硫強醂五釐，同服其效更顯。服藥之後務須蓋覆使煖，蓋恐出汗以防受寒。」[40]非拿錫呑（一九三五年時譯名叫「非那設珍」，即 Acetphenitidin 或 Acetphin），能發揮解熱鎮痛的效果，特別是針對頭痛。[41]綜觀從流感疫情爆發時期刊發的文章內可看出，包括肺炎、頓咳、喘等流感引起之症狀，都有藥物可以治療。又例如綠藜蘆酒能放鬆大血管、減少肺充血、Lig. Potassii Citratis 能利小便發表；錏碳強醂有刺激心臟加強呼吸，馬兜鈴則可激發祛痰之效等等，幾乎當時所有的西醫治療藥品，皆可在報刊上找到蹤跡。[42]譯者還評價西方的醫學期刊，認為：「此醫報雖為極佳，然所列成方，其用藥之理由未詳，茲每方後所述理由，均由譯者自注，尚祈高明者有以教我也。」[43]可見這類知識一開始都是翻譯而來，可能對中國人來說都是

「很新」的藥理學知識，即使是在大流感時期，若非在大城市，這些藥物也不容易買到。

一九一九年翻譯的一篇文章，還指出了流感的輔助療法，這對病患很重要，因為從罹患流感到康復，顯然是一個漫長的歷程，患者和家屬都需要去理解調養的知識。例如病人身體發熱，可用蘸冷水之海絨擦拭全身以降溫，西醫認為這樣具有「補養衰弱機體之功用」，病人頭痛也可用冷巾敷於頭部、熱水瓶敷於四肢以治之；病人最好每日可以用水灌腸一次，使腸中清潔。面對流感病人，「須常包裹溫暖、多飲熱水或冷水，以奮興其腎臟及皮膚之工作。」一九一九年大流感時，西醫認為服藥之效力甚微，即便用科學的方法治療，也往往陷於困難，所以必須要以外在的物理療法輔助，故這類文字介紹不少。例如對付劇烈之咳嗽，就喝熱水及敷熱水巾於胸部以緩解、或以冷熱水巾相間，敷於胸部，若喉管因咳嗽刺激過甚而痛楚，則可「由口吸熱水汽」，應該指的就是用水器（筆者按：噴出蒸氣的機器）來滋潤喉嚨。[44]最有意思者當為一則瑞典首都發來的電文，被轉載於《申報》上：「著名瑞士醫士瓊森氏謂西班牙流行性感冒症不難愈之，法將病人之背袒向有力之電熱與電光器械，然後束以發熱之帶，使大發汗，即可霍然痊愈，輕者兩日，重者亦不過五日，彼已以此法治愈愈人。」[45]這些奇妙的療法，千奇百怪，西醫治療此症，還會用放血法或服以瀉藥，或使病患皮膚長水泡，或以吐藥服之催吐，「此種醫法殊不妥善，然因之而全愈者人亦甚多。」[46]而不論用哪種方法，其實皆為補藥物之不足，從無治法中找辦法。

當時西方社會，人們因恐慌而衍生出各種療法，還包括喝酒、注射各種亂槍打鳥式的疫苗、用化學藥品不正常地刺激呼吸系統，希望能激起身體對抗病原體、大量服用強心劑或用溫牛奶灌腸等療法，皆可見於當時西方社會，可看出疫情之下民眾之恐慌與醫界之無能為力。[47]

西醫阮其煜則於一九二〇年陳述流感疫苗之原理，他對中醫保持高度興趣，曾於一九三〇年代擔任杭州市中國醫藥學社的西醫教師，從他翻譯的文章中，可以看出一些當時在中國傳播的疫苗知識。他說：「瘁症又名流行性感冒，為普世之流行病，患後最易再發，近今則有抵禦本病之稚漿。是由 Dr. Rosenow 所發明，故名 Rosenow's Influenza Vaccine。於拍克大衛製藥公司 Parke Davis & Company（筆者按：該藥廠已被輝瑞製藥公司收購）中可以購得，據一九一九年之堪那大醫學會報 Major F. T. Cadham C. A. M. C. 之報告云，注射此稚漿者，死數可減至四分之一，肺炎之加雜病，可減少二分之一，於一九一九年五月，據 Kentucky Medical Journal 之報告云，已用此稚漿後，雖染此症，必不致有生命之虞，更無加雜肺炎症者。」[48]這條資料當然僅止於介紹，因為當時中國尚未擁有大規模接種疫苗的能力，加上翻譯的落差，大部分民眾其實認為流感是一種傷風小病，並不需要大驚小怪地去注射。

「流感細菌論」這個原本錯誤的認知，在當時中西醫學理的對話中，產生激盪。西方醫學在二十世紀初已認為每一種傳染病皆由一種外在的病原體，或因微生物的感染而引發，此基調與中醫對自然外界與人體內「氣」的觀察與診斷，有極大的分歧。而在診斷上，余巖解釋流感有分黏膜炎性、腸胃炎性及神經性三種，[49]這是根據微生物攻擊人體器官而產生的症狀來進行分類，可以說無論症狀怎麼改變，病名是不會改變的，因為導致疾病的「病源」非常清楚。當時針對流感之診斷，也不會強調一定要化驗痰唾，事實上以當時之技術也不可能大規模採驗，所以一九一九年就有一篇文章指出：「診斷流行性感冒之法，視其傷風之現象可得之，如遇喉痛、咳嗽、鼻泄、噴嚏、劇烈之肌肉痛、寒戰虛弱、不能坐立，可斷其必為是症，急宜施以療治。即有一、二現象相似者，亦常以治流行性感冒之法治之，方為穩妥。即於病象發現時，立宜使之偃臥牀榻，慎防其有他種夾雜之症發生，結果致不可救藥。」[50]其實就是感冒的症狀不尋常的加多、加重，即可判斷為是流感，必須提早應對。

無論是「大流感」或是百年後的「新冠肺炎」定義，不論在病患身上出現什麼奇怪的症狀，它都是因為特定之病毒感染而發病，所以「病名」不會改變；並不會像中醫那樣，把流感定為秋瘟、感冒、傷風時疫那樣，從症狀和當下氣候來分類，而非探討傳染病的病原體。西醫的看法，則為特定的「細菌」侵犯肉眼可以實際見到的「臟器」，這些分類與定義不能僅根據醫者主觀感受之「氣」來加以定義；而每一種預防疾病之舉措，也都是在阻止「病源」——特定細菌或病毒的生長與傳播，此邏輯構成整個西方醫學在公共衛生和治療上的主體思考，也是追求衛生現代化中最具關鍵性的一環，無論「隔離」還是「消毒」之舉措，其意義皆根據此理論而生。所以就余巖所學習的西醫知識而言，流感與「秋天之燥氣」一點關係都沒有，他說：「本病流行，甚為猛速，尋常之預防法，殊不見效。既患本症者，宜速隔離，所咳出之痰，加以消毒。即輕症之流行性感冒病人，及患肺結核者，因其帶有本菌，亦為傳染之泉源，故當本病流行之際，切勿相近，各自注意，是為大要，又學校內如有本病流行，宜速休學，以免傳染。」[51]余氏在乎的完全是基於防堵微生物傳播而論，試著規範人與人之間在有患病危險時的接觸原則，包括隔離、停止人群接觸等等舉措；不論從預防疾病或是公共衛生的角度來看，病人本身就是一個危險的個體，一旦發現致病原因後，疾病的研究與表述就轉向了病原體與人體之間的連結是如何發生的。丁福保就說：「各種病毒於人生命最為危險，不可不一一知之。而人每受病毒無數之害者，皆由於人之無智識與不注意耳。故人人能知病毒上之原因及豫防法，實為國民普通教育上必要之一事。」[52]中西醫細菌與氣的疾病觀差異，主要在此，這一點筆者在《近代中西醫的博弈：中醫抗菌史》內已有詳盡闡述，本書不再細論。

民國時期人們對流感病因的討論是相當多元的，而若以預防來看，中西醫雖有所偏好，但部分地方醫療資源不佳，只能被動地選擇有限的醫療方式，疾病的解釋方式與藥品的抉擇，難以求其一致性，只能各依自己所信仰的方式或能夠取得的資源來進行抉擇。倒是防疫的概念與消毒法，已漸漸廣布流傳，且較有共識。西醫的預防法，多以消毒、防止傳染、隔離等幾個概念為主。時任陸軍軍醫學校校長的全紹清（一八八四－一九五一）就在流感爆發時指出，對於罹患此症之患者，須注意：「宜令其靜息於床，匪惟有益於病者，照可免其遊行各處，傳染他人。不可任其吐痰，宜專用痰盂，患者之涕淚等，均宜以巾布拭之，再以火焚。患者宜獨居一室，除醫生看護外，不得入室；入病室之人宜著避病醫暨避病呼吸氣。勿投以妨害心臟退熱藥劑，病愈後仍應實行隔離一星期。」[53]對於一般非患者之民眾，則應注意：「俗謂百病乘虛而入，故身體強健為卻病不二法門，每日宜有適宜的運動，休息足時，衣服宜舒暖，大便勿結，勿群居一室，房室宜乾燥、透日光、通空氣，舟車、店肆、戲園、學校各聚合處所，宜有公共衛生之檢查。」[54]預防最好的方法，就是實踐近代衛生的法則與舉措，這在大流感時期是屢見不鮮的呼籲，倒是「百病乘虛而入」這句話，中醫可能也要發表意見，容後再述。關於清潔衛生工作，在大流感爆發時期，安徽省的警務處長就鑑於民間疾疫嚴重，所以發出布告至各轄區，命令「凡屬有碍衛生、食品，務須嚴行取締，並將各街道路及公共場所掃除清潔，以防時症流傳。」[55]可以看出這些舉措都是一般的衛生注意事項，而沒有呼籲避免桿菌空氣傳染的條文。江蘇省鎮江丹徒縣的知事研究流感的傳染性，「即通飭各警區轉令各路清道夫役，將各處里巷掃除積穢，遍灑防疫藥水以免蔓延。」[56]主要也是以清潔衛生、消毒為主。至於嘉興地區的商會則發現，瘟疫一起，民眾就購買豬頭，「祭享鬼神以求懺悔」，導致各地豬頭供不應求，只好從外地運來，結果導致許多豬頭腐臭，民眾還吃酸掉的食物，「實於衛生大有妨碍」，所以特函致警察所出示諭禁各肉鋪禁售臭腐豬頭，以求重視衛生。[57]民間眾生相，無法可管，看來，仍有不少民眾以宗教迷信來對抗流感。

一般簡易的中西治療法，或是預防之法，作為科普文章，報刊上皆會加以介紹。例如穿衣服要寒溫適宜、食物必須清潔，進食時多吃纖維質並保持大便通暢，要細嚼慢嚥、不要吃太多，爛掉的水果絕不能吃，不要吃辣、多運動等等，算是比較一般的衛生呼籲。[58]一九一九年一篇文章就指出，大家都以為傷風是小病，但最易輕忽，也最危險。作者認為，只要略感鼻孔閉塞或間有噴嚏，就需要「擁衾而臥，至全體溫暖，病勢全去為止。」或每天早晨「將鼻垢洗淨，用溫水加鹽少許，嗅人鼻管數次，自可預防；已患者亦能治愈，其效頗大。」[59]這是介紹西醫認為於日常生活中有效的調養技術。

那麼中醫的預防法呢？筆者先前已在專書內呈現過不少民國中醫的預防瘟疫法，此處不再重複書寫一般性法則，僅針對當時的中醫對流感預防法、調養法，進行些許補充。近代中醫們，在接收到西醫的理論和病名詮釋後，多少也開始思考傳統理論變革或有再解釋的必要，民國時期著名中醫惲鐵樵（一八七八－一九三五）就指出，流行性感冒有很多種類，並無法用單一病名來統一概括之，其中最恐怖、最可怕的一種就是「重傷風」，惲解釋對他已成為歷史記憶的那場大流感疫情，殺死全球約二千萬到四千萬不等，比第一次世界大戰中死於戰場上的一千五百萬人還更上層樓。但話鋒一轉，惲語帶諷刺的說：「西人談虎色變，迄今無健全辦法。」[60]惲舉中醫的理論，認為：「重傷風之界說，向來無定，重傷風之名詞，在醫籍中亦不經見，蓋著書之人，都以治大症自命，以為重傷風不算病，故皆置之不談，其先起咳嗽後來發熱之病，則都入之溫病之中。」可見中醫界頗視流感（傷風）為「輕症」；甚至後來又說「中國古書多不言，其意以為小病不足治」、[61]「通常業中醫者類置之不問」，[62]亦即不太重視，一般所謂流感的案例，中醫常將之歸納在「溫病」體系內，前述定名，基本上皆不脫此範圍的思考。惲希望針對這些嚴重的外感疾病，中醫界能好好進行研究、加以重視，而不要以為是「輕症」而不在意。相同的溫病派論述，在民國時期還有不少，在經歷大流感疫情之後，例如中醫魏長春（字文燿，一八八九－一九八七）談到流感的中醫病名，指出就是「外感風溫」，俗名是「重傷風」；肺炎則是「肺脹」，「風溫」，其解釋也遵循溫病學的脈絡。他指出的是一九三五年的疫情，該年冬天偏熱，而隔年春天又太寒，「陽氣被抑，熱鬱於肺，感受風邪，咳嗽發熱。葉天士所謂溫邪上受，首先犯肺之症也。」依此，可於溫病學中找到相應的治療方式，而且常不只一種，會依據症狀虛實來加減用藥。[63]也有人認為，流感其實就是吳又可《溫疫論》內的「瘟疫」，從口鼻感染，無論男女老幼，觸之即病。[64]還有醫者藉著這次疫情，認為引發流感之桿菌，就是過去談的「厲氣」，而該書中論述瘟疫的各種變症，即流感的各種併發症，是一種同病而異名的概念。[65]邢萬成則指出，張仲景知道風氣能生萬物，亦能害萬物，如水能浮舟，亦能覆舟，而「風」字本有「虫」，所以張仲景已知空氣中存有細菌。他認為，從流感來看，中西醫理頗有可通知處，例如：「如傷風一症，中醫謂其因于感冒風邪，西醫謂其傳染細菌，其名雖異，其理實可通也，況微生蟲之侵襲于人者，本與空氣之溫度有關。每當氣候不正之時，空氣之中，細菌密布，體弱之人，在此氣交之中，偶一不慎，疾患即乘機起矣，諸凡疾病之有傳染性者，百病皆然，非特傷風一症已也。」[66]這是從致病原因來分中西醫之別，顯示中醫有自己的知識系統，就這個病來說，中西醫之間尚能分庭抗禮。另外，就疾病定義而言，還有醫者指出，傷風較輕、傷寒較重，兩者是不一樣的病。但如果介於中間，似傷寒而比傷寒輕，似傷風又比傷風重，那該如何定名，認為就是「感冒」，也可稱「冒寒」，又可稱「小傷寒」或「重傷風」，若邪氣強或體氣弱，病人就會轉成「傷寒」，而若邪氣入營陰，就容易轉成癆症；[67]或謂等於中國之外感風寒、時行傷風等症狀，內容相同但名稱略有差異而已，但強調流感就是一種 Epidemic，代表會流行與具傳染性。[68]從這些討論來看，當時中醫以「流感」為例來探討病名，仍未有定論，欲在中醫如此長遠的疾病史論述中尋求一確切定位，殊為不易。

筆者還注意到一本由西醫內科學教授張子鶴在一九三八年出版的《中國醫藥科學討論》，也很有意思。這本書名乍看是在討論中醫科學化的問題，但實際上整本書是以西醫的學理來重新詮釋《傷寒論》的條文，而且作者認為《傷寒論》內所談的疾病就是「流行性感冒」，它已在東漢末年現跡。姑且不論他說的有沒有道理，只需觀其推薦序文即知，該書竟得到反中醫大將余巖之認可，在書的封面甚至印上「余雲岫先生鑑定」，余氏還在序文中談及：「仲景之《傷寒論》，即為專論流行性感冒之書。」[69]可見該書論述有一定道理，能說服余巖這樣的西化派或西醫派。這本《中國醫藥科學討論》乃用科學分析《傷寒論》的藥方，闡述為何可以治療流感之道理，例如他以化學理論來說明桂枝湯內含有揮發油、安息香酸、黏液、糖分、澱粉等等物質，具有退熱、發汗、消痰等功效，也提到柴胡之退熱功效更強，應該取代麻黃等等論點。整體論述，主要以該書方劑可以緩解流感症狀為主，而不是從殺滅病毒來著眼。[70]他還抨擊溫病派的醫書想學《傷寒論》，卻把後世許多傳染病的理論與個別疾病全部納入，以致出現藥方雜亂，失去探索疾病治療的現代意義。[71]張氏以一位西醫的觀點指出，《傷寒論》雖礙於時代限制，但已具備探討單一傳染病（流感）專書的意義，值得進一步研究。不論張書所論是否真確，但他的書並沒有否定傷寒派和溫病派的醫書都是在論述急性傳染病，這是很重要的，代表一些西醫仍認同傳統醫籍的價值，甚至可能包括余巖在內。[72]

同時代的中醫時逸人（一八九六－一九六六）則提出了將傷寒理論和溫病理論整合，共同成為中醫模式「急性傳染病學」的議論，他打破傳統傷寒派六經的界線，把個別傳染病獨立出來，藉以分別論述中醫的治療方法，頗有其獨到之見解，因為這樣的方式可以避免討論新式傳染病時，老是在中醫學理、名詞內打轉的困境。例如他認為，很多溫病派的病名，春溫、風溫、秋燥等等，對於輕微症狀之描述，其實都是在講流行性感冒，所以應該反過來以傳染病（流感）為中心，來蒐集傷寒和溫病方藥分別論述，才不會因傳統門派的限制，而揚棄任何可能的歷代經驗。[73]又如一九三九年，中醫嚴志清論流感的三種變化，跳脫舊式寒溫爭議，而取氣候變化之大依歸來論述，定義流感第一種為「普遍性傷風咳嗽」，他認為就是春、秋兩季天候不適，胸背、肩膀、手臂、口腔、鼻腔等處，都屬於肺的領域，被外界冷空氣襲擊，也稱「風邪束肺」，「風邪」指的就是寒冷的空氣。第二種是「寒化傷風咳嗽症」，大抵於嚴寒之冬季，冷空氣刺激身體內部而誘發，除惡寒發熱外，肢體酸楚無力應該是本症的特色。第三種則是「熱化傷風咳嗽症」，就是氣候屬於燥熱或日常喜歡烤火，體質過熱所誘發，這類人的「熱象」比較明顯，看得出來用藥就需偏重溫病派的用藥，故運用菊花、連翹、薄荷等藥物。[74]以上論述雖然不同，但可以知道，面對新疾病，後來的中醫開始從舊有理論中尋找解釋資源與治療的模式，已醞釀後來一九五〇年代後辨證中的「證型」概念。

在中醫歷史的架構下，當時人也注意到同一細菌和同一病邪，刺激人體後所產生的病症不同，因為人的稟賦各異，所產生的症狀也不相同，恐怕不是一種細菌來定一種病名這麼簡單，更何況病毒還會變種，這是當時中西醫都無法推知的。每一位病患服藥後的變症也可能不同，而中醫的診斷與辨證就是在明瞭這些變化而後正確給藥。所以劉仲邁於一九三六年時指出，西醫抨擊中醫「但有驗方，並無醫學」其實是錯的，中醫學理即在探究這些症狀的原因和機轉。[75]筆者認為，前述時逸人的見解已相當符合現代中醫論述傳染病的要點與編書方式，可以看到二〇二〇年中國大陸中醫治療新冠肺炎著名方劑「清肺排毒湯」的誕生，面對疫情，一開始各省的診療方案，有不少都是以溫病方為主，但是到了二月十八日《新型冠狀病毒肺炎診療方案（試行第六版）》出現時，出方卻是把四種《傷寒論》的方劑加在一起，成為著名的「清肺排毒湯」，靈活運用，而非糾纏於舊式的寒、溫之爭，[76]原來時逸人在民國時期就已看見未來中醫診療傳染病的走向與論述，著實發人深省。

以上是針對病名與理論的歷史來析論，但在實際治療上呢？中醫又將如何應對？其實當時西醫抨擊中醫根本不懂細菌學，中醫界沒有科學討論疫病的能力與空間。但是，中醫自古以來即有一套應對傳染病的理論和治療方法，當時不少中醫聽見西醫對他們的質疑，於是採用西醫式的解釋法來解釋中醫為什麼能做到「殺菌」或「治療傳染病」。一九二九年，畢業於上海中醫專門學校的潘澄濂（一九一〇－一九九三），曾於西醫醫務所幫忙並寫作《傷寒論新解》，嘗試以中西醫結合的方式來詮釋傳染病學。他認為，中醫的治療方法雖然在西醫看來是籠統的，是對症而非對病；但他認為，不論是面對流感、腸窒伏斯或是惡性瘧疾，只要出現古代「桂枝湯證」，就可以使用該系列的中藥方劑，而得到良好的治療效果。他認為這並非以細菌為主的「原因療法」，而是中醫特有的「對證療法」。[77]同樣的，浙江中醫邵餐芝在一九三三年出版的《素軒醫語》，運用西醫原理來說明中醫的流感論述。他指出，中醫不討論微生物，卻有能力治療由微生物引發之流感疫情的道理，他寫道：「一九一八年傳遍世界之流行性感冒 Influenza，並初起時，頭身皆痛，發熱惡寒，及支氣管發炎。就病狀而論，亦一種太陽病，即亦可以仲景法治之矣。然西醫家云，此病現今尚無特效療法，只以強心及預防肺炎為要著，此外不過對證發藥而已。夫腸窒扶斯、發疹窒扶斯、流行性感冒、以及瘧、痢、喉證，與兒科病之痧子，其病原菌各各不同。故殺菌藥、及預防用之注射菌苗，亦各各不同。然仲景家法，一概不問，只循經發藥，可以奏效，斯真神已。然則六經之說，在治療上，為益之大，不言可知。」[78]大概說明了病人一旦顯現《傷寒論》的任何一種證型，就可以依據相對應的方劑來加以治療，流感也不例外。時逸人也認為，等待檢查出病原體後，才能去找特效藥，一來檢查花時間，二來研發也要耗費時間，但病人卻無法等待，疫情不會踩煞車。所以時氏認為，中醫審證著重證型而不論細菌，符合症狀特徵就可以立刻用藥，反而省時且快速，這是用傳統經驗架構起的診治技術，而不拘泥於病原體的檢查。[79]本次中國大陸新冠肺炎疫情之治療，也是依據此而來，先根據中醫辨證，再大面積的預先發放中藥給疑似患者服用，而不待檢驗確診。因為確診需要時間，醫療體系無法承受如此大量的病患，而在等待中，可能病患已由輕症轉為重症，所以抓緊時間及早給藥，在這次疫情中，中醫的傳統經驗反而帶來無法想像的正面效率，後續的效應與未來之發展，值得觀察。[80]這些經驗，同樣可從民國時期中醫對流感爆發與治療傳染病的一些看法中，獲得歷史印證。

## 四、中西醫時疫預防法

本章最後一個部分，筆者希望就流感為主體，談談所謂中醫的防疫法。

自近代以來，對於傳染病肆虐，就有西醫重「防」，中醫重「治」之說，特別在抗生素藥物發明以前，更是如此。除了顯示中醫歷代積累了很多方劑外，另一方面代表西醫的「預防法」是相當精良的。作為一種展望，筆者並非要讀者不去重視隔離、消毒、清潔、戴口罩等等行為，事實上，在新冠肺炎時期，有很多網路上的激烈言論認為，採用了西式防疫法後就不算是中醫了，但此認知顯然錯誤，因為在將近一百年前的中醫，不但已用西法來解釋中醫理論，更呼籲要採用西方的防疫法。終歸一語，若符合科學驗證，有所憑據，中醫於改革時又何嘗不能採用；重點是，我們怎麼運用科學來研究古代的抗疫法，賦予它們現代意義？綜合而論，有關中醫預防傳染病這件事，至今仍未好好研究，中醫於歷史經驗中，曾積累了大量的防疫法，到底是否有效、意義為何？都值得參考與研究，特別是那些基本上不傷害身體的方法，可以先行試驗，這些簡單的方法也未和現代西方的防疫技術相衝突，既無扞格，當然值得開發。這是未來科學中醫可以從事的研究，此處僅就這個議題與史料，略談一些面向，提供給讀者參考。

早於晚清時，中醫對於防疫的概念就已有所更動，至一九一八年大流感爆發時，中醫曹炳章分析一九一八年流感疫情時即謂：「其（氣）伏之深者，所以發之暴，更因天燥無雨，飲穢濁河水，及池潦停蓄汙水，或由飲食不潔，因而受疫，所以貧民之死亡者為多數。亦有因患疫病人之衣袴屎穢之物，洗於河中，再經旁人淘米洗菜，因而傳染者亦不少。」[81]曹用傳統「溫病」學「伏邪」的概念來解釋氣的變化，他認為當時之所以爆發嚴重的流感疫情，與天氣乾燥、飲食、用水之不清潔有關係，但曹氏卻沒有強調西方預防流感最重要的：人與人之間「飛沫傳染」的危險，與相關戴口罩、隔離的技術，這是比較大的差異。當時中醫所提醒注意的，不是針對微生物的特性，而是延續自晚清以來的，一種廣泛的環境衛生論述，類似於今日一般清潔衛生的要求。[82]更有甚者，我們可以看到曹炳章提到預防流感的方法，有不少觀念已融入西方醫學的論述。在消毒方面，曹炳章謂：「凡疫病人，用過物件，如痰盂、便尿器，及手巾、碗筷等物，必須用石碳酸水，及石灰水洗滌。疫病人所居房舍之地板窗戶等，須隨時開暢，及灑掃潔淨。患疫人所吐之痰，及所瀉之糞，須擲石灰粉，或碳酸水，傾之空曠，人跡疏稀處，埋入土中，其毒經土氣自化，以免傳染他人。凡患疫而死者，其斷氣時，應用絲棉掩其口鼻，以免疫菌傳染旁人也。」[83]他真知灼見的指出，包括消毒、通風、隔離疫死屍體等舉措，都是瘟疫流行時人人必備之常識，要「留意採納且相互告誡」，指出了防疫常識之重要。而保持通風一事，更是吸收西方醫學後的結果，因為傳統中國人怕冷怕風，中醫古病名「中風」、「傷寒」等名詞，皆顯示傳統中國人對風寒之害怕，疫情時還有人提醒，即使在夏天，「睡眠時至少蓋單被一條」，也可以預防感冒。[84]

就在疫情爆發時，對照另一份西醫的衛生宣言指出，室內冷空氣的性質，跟戶外冷空氣是一樣無害的。人們將窗戶都緊閉，導致空氣之過熱，「反足使人易患感冒」。若真的怕冷，也必須做到「每日中須有數次使各門窗全開一次，庶幾室中空氣得完全改換一次，然後再作一部分窗牖之常開。」[85]亦即新鮮的冷空氣反而無害，而是燥熱不通風的環境，更容易使人罹患流感。曹更指出，一旦「若任其蔓延遍地之後，再尋撲滅方法，則已晚矣。」[86]顯示第一時間披露疫情，並迅速提醒眾人防範的重要性。這些言論顯示，中醫已受到西方防疫知識的影響。很有意思的是，「消毒」這個字詞概念其實是中醫式的，西方醫學的 disinfection 其實是為了「殺菌」，而不是消除「毒」這個概念，我們不妨看看中醫當時思考流感之「毒」的原意，呈現另一種「消毒」的原始思維。曹氏指出，大流感肆虐時，可以運用絹袋一個，內盛白礬二兩、小黑豆二兩、雄精一兩，縛定浸於水缸內，「能解水毒，而辟蛇虺也，或浸降香，以解水毒，或浸貫眾，以吸收水中微生物。若五更時，投黑豆一握於井中，亦能免疫。」[87]或謂「春夜臥時，間或用熱水下鹽一撮，洗膝上下至足，方臥，能消風邪。」[88]則是透過外在洗浴，將不好的邪氣滌除。運用這些中藥與方法，在古代其實是消除毒質或毒氣、疫氣，曹氏則用來解釋是「吸收水中微生物」，把古代「消毒」的詞意和「殺菌」的意義連結在一起，成為今日中文語境中的「消毒」。可以說這個字詞其實就是中西匯通的產物。傳統中醫的概念，也不見得都和西醫理論衝突的。

一般民眾還有很多傳統的方法可以避免染上瘟疫，例如「每見窮鄉僻壤，無醫藥之處，熱極恣飲涼水，多有浹然汗出而解者」、「有搗鮮車前草汁飲之者，甚妙。」[89]這些方法，民初中醫認為仍有價值，極可能在缺乏醫藥的農村地區仍加以運用。也有醫者提倡恢復或研究「固有的防疫方法」，也多是利用西方的科學來解釋中國傳統防疫法，[90]又如古老的「焚香燒紙」，即破壞細菌賴以孳生的潮濕空氣，達到防疫之效果。[91]另外一個很重要的就是「隔離」的觀念，避免與人群或可能染病者接觸，這一點在近代中醫的書內也有提及，可見當時已有不少中西醫觀念是夾雜在一起討論的，例如曹炳章指出，家中有人罹患流感，須將未染病的婦女孩童轉移至他處居住，不可接近家中患病者，病患的飲食，也不能加以碰觸；曹還提到了一些防止疫病從外國入境的呼籲，顯見他已吸收不少西醫的知識。[92]還有消毒的概念，也有不少例子。例如談到衣被，曹炳章指出：衣被要常常洗滌、注意清潔，衣服不要太緊，否則將壓迫身體，導致血液循環不良，這顯然是西醫的理論。但隨後又指出，衣服太緊或穿太多，都會導致出汗，「汗孔疏漏，易觸外邪」，則是傳統中醫的理論。[93]若是必須接觸人群或疑似染病者，曹卻不是呼籲大家戴口罩，他的方法是傳統中醫的技術，他說：

> 若至患疫處所，及入患疫死亡之家送殮，務須遠隔數丈，身上宜備川椒、樟腦、雄黃、大黃等物。若關親戚朋友，必須接近料理者，須先以川椒末或雄黃末，時塗鼻孔，則不致傳染，出則以紙探鼻內，能得嚏更妙，使穢氣病菌，不吸入內臟。如覺病穢惡氣，及停屍臭氣，偶驟吸入，即用紫金片五分，化服，並忍飢數點鐘，即時解散，切勿遽食，補物更忌。若聞病人汗臭氣，入鼻透腦，即散布經絡，初覺頭痛，即用白芥子研末，溫水調稠填臍中，隔布一、二層，上以壺盛熱湯熨之，至汗出而愈。[94]

這些方法有沒有效果？尚不得而知，而且在民初很多傳染病的預防上，都可以看到類似的技術。主要就是以消除毒氣和邪氣的概念，來運用中藥材，和筆者所談「消毒」話語相通，未來或許可用科學實驗來證實；而一般人在不傷害身體的狀況下，可大膽採用，但總以避免接觸或遵守隔離等為最優先的考量。甚至曹已提到「務須遠隔數丈」，頗似今日流行之「社交距離」（social distancing）；只是今日規範更嚴格，疫情嚴重時連喪事都不能開放公祭，甚至直接封城，將人與人接觸的機會降到最低，但若今日民眾必須外出購物或自覺不安全，則可一試上法。還可隨手舉一例，清代劉奎（約雍正末年至嘉慶初年）所寫的著名醫書《松峰說疫》內有不少防疫法，其中有一則「風有應避、不應避。風能解熱清涼，有滌疫之功，正疫家對症妙藥，不必垂簾密室。」[95]可見清代醫者已注意到要「通風」的問題，而不再像古人談論傷寒那樣懼怕「吹風」，這是很特別的觀察，中西醫之間防疫的技術，還是有可以對話、比較之處。

再根據一九一八年曹氏對流感疫情爆發之觀察，乃與不正常的氣候而產生毒氣、癘氣有關，它們和人體內的伏熱（邪氣）共伴作祟，才會導致發病。所以當流感熾盛時，可以適度食用生蘿蔔、雅梨等具有涼性之食物，破壞熱病之邪。日常飲食，也可盡量以蔬菜為宜，避免食用燥熱之食物而引起發燒、感染之加重。可多食用的食材有荸薺、甘蔗、綠豆、菠菜、蒿菜、菘菜（即白菜）等等；盡量少食動物品，如豬、羊、雞、鵝、鴨、魚、蝦、蟹，及一切油膩之食物。疫情期間，甚至有讀者介紹了蔬菜的功用，其中防風菜也能防治感冒及神經疾病。[96]而曹炳章認為，有些食材如鹹蛋、海蜇、海帶、海蝛、鯽魚、土魚等，不會增加伏熱，就可以食用。最特別的是不要吸煙，「因各煙含有毒質，助長毒火上炎。」[97]抽煙除了會增加體內熱邪外，毒素也會破壞身體，當然不宜，總之就是不能吃太多肉類與燥熱之品，避免食用引發「上火」的食物。其實，這不只是曹的獨特創見，當時有人看過《秋瘟證治要略》後，發表文章指出用青果（即橄欖）和白蘿蔔煎汁飲用，名為「青龍白虎湯」，平淡卻有奇功，補充曹氏食療防疫的知識，同樣是著眼於去除熱毒。[98]一九二〇年時，周小農（一八七六－一九四二）進一步指出那些年的冬季防病法，他引述西醫之論來解讀天候與疾病的關係，並依據這個理論指出一些植物性草藥消炎的道理，他說：

亢旱燥冷，經謂冬不藏精，春即病溫；西說天燥則養氣濃，水氣少，人身血質中少濡潤，氣火勃發，諸病蠭起。弭病之策，拙見速停火爐（每見人家天暖火爐不撤，少坐不能堪，個中人不覺也）、暖鍋、炙熑、糟酒、辣椒熱品。或謂天寒池水已冰，前說適見其迂，西說格物致知，冰中伏熱氣，名曰蓄熱，不可不知也。考植物水氣多，能止炎，芹性甘涼，清胃、滌熱、祛風、利口齒喉目；馬蘭清血熱、析酲解毒；海帶絲化痰消食，解煤火毒；橄欖化痰止渴，清利咽喉，解魚酒蕈毒；香蕉潤肺通腸，能弭喉恙；荸薺清胃熱，消食化痰析酲殺虫；佳梨潤肺，清胃涼心，滌熱息風，化痰止嗽，散

> 結通腸，養陰止煩，解烟煤炙、煿毒；萊菔潤肺通腸，祛風熱，化痰止咳，利咽喉，解酒毒、煤火麵毒，紅者兼能補血，青者兼清肝胃伏熱，皆弭燥病之良品，衛生家進而用之，獲益不淺治患於未然，此之謂也。[99]

事實上，中醫預防傳染病的訣竅，常於飲食上下功夫，大體上非常注意清熱解毒、化痰潤燥，例如清代劉奎就曾提出不少亦藥亦食的預防法，他提到「金豆解毒煎」，裡面就包括金銀花、綠豆、生甘草、陳皮等藥物；和曹炳章一樣，他們都著重於化去病患身上的熱毒，以避免染疫，就像劉奎指出：「銀花能清熱解毒，療風止渴。綠豆甘寒亦清熱解毒之品，兼行十二經，祛逐疫毒，無微不入。」還有他自擬的「綠糖飲」，其實就是綠豆加洋糖。劉奎認為，五穀皆可入藥，但綠豆汁功效卻罕有人知，「綠豆性雖清涼而不寒苦，且善於解毒退熱，除煩止渴，利小水，獨於治瘟疫為尤宜焉。」而且方便、容易取得，他說：「至於窮鄉僻壤，農家者流，以及寒士征人，倉卒苦無醫藥，用此亦可漸次汗解，即服藥者，兼服此飲，更能添助藥力，以成厥功。」[100]這些論述都是從飲食來考慮防疫問題。另一本《感證輯要》內則是大談「五氣皆從火化」，也就是不管什麼感冒、外感熱病之症，最後都會「化火」（筆者按：類似發燒或發炎），所以嚴氏指出若是因燥氣化火，則可療癒的藥食也非常多，包括牛蒡、蓮子、蘆筍、冬瓜、菊花、蘆根、荸薺、藕汁、甘蔗汁等等，都是不錯的選擇。[101]另外就是傳統中醫理論「食復」的問題，亦即多吃容易化火，導致疾病反復發作，[102]所以前述蔣樹杞說：「此症（伏瘟）自初起至終愈，只宜食稀粥，大忌食飯。」[103]亦即不要吃太多、不好消化的食物。「稀粥」則是很多談論瘟疫的古代名醫都推崇的食物，二〇二〇年初新冠肺炎流行時，中醫也曾提出在服用清肺排毒湯之後要「加服大米湯半碗」，若有津液虧虛的狀態，還可加倍服食，可見「稀粥」調理身體的正向功效。[104]其他的呼籲，其實歷來談瘟疫的書都略有提及，除了「食復」外，還有「勞復」、「怒復」和「女勞復」，都是相當常見的疾病調養注意事項，《松峰說疫》內就指出：

瘟疫愈後，調養之方，往往不講，而抑知此乃後一段工夫，所關甚巨也。即如過飽者曰「食復」，腦怒者曰「氣復」，疲於筋力者曰「勞復」，傷於色欲者曰「女勞復」，載在經書，世皆知之，尚有時而觸犯。此外，人所最易忽者，猶有三焉，不在諸復之條者也。雖已愈多日，而氣血苟不充足，犯之隨有釀成終身之患者焉。一曰淫欲，凡人房事，必撮周身之精華以泄，氣血未充，七日未能來復，欲事頻數，勢必積損成勞，尪羸損壽；一曰勞頓，或遠行或作苦，疲弊筋力，當時不覺，將來肢體解㑊，未老先衰，其苦有莫可名言者；一曰忍飢，愈後凡有覺餓，必得稍食，萬毋強耐，過時反不欲食，強食亦不能化，是飢時既傷於前，強食又傷於後，中州敗而肺金損，則勞嗽、脾胃之病成矣。三者人多忽之，故不可不謹。[105]

簡單說就是要重視調養，不要讓疾病反復，此皆日常調養之事，其實民國時期中醫也多所討論，但現代人卻往往不重視。正如這次新冠肺炎，常有治好的患者卻出現「復陽」（重新透過核酸檢測後又呈現陽性感染）之狀態，此事於中醫的復症或許提供某一部分的解答，未來中西醫都可加以探究，重視傳染病後的調養，中西醫應站在同一陣線。

調養對於西醫而言，其實也和中醫類似，但比較強調要吃得營養，但不能「過量」或「過雜」，則略同於中醫理論。一九一九年翻譯自美國的文章指出：針對流感後之調養，食物宜簡單，滋補之物不要多吃，必須還有營養又好消化的食物，該文指出：「水果或生或煮均佳，宜保持平素食飲之習慣，而稍為變更，俾得適口。豬肉及一切裝罐保存之肉類，決不可食；各種香料調味物、糖漬之果品均有害；茶、酒、咖啡、可可製之果品、他種含有酒精之飲料，在衛生上皆不適宜，食物種類宜少，多食雜食每致發生毒質。」[106]當時這些西醫概念都未與中醫的防疫飲食觀衝突，可能又與現代的營養學略有不同，應可加以探究。有關整個中醫日常預防流感之法，此處只是簡單闡述，在後面的章節還會加以補充。

從新的全球大流感疫情爆發以來，有關中醫應對與隨後的討論可知，一九一八－一九二〇年的中醫可以說是第一次與新式的全球化疫病 influenza 對戰。就西方醫學的微生物理論來定義，中醫此次面對的流感，是全新的疫病。中醫舉出古代的學說與例子，尋求臨床療法，其法則皆為先回觀古籍文獻，從季節氣候、症狀中判斷出病名，再用中醫的理論和治療法，回過頭來參酌西醫之論，來進行一種中西匯通式的書寫。換一個方式來說，中醫的辦法，乃基於歷史上和「可能」相似疾病（或病毒）交手而積累的經驗而達到的成功，這證實了過往歷史與經驗的可貴，即使未知的新病，或許可能已於古代相遇。具有歷史傳承意義的中醫理論，應該可以在未來大疫中發揮意想不到的功能，此次中醫投入新冠肺炎的戰疫，取得了不錯的成績，大體也是這個意思。

## 五、小結

中醫在近代歷次疫情中的角色，值得持續探索。從本章所論來看，不少近代醫者已意識到他們正面臨一個新時代的到來，交通便利、人群密集接觸且人事變換日益複雜，未來重大疫病都將是跨區域的全球流行，中醫必須在既有的知識體系下尋求創新的可能，以迎接未來一波波挑戰。到了一九三六年，當時國府中央執行委員會所屬地方自治計畫委員會的衛生專門委員，已著手擬訂衛生設施方案，內容包括公共衛生、疾病預防之管理訓練及各種特效藥方之刊行，也指示要徵求中醫界關於這些方面的材料，以便制成方案、通行全國。當時中央國醫館還通令各省的中醫公會，希望他們「從速搜集關於中醫衛生設施方案」，送交中央國醫館彙齊整理後，再送達中央公布。[107]這正是一次全國中醫整理防疫知識的良機，可惜後來中日戰爭爆發，計畫遂停滯。實際例子，可看到當年四月，由天津市中醫公會所編擬，因應中央國醫館之徵集〈中醫衛生設施方案〉內的〈疾病預防法〉，內容包括：

住室、院宇、廚房、廁所要清潔乾燥，切忌潮濕藏穢，以免惡氣為病。清晨要早起，將住室門窗敞開，掃除潔淨，放出夜間蘊積濁氣，然接將門窗關閉緊嚴，以防賊風邪氣侵入，如逢瘴霧風霾之變氣，尤須將門窗嚴閉以避之，按以上各法持行，可免時疫溫病。凡當春氣初生之時，屋內宜焚驅疫散，鼻孔內亦聞之，每晨舉行一次，可免溫疫，即當溫疫流行之年，舉行此法，可免傳染。凡居住之臥室，須要寒溫適宜，穿著之衣服，亦須要寒溫適宜，可免傷寒感冒之病；食物宜素淡，肥膩者少食，可免瘡癤之毒；煙酒宜少用，可免耗血爍肺之弊；鴉片嗎啡傷腦消髓，尤當嚴戒；寡慾養神，可免肺癆之病；遠避娼伶，可免花柳之病。[108]

這些中醫式的「衛生」法，非常廣泛，展現的是一種普及的防疫法。而其內涵和舉措，其實不少中醫已於流感疫情發生時提出，包括去除疫氣、濕氣、飲食簡單、避免煙酒等觀念，皆具有中醫的防疫特色。

筆者認為，以史為鑑，當下二〇二〇－二〇二一年，新冠肺炎疫情猛烈，造成不少人命的損失與生者之恐慌，但就中醫的歷史發展而言，疫病的危機其實就是轉機，它給了中醫界可以一展身手的舞台與創新理論的機會。若是西醫為主的醫療體系足夠應付這場瘟疫，那麼中醫很快就會面臨「失語」，因為現代醫院體系之運作，仍以西醫為主，中醫未來如何在這樣的體制下發揮更好的功能，頗值得思索。最初，很多人根本不相信中醫可以治療新冠肺炎，當疫情爆發到高點時，大陸中醫先是以醫療隊的形式參與救疫，媒體與民眾皆不太關注，反而是一件「雙黃蓮」風波，讓中藥飽受「偏方」迷信之攻擊，幸好中醫及時出來闢謠，用專業性來說明中藥不是一種方子就必定適合每一位病患。在民國時期，陳邦賢（一八八九－一九七六）稱誤信偏方者為「缺乏常識」之人，找專科醫師才是正途、有常識的人；[109]反觀中醫防疫之法，常被歸入「偏方」之流，卻無專科之學，連帶讓許多中醫藥方被打成「偏方」、不科學，真是近代中醫難以承受之重，可謂非戰之罪也。

中醫有沒有想要建立起一套屬於自己的傳染病專科論述與高端研究呢？此次新冠肺炎疫情，

一直到大陸各省中醫治療新冠肺炎的成效出來以後，報導增加、政府也加以重視呼籲，必須中西醫結合抗疫，這才使得中醫能夠進入湖北的醫院體系內，獨當一面，至少是主導整個治療的過程，成為可能。隨著時間到三月十七日，更出現了中醫應全面接管醫院，且治癒率遠高於西醫，事實勝於雄辯的報導，[110]給了關心中醫藥發展人士一劑強心針，也給了病患無比的信心。臺灣則是早在二〇二〇年五月前後就發展出中藥方劑「清冠一號」，可是當時臺灣疫情不嚴重，中藥並沒有立即投入醫治病患，而到了隔年五月，臺灣疫情轉趨嚴重，「清冠一號」才得以重見天日。這當中顯示幾件很重要的事，第一就是在疫情發生之前，中醫應該盤點自身資源，包括藥品、人員、醫學教育等等，做好準備。當疫病爆發時，中醫應該在什麼樣的時機點進入第一線醫院體系？需要及早思考。其實，在民國時期，就已有不少中醫開始思考「中醫傳染病學」的可能。上海名醫包識生（一八七四－一九三六）於一九三〇年出版的《包氏醫宗》第一集，包括所有傷寒類著作，即稱為「內科傳染病學」。[111]前述時逸人也頗有見地，早在一九三三年就編寫《中國急性傳染病學》，指出：

余於一九二二年即主張傳染病有獨立專科之必要，應儘先編輯，訂成專書，可作為中醫擔任防疫工作及診治傳染病時之參考材料，故對於前代醫家所載診治傳染病之經驗及方法，均有相當之留意與考察，將古代歷史的遺產用近世科學理論予以闡明，並與現代科學相結合，使達到「中醫科學化」之目的。[112]

時逸人很早就點出了建立中醫傳染病學與獨立專科之議論，乃中醫今後負擔公共衛生任務之基礎，必須抓緊時間建構，這已是快要一百年前的呼籲。若非經過此次全球新冠肺炎疫情，我們還真不知道要來思考、規劃當現代傳染病爆發時，中醫藥的角色將要如何定位？又如何在公共衛生中思考任何可能的、中醫的位置？

現在，中醫有能力抗疫已無疑義，筆者認為，此次新冠肺炎疫情爆發之初，即顯示疫情訊息（重大危機）之通報必須即時與準確，專業人員才能有啟動防疫機制的時間，中西醫都應該納入防疫體系當中，而不是待疫情嚴重後，才讓中醫團隊和藥方加入治療行列。此外，正如蔣樹杞指出的：「學無止境，醫學尤不能窮其究竟。且近世車軌四通，疾病新出者，今有而古無，理雖一致，法頗萬殊。非多臨症，不能有發明，非多讀書不能窮究竟。」[113]不斷面對新的、跨國的傳染病挑戰，中醫工作者除了多讀書、也要積累臨症的經驗，才能創新。創新不只在實驗室內，而且還是在臨症經驗累加與讀書之後的感知中得到領悟，這一點對中醫的訓練至關重要。而中醫科研也不能總是排斥實驗室，西醫張子鶴就認為：「余以為任何學科中，一種學理之不明，每可影響學者求知之勇氣，既為中國人而習科學醫，則對於中國古代醫藥無論其價值如何，自亦應明瞭其究竟。」[114]懂西醫或西藥研究的人士，應該投入中藥藥理之研究，張氏於民國時期已有如此發想，至現代更需要介入這樣的發展模式，因為要獲得國際認可，仍需要進入西方醫學、藥理學的標準化認證機制當中，這需要政府的支援和屏除中西成見的勇氣。筆者認為，未來中國大陸每一省都應該建立一、二所以中醫療法為主、西醫為輔的高等傳染病院，內部集合重點科研與實際臨床，平日即累積能量，將歷代有價值的方劑予以實驗分析、創新藥品；在重大疫情爆發時，就可以迅速發揮功能，專責發熱與感染門診，政府也「有兵可用」，有較多的醫療人力和技術資源來投入抗疫戰爭。二〇一九年底發生的全球疫病新聞事件，一如一九一八－一九二〇年大流感的疫情，都將成為歷史學者論述疾病史的材料，中醫在未來抗疫戰爭中可以扮演何種角色，或如何更好的發揮傳統醫藥之功能，不論是回眸歷史還是展望未來，筆者皆賦予高度期待。

# 第五章

# 大流感時期（一九一八—一九二〇）的物質文化

## 基於身體、防病與藥品的考察

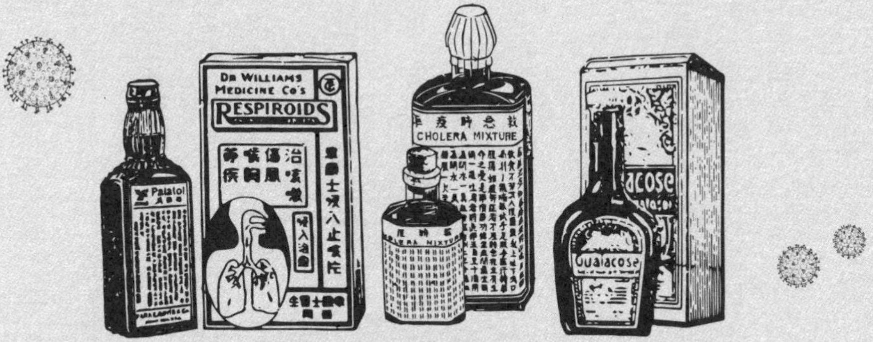

# 一、前言

一九一八至一九二〇年的中國流感疫情，[1]無疑在國內史學界是缺乏研究的。一種疫情只能書寫一種歷史嗎？探索疾病史如果只是梳理統計資料或僅鋪陳當時的史料，就現今疾病史研究的深化意義上，實有缺憾；如果能夠藉由疫情爆發的基礎來進一步論述該病在身體觀、物質文化、日常生活上所發生的種種影響，除了讓專題疫病史之研究更加完整外，也能對當代新文化史做出回應與貢獻。事實上，流行性感冒的論述，不僅只有醫學理論的面向而已，它還可以增進吾人對民國時期物質文化與日常生活史的理解。這裡面一個很重要的形塑力量，當然就是藥品與防病觀念背後所呈現的物質文化與身體論述。例如中研院史語所李尚仁的研究，很重要的一個啟發就是當醫學理論落實在預防疾病的實務上，防治瘧疾是否要對撲滅病媒或改善生態環境來加以預防的兩個爭議碰撞在一起的時候，不同思考下所構築的醫學圖像往往是多元且紛雜的；[2]該研究提醒，當日所發生的歷史，並不一定與我們現代日常經驗相吻合，歷史的趣味與啟發也在這當中展現。本章將從大流感時期人們的認識開始談起，而主要著眼於探索治療與預防流感的飲食、藥品的物質文化，它們都和一代社會文化和消費市場相互影響，例如流感的併發症與日常生活中將觸及的調養文化，又與前述所謂「虛勞」、「神經衰弱」等疾病具有高度連結，使得當時與流感相關的治療藥品更加五花八門，值得分析。本章先探索在一九一八－一九二〇年這段期間，人們怎麼認識流感？前幾章已約略提及，而或許正是這次流感與過去感冒、外感病的不同之處，故時人認為更需要被解釋與介紹。此外，其症狀又和中醫的身體觀有何關係？在當時藥品的行銷與呈現方面，又有什麼樣的特色，皆為本章欲梳理的重要問題。

## 二、中西醫對一九一八－一九二〇年流感疫情的解讀

一九一八年開始之三年疫情，對中國產生不算小的衝擊，在疫情發生的當下與之後，中西醫者皆致力於研究與認識這場疫情。透過前章梳理，可知時人已將中國置入這種全球疾病史的脈絡中。

對於這波流感的解釋，本節一開始先來談談西醫的解讀。陸軍軍醫學校校長全紹清指出，該年流行的惡性感冒症又名為「斯巴尼亞之惡性感冒」（Spanish Influenza），簡稱「Flu」，也名「三日熱症」（Three day Fever）。他說：「是病之症狀，頗類平常之感冒，但重過之且多死者，故名惡性感冒。」[3]除了指出對流感症狀的認識外，還說多數醫家認為大流感是從東亞而來；遠在一六四七年，歐洲就有類似之病流行，一八八九年正式傳到東亞，幾乎每三年爆發一次大流行。[4]而這次的疫情不只在傳統鄉里間，更是一個和全世界，包括中國人都有關係的一次重大疫情。全氏又

指出：「此次惡性感冒流行全世界，其劇烈之勢有如燎原，誠有不可思議者。……如以歐戰全期計之，恐死亡者當達一萬萬零八百萬，除黑死病外，更未聞有如此猛烈之疫癘傳播於全球者。故世界醫家宜有確當之研究，而公共衛生機關，尤應特別注意云云。」[5]他根據的資料都是來自像是倫敦《泰晤士報》、路透社的報導，說明這次疫情在世界各地的狀況，可見在當時，世界疫情受到中國科學醫學界不少關注。

當時對流感症狀的認識，尤玄甫在《婦女雜誌》上發表文章指出：「流行性感冒，為一種加答兒熱症（Catarrhal fever），而有傳染之性者也。」隨著一般感冒症狀如體溫升高、肢體酸痛、精神衰弱、咳嗆不止、痰膩而厚、喉痛等症狀的發生，日久不治，它還會導致支氣管炎、「消化器」症狀之嘔吐泄瀉、黃疸病、「神經系」的耳鳴、譫語、神智不寧等等。[6]西文翻譯當時也把廣義的加答兒 Catarrh 症看作是流感，在無法化驗病原體的時代，「傷風外感症有時亦以之名流行性感冒」，顯見診斷上模糊的一面。[7]中國在流感疫情之後，知識界隨即對它已有討論，並介紹給一般大眾認識，此時的疾病知識已非以訛傳訛的口傳迷信，而是透過報紙或雜誌傳達給一般大眾，是具有現代性的知識。另外，有類似上述的流感分類與描述，曾任職於中國公立醫院紅十字會分院的西醫侯光迪，將大流感分為甲、乙、丙、丁四種病型：甲類偏於呼吸道病菌感染，多轉為氣管炎或肺炎，「吐出之痰或稀薄而成黃膿塊；或帶血絲，其呈青綠色之痰塊，如錢幣者，尤為此症之特色。」乙類則屬神經性症狀，從肢體酸痛轉至腦膜炎、癱瘋等症。丙類則屬消化道症，多有泄瀉虛脫之症。丁類則屬單純之發熱性患者，熱度或呈現弛張者，類如瘧疾，若偏於持續高熱數星期之久者，則類似傷寒；並且有「一度患過是症，能再患之」之反覆感染特色。[8]全紹清也認為，總體而言，流感患者即使痊癒後，「尤宜注意一切，緣是病反覆極易。」[9]顯見此病之難纏。

從歷史回顧來看，大流感對中國人而言不是一種嚴重、令人感到害怕的傳染病。首先，從流感未列入民初北洋政府擬定的「傳染病條例」（以下稱「條例」）中，即可知流感還不是最受關注、必須運用國家力量來防治的一種傳染病。關於此，緒論所提到民初《同濟》醫刊的主編黃勝白解釋認為：非烈性傳染病，不足以成為「疫」，類似流感這種不在「條例」所列八種烈性傳染病之外的傳染病，「其預防之道，但重在個人衛生，不必由國家著為條例。」故能夠被列入法定八大傳染病的，都屬於「烈性」。不過，該條例尚不完備，黃也呼籲修法，他說：「昔德國考察其國內情形，以此八病，為患時最多，故著以為律。中國領土，延及三帶，疫厲之疾，歲有流行，若因地制律，何止此八病乎？由此可見，中國之直繹照鈔，為甚不通矣。」[10]他還指，當時傳染病防疫條文，皆從日本抄來，他說：「文明國家，所以皆有傳染病預防條例也。此條例倡始德國，幾經慘淡經營，始成此律；日本則簡直從德國抄襲而來，中國又從日本完全抄襲而來者也，故合之中國情形，條文所闕眾矣！良由造律者皆非通醫之士，但知逐字翻譯，全未稍加以考慮也。雖然，袁皇帝洪憲紀元，光陰有限，竟能於日不暇給之中，頒布此律，亦可謂難矣。」[11]黃還將八大傳染病與他認為應該加入，適合中國社會狀況又危害甚烈的病，都加入了名詞之解釋與中文病名之對照。原〈條例〉中還有附帶語：「各款以外之傳染病，有認為應依本條例施行預防方法之必要者，得由內務部臨時指定之。」據此，黃認為〈條例〉內應加入包括「流感」在內的幾種傳染病，才算完備。[12]

早在一九一六年三月二十日《政府公報》公告即指，流感即江南人所謂重傷風，乃極輕微之症，只是很容易傳染，故曰：「出賣重傷風，一看就成功」，但卻極少致命。流行時如間有死者，也多是因為肺炎，「故此病在各國，有置諸預防條例者，亦有全削去者。」[13]流感本身並不可怕，可怕的是作為併發症的「肺炎」，為民國中醫屢次陳述。黃勝白又於一九一八年九月出版的醫報中指出的自己的困惑：

> 此病（流感）雖向稱平安病，然今年不意竟大蔓延，風行全球，幾無一幸免，或者且加以新頭銜，曰「西班牙流行病」，意若謂另有一種新病者。惜正值和戰之際，世人目光，無有注及於此者。但觀報紙所載，全世界竟有數十萬萬人，同染此疾，可謂奇災

矣。余於春秋兩次，此病流行最厲時，皆詳加以檢查，不過感冒菌或夾肺炎菌而已，無他菌也。抑且就余秋來最近所診治者論之，一、二百人中，現證大率相同，皆三、五日或旬日即愈，無一死者，余嘗試不與藥，但令服強心劑，而即使只給強心劑調養，也只需三五日即能痊愈。[14]

黃勝白抱著疑惑，還詢問了其他幾位醫生，他們都認為因大流感而死亡的病人，真是少之又少，甚至只有千分之一的死亡率而已，而且這些人還有因為罹患肺炎或心臟衰弱等病而死，總之死亡人數不多。他驚訝於報紙所載一日之間死亡十餘萬人，是誇張不實的報導；全紹清則認為死亡人數可能很多，只是沒有明確統計。[15]一篇回顧一九一九年陝西疫情的文章，指出流感在傳染病中確實是輕症，「但其死率因流行而不同，昔時為百分之一，今則十分之一，若生肺炎則三分之一或至二分之一皆歸死亡。」[16]如此看來死亡率有各種數字呈現，一般從十分之一到千分之一都有。黃勝白的老師陶爾德認為，如果真如報紙所載的如此嚴重，那麼這個疫情應該是「肺疫」（肺鼠疫），而非流感。他認為報上所載上海疫情嚴重，不過是「妄人」散布不實謠言，希望用以斂財，才會誇張其詞。對於此情形，他有所解釋：這就是「中國人向來無紀律」所導致的，傳聞與造謠充斥在社會中，甚至還有不肖官吏或仕紳幫助散布；他說之前南京傳出肺疫的消息，也是假流言，這些錯誤的資訊，不但「費時失財」，而且大大失去傳染病預防條例的信用。[17]這些解讀，其實凸顯的是傳染病的通報與鑑定之困難，沒有專業人才的加入與系統分工，才會有不實流言四起。而這些話也印證了筆者前面的推測，很多西方學者認為中國的流感很嚴重，其實是加上了對「肺疫」的觀感才導致的加乘效果，若僅單論流感，情況可能並不如推論中嚴重。再論前述一九一九年美國紅十字會來函中國內務部，調查世界各國一九一八年秋冬間罹患染流行性感冒病者及死亡人數，但卻遺漏了兩廣、四川的通報，當時中國未有一整體和全國統一的疾病通報系統。[18]在此電令發布之前，並沒有任何資料顯示中央政府知悉或重視大流感所帶來的各方面影響，幾乎所有的公家電文，關注的都是一九一八年初所發生於西北的鼠疫疫情，以及有關疫情過後，相關防疫人員的任用與獎勵問題。[19]

在疫情大爆發的那幾年，中國的西醫已善用細菌學來解釋流感疫情。位在北京的陸軍軍醫學校軍陣防疫研究科主任教官俞樹棻（一八九〇－一九二二）指出，流感一次比一次更加凶猛，他說：

> 人事不修，天行斯據，年來戰亂頻仍，犧牲甚鉅，乃又益以震動全球之惡性感冒，猖獗於世，一發之勢，有若飄風，不問洋之東西、種之黃白，幾侵所有人口之半。就疫學觀察之，實較一八九〇年之流行感冒，德國帕氏（Pfeiffer）所報告者，地域為廣、禍害

為烈。去年以來，吾國人之罹患及死亡率數，雖無確實統計可徵，然已侵襲住民之大部分，可斷言者。特其病原，究為何物？不但醫學界亟所欲知，藉為治療豫防之計，即社會群眾，亦以此為非常之興味，而深注意焉。[20]

俞認為，探究流行病的源頭——細菌，不但是醫學家的職責，也是社會大眾的興趣，顯示探究傳染病之源頭，已經成為當時一部分人的共識。這次傳染病已不同於古代的狀況，人們對於研究傳染病的興趣與方向，與過去已有不同。俞指出當時陸軍軍醫學校的防疫學教室，[21]已特別給予經費和設備，用以研究流感，希望能有所成。[22]陸軍軍醫學校校長全紹清則指出：「據去歲時十二月九號，路透電稱，此次美國全國死於惡性感冒症者，約三十五萬人，而國境內之兵士，於同時共死兩萬人云云。吾國對於此次疫症流行，雖無確實之調查，然亦蔓延全國，各城鎮商埠，比戶皆然，雖輕重互有不同，幾至無人幸死，而死亡之數，更不問可知矣。噫！人民何辜，罹茲浩劫，以如此惡烈之流行症而漫不研究，亦重負醫學之天職耶？」[23]雖未正確統計，但全紹清估計，當時中國也爆發了頗為嚴重的疫情，而且死亡人數頗多。

關於流感背後的病原，當時也有不少討論，大體依據歐美的研究而來，但也有令人驚訝之處。全紹清指出：「細菌的檢查，見痰與血內均有夫愛夫兒氏（Pfeiffer）桿菌」，也梳理其他細菌和身體內白血球消長狀況的關聯性，但主要致病之菌還是 Gram-negative 的 Pfeiffer 桿菌。而其傳導之路徑，則是呼吸傳染，人與人之間的唾液、噴嚏，均為傳染的因子，這是當時一般的認知。[24]不過，俞樹棻則提出他不同的見解，認為該病不但與普通流行、常見之一般感冒不同，甚至也與一般所謂的「流感」不同。此語何解？他指出：

欲檢查病原，不可不就病者所發症狀，與醫籍所載之流行性感冒（Influenza）相考證，臨床所見，是否醫治；病理解剖，有無異同，是皆與發見病原有密切關係者。謹查惡性感冒之症狀，據各國臨床家之記載，及個人之實見，如惡寒戰慄也、急速發病也、頭痛關節痛及胃腸障害也、突然發熱至攝氏四十度而熱型不定也，似均與流行性感冒之症狀相符合矣。惟肺炎之發生，甚為劇烈，且占多數，是則流行性感冒之呼吸器型，亦從未有侵犯呼吸器若此次之甚者，此發病之症狀，不無可疑之點，一也。又流行性感冒流行之季節，向為冬季，此次轉於夏秋之季，暑氣猶盛時蔓延之，且死者病者多為少壯之男女，此病者之年齡及流行之季節，不無可疑之點，二也。[25]

俞提出的觀察正是一九一八年流感的特點，例如容易爆發肺炎、不在冬天發病，死者多為少壯成人，而非老人孩童等等。全紹清也曾感到疑惑，當年流感相當不尋常，他說：

> 診斷非流行時之單獨患者，頗不易斷定，以其酷肖平常之感冒症，醫者每易忽略；但於流行時期，診斷頗易，平常之感冒症，多發生於寒冷之際，是症則不然，故此次之流行，雖熱帶地方，亦經傳播，且死亡較多。去歲歐洲當五、六、七月間，為此症最劇烈之期，於此亦微不拘氣候寒暑，皆能發見也。照平常之感冒症，係漸覺發生，更未有傳染如斯惡劣而普及者，此皆與惡性感冒不同之點。[26]

可見當年的流感非常奇特，不但流行的季節有所差異，嚴重程度也超過一般醫學文獻的陳述。俞再推論，臨床上傷寒必檢出「傷寒桿菌」、霍亂必檢出「霍亂弧菌」，才能確定「某菌發某病」或「病屬何菌」的結論，即使有所謂共棲之菌或混合傳染的現象，但其必須滿足一個大前提：「主因之菌數較副因之菌數為夥，且所謂副因之菌，亦較單純。」沒有像當時流感細菌檢測那樣，主菌樣本數少，其他多數的副菌混合狀況，又多達四種可能以上，所以他推測流感的主因不能武斷地說是帕氏菌。後來證實，俞氏的觀察是正確的，流感的病源其實是病毒，故當時普遍的觀察與認知是錯的。當時美國的科學家也發現，像是洛克菲勒研究所中百分之三十的健康同仁身上也發現這種細菌，所以並不能證明什麼，但當時也僅止於提出假設而已，並無法證實。[27]俞氏提出自己的見解與疑問，仍含有他自己的創見在內，而且仍是在當時細菌學的基礎上而來，所以他也未提出病毒說。他當時認為引起這次大流感的主因應該是由數種菌類共棲（Symbiose）而成，並導致這樣的狀況：「視病者個人對於各菌抵抗力之強弱，其發病之輕重亦隨之而異；更以共棲關係，而毒力菌數，互相增長，菌之抵抗力或亦因之強盛，所以病者之症狀、經過，亦往往不同。」俞氏認為自己的推理僅是一種假設，還未經詳細驗證，所以他呼籲更多的病理學家來藉這個機會好好研究。[28]

由此可見，當時對細菌在引發流感疫情中所扮演的角色，仍未完全確立，而且有不少想像空間。例如《廣濟醫報》在一九一九年就刊出一則文章解釋流感，其中寫道：「瘁症流行，連年死傷累萬，予數歷其慘。該症之當注意者有幾項：瘁症為血中含有致病之微生物，發生毒質病狀從此而顯。細菌的毒質愈發愈多，病勢日增，雖滅而毒則仍行聚積，最後遂致破壞人身之康健。」又，細菌的「毒」會使身體臟腑組織充血，「冬則行於肺臀并胸統膜」、「夏則發於腸」，而「腦部並兼四季而患之」。[29]此論雖已肯定是細菌作怪，但這種細菌會隨季節跑動的猜想，可能僅是一種想像或症狀與季節的相關性推斷，跟中醫的語言有些類似。不過，縱使在見解上有歧異之處，但以細菌論為主的疾病觀，已經主導西醫對整個流感的認識。包括預防的法則，當時中國的西醫也已有較為一致的共識。有關防疫「應急」的部分，俞樹棻寫道：

本病病原，既由病者之痰吐直接傳染，則防止之術，第一須用口覆（Maske）。此次美國流行惡性感冒，因用口覆而疫大減，近有人自美歸來，謂在美不用口覆者，須罰美金十元，可知其強制執行之甚注意矣。第二，須每日數次，個人以消毒藥液如硼酸及過滿俺酸加里等漱口也。[30]第三，則病者之隔離也。以上數則，似均輕而易舉，若於流行之際，切實施行，成效自可睹也。[31]

當疫病流行時，西醫不斷強調「熱病傳染之媒介不外病人之痰與鼻涕二者」，故呼籲大眾：「流感在交通發達的地方傳染力較強，故痰及鼻涕宜以紙包裹，即時以火焚之；發嚏時必以手帕或紗布掩其口，病人所用之手巾、衣服等，宜浸入開水中；杯碗及他種食具必分別揩拭，不可與常人所用者，共置一處。凡年老及年幼者均不可接近病人，當此流行熱症盛行時，凡公眾集會之所，戲園及游戲場均不宜前往。」[32]這些知識對大部分中國人來說是新鮮的，透過報刊，民眾可以學習和了解到新的防疫方法。還有報刊作者舉美國之例，認為：「論其（流感）致死之由終不外乎三大端也，一日忽、二日躁、三日好動不好靜。其第一、第三兩原因，乃少年人所易犯。其第二因，則多金者尤不能免也。蓋此等流行病本不至如往年我東三省之談（鼠）色變，祇須事前慎防即可幸免於難。」[33]簡單說就是大疫來臨時要注意節勞、多休息、不要到處亂走，以至於染疫；身處疫情中必須要能靜養，減少與人之接觸，並同樣呼籲不可「群聚」，人多處如戲場或電車上，最容易染疫。

一九一九年時還有醫師趙和卿演說：「今之時疫雖壯者亦能侵犯，衰弱者更易感受而罹危險之重症。故未病時，不可作有害之運動及無益之游戲，至勞動精神、消耗精神之事，尤宜戒之。」[34]也是在說明時疫當前，還是靜養、休息為主，養精蓄銳，以預防疫病之侵擾。可看出當時人對於節勞、養精神以對抗疫病，有特別的認識，這是今日防疫法中比較見不到的呼籲。上海的西人雜誌則刊出一位外科醫生 Gorgos 提到如何避免所有呼吸系統疾病傳染的規則，包括：一、避免不必要的擁擠，因為流感是一種人群的疾病。二、練習用鼻子，而不是用嘴巴呼吸。三、請記住清潔的嘴巴、清潔的皮膚和乾淨的衣服。四、走路時請盡量保持涼爽，騎車或睡覺時要保持溫暖。五、晚上在家始終打開窗戶。六、細嚼慢嚥。七、吃飯前要洗手。八、不要讓消化的廢物積聚，起床時喝一杯或兩杯水以幫助排便。八、請勿使用未清洗的杯子、勺子或毛巾。九、避免穿堅硬的衣服或不穿鞋、不戴手套。十、當空氣純淨時，請盡量深呼吸。這些與在中國的衛生呼籲略有不同，此處列出參考對比。而且，這位醫師還說，要讓自己看起來像是衛生的盟友，而不是群體生活中容易導致疾病的「敵人」，語氣就較在中國的呼籲更為強硬。[35]

關於基本防疫方面，由於前述俞樹棻有醫者的身分，又曾擔任京師警察廳民政部防疫醫官。赴日留學後，在軍醫學校防疫專科就讀，回國後再任陸軍軍醫學校教官、傳染病研究所主任、中央防疫處第三科科長等職，專司血清與疫苗製造等工作。[36]故對於衛生防疫，俞提出較多深入的見解，他說：「欲行根本之防疫，必以公眾衛生、防疫行政發達修明為前提，且又指定研究機關，將所有病原之性質，精細研究。」俞認為要將他所假設的「共棲關係」或「混合傳染」加以研究實驗，特別是多種細菌共同引發的病毒力量增強的現象，要加以注意，並分辨出哪一種細菌才是主要的菌種，這樣才能在治療上產生進一步的貢獻與認識，並作為將來預防工作的基礎。[37]所謂防疫，即防範病原微生物，一種時疫有一種微生物，「無病原微生物，即無傳染病；殺滅病原微生物，即是驅除傳染病；防禦病原微生物之侵入，即是預防傳染病；抵抗病原微生物之毒害，即是治療傳染病。」[38]乃當時最重要之思想。疫情爆發時期，還有作者對流感傳染模式進分析，例如：「本病之病原為 Pfeiffesche Bazillen，體積頗小，只有結核菌的三分之一大。細菌至呼吸器而傳染，其被傳染最早者為鼻，故鼻潮紅腫脹而分泌增加其他各臟器之病變，則因菌毒之作用其傳染之媒介為人與人之傳染，大概為滴狀傳染，因患者咳嗽或涕或高聲談論時，有許多分泌小滴飛散於外界，此小滴中本病之病原菌最多，若飛觸健康人之鼻腔中，則即起傳染作用；或患者之手巾、小帕、衣服等，亦可傳染，故本病為接觸傳染。」此外，流感傳染力極強，「易於病，既病之後，初則症候頗輕，患者亦多不注意；疾病愈後，數週之內分泌物中仍有病菌存在，故一區域內有一患者時，數週後其部之人多被傳染，生此病後，雖有免疫性，但其時間頗短，故二、三次仍可續發也。」[39]這些文字顯示當時已有不少文章分析流感的本質與傳染模式，人們經過一九一八－一九二〇年間的疫情，對流感的了解已更為深入。這是中國民眾在民國建立後第一次透過報刊吸收到如此豐富的傳染病學知識，這次的流感，大為改變了過去由中醫理論為主體來詮釋傳染病的模式。

一九一八年在同濟大學任教的黃勝白，從〈傳染病預防條例〉中解讀，疾病能夠傳染，是因為每種傳染病都有一種微生物，它們含有毒質，侵入人體而導致發病，其侵入的途徑包括由口至胃、呼吸道、創口等處侵入人體，但最重要的是，這只是「發病」的歷程而已，真正導致傳染的，卻是「人」的因素，故言：「傳染病之原，實為患傳染病之人。」而不論是直接或間接傳染，都不脫「人」的因素，故記載：「直接傳染者，身入病家，以各種因緣，致病人之排洩物汙及口指或眼、鼻、皮膚，直接入身而為病也；間接傳染者，或與從疫家人，及從疫處來之人接，或動用疫死者，以及曾染疫者之衣物，或居曾一度有疫之室，或飲用從疫處流來之水，或為能輸送傳染媒介蟲類所嚙等，皆能傳染。」[40]這份〈條例〉確認了所謂罹患傳染病的本質，其實是病人的帶菌以及被傳染人的疏忽、大意，它涉及的是一連串對「個人身體」之規範與呼籲。

俞樹棻還介紹中外各國對此病病原的爭論：緣於三十年前全球大流感爆發時，當時德醫帕氏（Pfeiffer）發現流感病原菌，但不少學者卻抱持懷疑的態度，一直沒有最終定論。俞認為，若能藉由這次大流感來檢視這一病原學說是否正確，也是學術上一大發明之良機。[41]因此，俞氏就針對京、津一帶二十一例患者之痰液、鼻涕以及咽喉等進行塗抹檢測，但他也不諱言，這些實驗在當時存在不少盲點，他認為對流感細菌的爭議還有可議之處。[42]不過，以上所討論的世界疫情之科學研究，和傳統中醫觀念大為不同，甚至和鄉間人民生活、疾病觀等仍有差距；疾病的全球新觀點，未必能反映中國本地生活的認識與日常實踐，特別是對底層階級乃至農村社會的民眾，他們對防疫的理解，仍根基於傳統醫療文化。

對照另一些言論，則是用傳統中醫的概念來理解流感疫情。用「秋瘟」來理解這次疫病，是中國人較能接受的名稱。[43]以秋瘟命名，和前論用細菌的分析定名方法不同。前述曹炳章所撰之《秋瘟證治要略》，一方面討論中醫治法、一方面影印這些知識，將它傳布給一般民眾，並藉機呼籲衛生的重要，可看出中醫知識傳播的一面：

> 今秋時疫流行，十家九病，病家非失之遲，即誤於藥，死亡枕藉，栗栗危懼，究其故由

於人士不講未病衛生，醫家不知公同研究所致。……（《秋瘟證治要略》）流傳不廣，爰印成單行本，以供留神醫藥，注重衛生者之需求。凡得是書者，會而通之，推而廣之，亦可兼治春之風溫及春溫，夏之暑風及暑溫，秋之秋燥及伏暑，惟加減變化仍在人之心靈神慧，閱者果能辨症的確，而又善於化裁，自可一以貫之也。今予信手作序，固知体裁不合，而慨念世人，不重衛生，每以醫藥書報，悉置腦後，一罹瘟病，不知不覺，死於庸醫之手者，比比皆是，故不禁有懷欲白，感慨言之，並以勸告同胞，亟宜留神醫藥，以保生命爾。[44]

這些文字透露一些值得注意的訊息：首先是病名，儘管中醫說可以治療各種「溫病」和「瘟疫」，但卻未出現「流感」一詞，僅用了「秋瘟」；並且，各種溫病都是以季節來定名，這形成了當時一些人認識時疫的基調，此即中醫譚次仲（一八九七－一九五五）所謂：「春溫、夏暑、秋涼、冬寒等氣候之變化，每為感冒之原因」，凸顯季節因素。[45]當冬天還有流感疫情時，它又成了「冬瘟」，一九一八年十一月的《大公報》就寫道：「據深於醫學者云：雖屬時疫，亦是冬瘟矣，天氣嚴寒時，始能漸輕云。」[46]報紙也曾用「感寒」來說明流感的咳嗽，例如疫情時：「咳嗽多因寒而起，當此霜風漸緊、溫度日低、肺氣稍虛者，固感寒而作，其或病根早種，更有逢時觸發之虞。」[47]除天時氣候之影響，還要病人本身肺氣虛才會出現症狀，此乃當時每位醫者對傳統醫理中「氣」的性質與身體觀的不同解讀，故在整個民國時期，所謂流感的定名，在中國傳統的疾病知識中還是相當多元的。當然，傳統中醫的論述還是發生變化，因為傳統的「傷風感冒」，不過是小病，張山雷（一八七三－一九三四）說：「吾吳俗諺，恒有傷風咳嗽四字，無不忽視之，等於無足輕重之數，此非吳人之不知慎疾，誠以纖芥小恙，固不必談虎色變，無故張皇耳。」[48]但是一九一八年的「感冒」卻帶給人們一次對該病的全新體驗，所以傷風不能只叫傷風，又用了「重傷風」，中醫則尋求既有熱病學知識中的「秋瘟」，來積極進行對話。

其次，醫藥與衛生、防疫等事雖攸關民眾健康，但基本上它仍建構於醫者的研究、出版之上，以及病家自己必須去購得醫書，獲取醫療知識。中醫的防疫，更靠醫家的慷慨印書發行出版，將治病經驗提供出來，這些出版品，反過來成了形塑民眾醫藥知識的媒介。至於報紙的記載，有時更非那麼「現代」的，《申報》一則消息記載：「察今年之時症發生，乃由天久不雨，空氣乾燥而又悶熱，貧苦之人，炎天烈日之下，赤身躍入曬熱之濁水河濱中浸洗受毒，夜臥露天、飲食不潔，因而受疫，所以貧民之死亡者為多數。凡一人一家患疫之後，又有蚊蠅之傳染，更有病者穢物洗於河內，鄰家即於此種毒水內淘米洗菜，因而傳染者，亦屬不少。現在天氣漸冷，河內海水流通，蚊蠅漸少，傳染之媒介既去，病症亦漸稀少矣。善後之法，須將尸棺設法埋葬，以免穢氣傳染，靡亦肅清，僅此奉告。」[49]這則布告，還是大量的使用季節、氣候、穢氣等中國醫學的語言，雖然有許多原因已與現代的「清潔」、「衛生」、「病媒」的相結合，例如蚊蠅、毒水等因子，但其實和流感的關係應該不大，[50]但這種自一九〇〇年之後出現的中西方衛生話語，仍主宰著人們對流感疫情的認識與解讀，[51]形成中國式衛生的一環。[52]之後的中醫曾批評西方醫學治療瘟疫、傷寒，「舉手便錯」，就是不知「氣化」之故也。[53]這類知識在流感時期，隨處可見，依舊主宰著一般民眾對傳染病的解釋。

大部分的中國民眾更不以「流感」來記下疾病史。一九一九年一月九日，史家顧頡剛在日記上寫下：「湜汶姑謂現在死人之法，較前為多。時疫流行，為從前未有之症，醫藥最多誤投。」[54]即用了「時疫」來記錄下這次不尋常的流感疫情。西醫黃勝白指出：古人所謂疫疾，就是傳染病。古人雖未理解微生物致病之道理，卻早知有傳染病。黃以古人所言疫癘、天行、時氣、時邪、卒病、發痧等等，其實都是傳染病的範疇，只因為古人「妄測傳染病之來原，以為由於天氣不正，故有此諸名也。」[55]以自然氣候或廣義的氣來定義傳染病，雖在黃看來已是古人的認知，但當時有不少中醫仍就這個面向來解讀新式傳染病。有些季節來就容易爆發疾病，除了熱病，作為旁例，又像是花柳病，也好發在夏、秋之際，而且，它們解釋致病因子的方式，相當地雷同。例如一則「海草精」的廣告，就指出：「夏秋之間，空氣界氣熱，由熱生濕，而毒氣蘊結人體，受之血液變為汙濁而毒症發生。」即用熱、濕與毒氣來解釋花柳病的成因。[56]

到了一九三〇年代前後，西醫在中國發展的更為強盛，並已逐漸主導醫療衛生的發言權，這時流感的病因已完全由細菌學所主宰，但中醫仍在許多方面與西醫展開對話，過去中醫不甚注意小病「傷風」（或重傷風），因為與流感畫上等號，也開始捲入新的中西醫對自然之氣和細菌致病的論爭中。[57]只是就西醫科學而論，一九四〇年，一位西醫申明玉指出：流行性感冒為急性傳染病的一種，有廣義與狹義之別。廣義是指具有頭重、頭暈、頭痛、鼻塞、流涕、咳嗽、全身疲憊等傷風現象，統稱流行性感冒。狹義則是指專由 Influenza-Bacillus 感染所導致者。流感雖不如鼠疫、霍亂、猩紅熱等病殺傷力大，但一經傳染，不但難獲得免疫，而且更容易再得病，傳染力也強，都會鄉村都無法避免。當然，就現實來談，這位醫師其實是幫民生牌「沸孛隆 Fiberung」打廣告，聲稱它是一種解熱藥，還刊載了幾則醫案，都是談注射了這個針劑後痊癒的例子。[58]一般西醫式的定名與治療，皆依細菌學而論，故殺滅細菌，成了後來解釋藥物「有效」之依據，與中醫療法大不相同。[59]

## 三、衛生資源與物質：防疫的思考

雖然流感向稱所有傳染病中較難預防的，[60]然而針對這次疫情的防範，我們看到的是人們努力尋找生活中可用的醫療衛生資源。前文已約略提及，對西醫而言，防疫最重要的工作就是防止病菌與傳染，故租界區英美工部局的衛生處西方官員，針對當時疫情指出：「滬上屋小人多，收拾不能清潔所致，以故連日派令工頭督率小工多名，分赴愛爾近路、海甯路、馥康里、渭安坊一代，挨戶澆灑藥水，粉刷牆壁，俾免傳染時症，而保公眾衛生。」[61]這是以西法防疫為主，氣候的因素並不在考量之內。而前述西醫俞樹棻指出防疫與細菌、傳播方式之間的關係，指出：「考此次之惡性感冒，其傳染淵源，則病者之分泌物，如痰吐、瀉疫類也；其傳染方法，則人傳人之直接傳染，如與病者或帶菌者對語是也；其侵入門戶，則口鼻是也；其寄生部位，則咽喉氣管及肺或侵入血行氣也；其發病理由，則病原菌之繁殖，障礙官能，兼或產生毒素而中毒也。」[62]俞指出了身體（如肺、喉、口、鼻）與病菌的相對關係，針對看不見的細菌對身體之危害，指出一種可驗證、可觀察的身體對應關係。故前述一九一八年五月的北京罹患「喉症」的人甚多，或許也可能是流感的另一種表現。[63]

至於隔離與避免公眾接觸，也為該次疫情中不斷被強調之事，例如尤玄甫說到：「公眾集會之所，如遊戲場、劇園、茶坊、酒肆等處，尤戒涉足」；[64]余巖後來談及流感時說，流感很難預防，一般預防法難以見效，最好的方式就是隔離患者，特別是患者的「痰」，更應該注意消毒。[65]西醫防疫大體規範人與人之間接觸的準則，包括隔離在內，以及闡述對身體內物質「痰」的懼怕。西醫侯光迪指出：

多數患重感冒者，其痰吐咳嗆中含有無數之病菌，偶一不慎而觸及之，鮮能幸免。歐美人士，每逢咳嗽痰吐，輒手巾掩其口鼻，而承受之。誤對人顏面任意咳嗆，或隨地痰吐，不遭呵斥，即招厭惡。吾國人士向不留意小節，何況於痰吐咳嗆之微，故兩人相對咳嗆，習俗相安，均無嫌惡；公眾處所隨意吐痰，更屬司空見慣，殊不知此乃種病之禍根，而於本人之傳染最有關係焉。近閱報載西班牙大起同一時疫，其國名醫大聲疾呼，欲大眾於咳嗆吐痰時，須承受以手巾，願吾國人仿而行之。[66]

不論從預防疾病或公共衛生的角度來看，病人本身就是一個危險的個體，「痰」或飛沫則是萬惡的病源，[67]比看不見的細菌，可能更加具體。而中醫方面，也吸收了不少消毒和隔離的知識，前述曹炳章就在專書內談了不少，[68]在實際的防疫做法中，已採用若干西醫之法。還有一個很特別的，就是當時強調消化系統的順暢，也可以防疫。尤玄甫指出，預防流感：「食物總以取易於消化者為主，大便常使流通，不可祕結，尤為至要，此皆預防應有之事。」[69]可為代表言論，又如《申報》記載：「謹慎飲食衣服，疏通大便，則傷風自絕矣。」[70]則是一般防疫法則。

而對傳統中醫而言，有別於公共衛生之現代化表述，也非常具有特色，上一章末提及之處，此處再進行一些補充。在飲食方面，曹炳章就指出：「宜戒飲酒，蓋酒能損血液。若未病時覺口燥咳嗆，宜先用雅梨汁、蘿蔔汁各半鐘，和勻，炖溫服之，如熱重鼻燥，大變燥結不通者，宜淡海蜇二兩、大荸薺五枚，煎湯飲之。若微有喉痛，用玄蔘三錢、薄荷葉錢半，泡茶飲之。證過重者，皆宜參考前治法，及請醫生診治，非區區數味，所能通治也。」[71]在疾病發生以前，中醫已提供有效可行的簡易治療法；類似這種介於治療與食養間的技術，是中醫特色與抗疫資產。這種透過經驗的傳承，告知什麼該吃、什麼不該吃的論述，各地不一，例如皖垣一帶的醫生囑咐病者多吃「石榴」，不知為何，報紙報導「石榴」身價已飆至一棵兩百錢，供不應求。[72]還有就是似乎與流感不甚相關的「水」的問題，曹言：「宜用河水、井水、濾淨，煮沸飲之，煮粥飯亦須用此。若不流通之河水，與池潦停蓄之水，及其水汙穢變色者，井水進陰溝便所者，皆不可飲。又如未沸之茶水，及隔宿之茶，與不潔之茶葉變色變味者，皆不可飲。」[73]曹已注意到環境與人的關係，但中間卡的那一層媒介卻是「汙穢」。

至於日常之調養，中醫也主要著眼於「居處環境」和「飲食」兩項重點，例如居室「凡堂座明堂，臥室廚房，皆須灑掃潔淨，不可容留汙穢物；晴朗之日，移開窗戶，以換新鮮空氣，且使日光透入，以吸收濕氣。如牛馬豬羊之室，及棄置穢物，不可設於住宅，及食井之旁。又不可在井旁洗肉菜、滌衣服等類。凡時疫流行時，及天氣潮濕時，宜常焚香、大黃、蒼朮、茵陳之類，以解穢毒。」[74]「解毒」是指解除廣義的穢毒或毒氣，與微生物論述有所差距。[75]報紙還會將一些防疫的方法、飲食要點告訴民眾，例如《晨鐘報》即載：「時值春令，瘟疫難免發生，特將預防法宣示，大略如下：屋內宜潔淨，需勤灑石灰，窗戶宜開以透空氣，此外尚有簡便方法，如萊服子、青菓兩味煎透，飲其汁，自能消患於無形。」[76]但這則布告明顯是用「防疫」，而非專防流感；相關布告很多，而且真實情況是民眾應該分不出流感和「疫」有什麼區別，或是直接就認為，流感的高傳染力，其實就是「疫」。至於尤玄甫則指出大流感的治療與調養方式，說到：「吾人一有不適，而如覺病狀有與上述種種相似者，即宜多蓋氈被，安臥靜養；室中空氣，務須流通，溫度亦宜較暖，至飲食則當取熱而易於消化者，所以使腸胃流通也。」[77]一篇文章還指出，防衛流感端看病患有無抵抗傳染之能力，其要點就在於胃，「胃苟失調，全部系統皆亂矣。」[78]這些論述較為偏向西醫的調養，主要著眼的是食物的好消化和靜養。

而中醫對流感調養的食物限制方面，主要論述重點是在避免「毒」的侵擾，有別於微生物致病的現代醫學視角。不過，當時人們防疫的方法，有時很難硬分中西，甚至是混雜在一起的。一則大流感時期由保定警察廳長王縉所發的新聞，就指出了頗為不同的防疫視角，報載：

> 近查城關一帶，發現一種感冒症，最易傳染。若在神經腸胃素無疾病者，即得此症，亦絕無危險，惟夙有心肺病暨年老者，一經傳染或治不得法，間有生命之虞。本廳為慎重民命，防患未然起見，特擬預防各法，列舉如左（流行性感冒預防方法）一居住處所應隨時灑掃，疏通空氣，以保清潔；至於廚房廁所，尤宜注意。一所住之室，宜常保其溫度，固不宜太寒亦不宜太燥，務使寒燥適中為宜。一食品宜用清淡者，切忌用辛辣乾煎濃厚菜品飲料，尤要潔淨水甕，宜勤加淘洗，用貫仲藥品一對，放入水中最宜。一石灰最能消毒，凡病人之痰吐汙穢，須加石灰掃除之；有力之家用五十倍石灰酸水灑掃尤妙。一感冒症初患時，宜取汗防風，以防致轉他疾。一素有疾病者感受此病，宜速延經廳考准通醫診治，或到本廳附設診斷處診視，勿得亂投藥石，致使原無危險反有不測之憂。[79]

其中，注意一般環境之衛生清潔、消毒等等，皆西方醫學內可理解的防疫措施，但是食品宜用清淡、不宜太寒、太燥的建議，則與中醫所言類似，這份布告很明顯的是中西醫匯通的產物。

此外，有關飲食部分，一九一九年流感時，一篇西醫的翻譯文章就指出：日常調治最重要的就是食品，大多數與流行性感冒相關而衍生出的新症狀，皆為「進食謬誤」的結果，而患流感的病人，又往往會有莫名其妙的食慾產生，這時最好禁食一天左右，以保健康。反之，一般病者多沒有食慾，但因被強迫進食或吃得過多，「胃汁之分泌停止，所進之食物並不消化，但在胃腸內發酵釀成毒質，使體內已有之疾病，益陷於困難之境耳。」[80]這樣的呼籲與中醫外感熱病後應當遵守「食禁」的知識頗有類似之精神。病患一旦吃得過多過雜，就容易產生前文反覆陳述的「食復」，導致病情反覆，甚至更加嚴重。從這點來看，中西醫對於罹患流感後的少食、慎食概念，頗有融通之處。

## 四、「肺」與「痰」的身體觀及藥品

探討流感疫情時的藥品文化，非常有意思且具有挑戰性。我們以為很多不相關的思想（或疾病原因），其實在當時人的印象中，那底層根源卻是盤根錯節的連結在一塊，故分析廣告及其圖像，需要更多的想像力。[81]

古代醫者論傷寒，最初乃論「風寒客於皮膚」，[82]其病程變化是一個由體表入於內（臟腑）

的過程。但到了清初溫病學派興起後，論外界的「氣」透過咽喉、傳入肺臟，成為外感熱病的主要原因，而且「肺」往往是最終的受害器官，代表病程已到了最嚴重的階段。[83]或傳統所言，邪氣從經絡而入，明清以降，則談「病氣傳染，從口鼻而入。」[84]甚至論傷風累於「肺病」，也已自清代開始，[85]這與一九一八年大流感疫情時最終多導致肺炎的論述是一致的。流感會引起許多併發症，在每個人身上所顯現的可能都不相同，[86]所以流感常常給人會引發各種其他疾病的印象，在這次疫情中更加顯現這種特質。例如《內務公報》就刊載這次疫情會導致咳血、肺炎甚至神經迷亂。[87]全紹清則言：「此次是病流行，多轉為肺炎而死，亦有轉腦膜炎症致死者。」[88]甚至還有文章指出流感除引發肺病外，還會引發腦病。[89]可以這樣觀察，魯迅曾在《二心集》（一九三二）年內指出，「精確」的疾病是不會隨意「變化」的，他說：

今年的三月號《小說月報》上馮厚生先生譯的《老人》裡，又有這樣的一句：「他由傷寒病變為流行性的感冒（Influenza）的重病……」這也是很「順」的，但據我所知道，流行性感冒並不比傷寒重，而且一個是呼吸系病，一個是消化系病，無論你怎樣「變」，也「變」不過去的。須是「傷風」或「中寒」，這才變得過去。但小說不比《生物學淺說》，我們也姑且模模糊糊罷。[90]

雖然魯迅所陳沒有問題，但馮厚生的翻譯對當時人的認知來說，也並不突兀，因為流感的併發症太多，甚至會引發其他傳染病的看法，在當時都不是一件奇怪的事。[91]

這其中最特別的轉化，還是流感會引發肺炎與肺癆。當年流感，本身就與「肺」的發炎很有關係，最終致死，是令大家最聞風喪膽的併發症。對「肺炎」的「炎」之描述，對中國醫患來說，本身就是一種新的疾病觀建構。正因傳統中醫無「肺炎」之說，故時人對其高度討論，顯示疫情期間人們對肺炎的恐懼。據當時描述，嚴重流感肺炎患者的嘴唇和臉部都會呈現青紫色，有時甚至全身發青。一位紐約的醫生指出流感重症的情形：正值青壯年的士兵，是最大的受害者，「他們的肺部因充滿了黏液、瘀血和泡沫而停止了工作」，最終失去了戰鬥力與生命。[92]民初中醫也有「肺風」一詞，就是指急性感染之肺炎；[93]所謂肺病不外是「肺氣虛弱、外邪侵入」，若導致咳嗽哮喘、氣急痰凝之症，「治之不早，則輕者漸重，重者益危，甚且至於不救。」[94]可見肺的生理與病理，在當時其實有很大的探索空間。

當時不少藥品廣告很強調肺是極其重要的臟腑，有謂「肺為呼吸總機關」、「居於群臟之上」，所以「遇有風寒暑濕，以及時疫毒菌，最易傳達肺部。」[95]西醫除了論「肺」之外，也大量論述流感與「痰」的關係。除上文所言，流感疫情爆發時，紹興還有一位俞姓紅十字會工作人員，亦罹患頭痛、發熱、咳嗽等時疫症，經過幾天發熱雖止，但報載「咳嗽痰多、精神憊乏，類成肺癆」，所以特別將他的痰封存後，再寄回請紅十字會代為查驗。[96]在流感疫情時，除了對痰的懼怕外，醫者和民眾也將流感與「癆」的關係，視為一種理所當然的疾病進程，而且在整個民國時期都存在這樣的論述。例如張山雷曾謂：

吳下醫者，又有所謂「傷風不醒便成癆」之一證，而觀於癆瘵之人，當其末傳之時，但覺肺氣已竭，而痰涎壅塞，補之不可，攻之不能，往往無可措手，而一詢其受病之初，證情若何，則固猶是尋常之傷風咳嗽，纖芥小恙也。試問同是傷風，何以而竟至不醒？自有此不醒之傷風，而傷風隨在多有，即不醒而成癆之病，亦復隨在多有。此無他，傷風者天為之，而不醒者醫為之也。[97]

流感不好好治療，會引發各種併發症，[98]這是流感給人變化多端的印象之一；而傷風轉成癆病，常是因為醫者治療不當或調養失宜所致，加上肺癆（肺結核）在民初是一個很特別的疾病，又與各種虛弱的身體感連結。流感之後所產生的倦怠、胃弱的狀況，是很多人都會經歷的虛弱感，這一點當時西醫甚少著墨，僅以多喝開水、多休息來囑咐病患留意。[99]傷風一症雖為小恙，卻常致肺癆，漸入危途，故諺曰「傷風不愈便成癆」，罹患傷風之初，需要及早治癒，若至延入

「癆」途，後果就不可收拾了。

細究為何會「成癆」呢？原因之一，就是「體虛」。一九三四年，一位作者就用西醫名詞「抵抗力」之強弱來說明病邪與身體的關係。他指出，一個人罹患傷風後，不論是咳嗽還是流鼻涕，都是希望能將「微生物向外驅出」，強壯的人很快就可以排除病邪，但是體虛之人，則纏綿久咳不癒，導致傷到肺臟，又讓結核菌容易侵入，故言「體虛而傷風不愈，變成癆病者也。」[100]當一九一九年疫情之時，也有人注意到：「精力充足之人，病菌不能侵入，故培養元氣，為抵抗疾病最有效之方法也。」[101]因此，流感雖牽涉到微生物的定義，但是它與中國醫學與衛生論述「元氣」對照，顯然不完全是衝突的。西醫學說常常成為其他疾病，如「癆病」的佐證之一，而為中國醫者所挪用，就如余巖談及流感時說：「即輕症之流行性感冒病人，及患肺結核者，因其帶有本菌，亦為傳染之泉源。」[102]就當時人而言，流感與癆的病菌亦有其相關性，故我們將看到：流感不癒會導致癆，而治療癆病的藥物也幾乎都能治療傷風感冒，這是一個互通的疾病表述，故疫情時期報紙也刊載：「傷風雖非重症，日久不愈，即成肺病，治之遂難。」[103]點出流感與肺病之間的連結性。中醫戴谷蓀（一八七八－一九三三）指出，流感的病程早在《內經》中就已指出，就是「勞風」，被風邪所困，最終導致身體受損。[104]

依據以上所述，我們來看看疫情時期的相關藥品。例如「助肺呼吸香膠」的廣告主打「化痰」，指出：「傷風為時行症之一種，每逢春氣發生的時候，患者較多。其時喉管稍覺微癢，或燥咳不止，或咳痰不暢，皆由肺氣不宣，呼吸不正，漠然失治，日久釀成危險之肺病，本藥房發行，功能清理呼吸、滋潤肺體、剋除頑痰，為各種除痰保肺藥中之極品。隨時服化一、二片，立能咳止氣舒，使內臟頑痰，隨口出咯出，肺體清健，可免久咳成癆、肺萎肺炎諸症。」[105]從廣告詞的形容就可知，當時藥商善於利用這種「病程日益嚴重」的話語，從傷風變成「危險肺病」，甚至轉成肺炎之恐懼，來營造藥品價值，而當中「痰」的角色更是關鍵，為流感、肺病的共通症狀。最令人擔憂的併發症就是「肺癆」，諸多同類藥物都會著眼於該症之治療。一九二〇年，西醫沈雲扉在報上載文，宣傳「專治肺癆藥水（Tuberculosis remedy）」，是其同為西醫的友人江逢治（一八八九－一九三〇）監製，在上海各醫院試用，成績甚佳。很多人寫信問他該藥的效果？他說，江不是藥科專門人才，但江有留學德國的背景，故找了德國專家來一同研製。經過他自己試驗，發現確實可以治療肺支管炎、肺膜炎、流行性感冒等症，故可以說：「該藥不特專治肺癆，凡肺部病之非癆者，亦能統治。」[106]從這篇短文可以看出，話語曲折，但終究是沈幫其友人及其藥品背書的文字，也可見治肺癆藥品的「廣泛」效果。余巖曾指出，流感病人咳出之痰「誤染於鼻口腔及氣管，即發本病，又由食器傳播，又當咳嗽之際，痰沫飛揚，中有病毒，吸入者即受病，此皆其傳染之經路也。又患肺癆者，常有本病細菌，潛伏在肺中，又有雖遇本病菌侵入，僅發輕度之病症，不能自覺，他人亦無由避之者，如此之人，往往不知不覺散布微菌於各處，危險最大。」[107]可見肺癆之人往往有流感病菌的潛伏，也代表更容易罹患流感，流感與肺癆的關係，在細菌學的論述中，關係更為密切。

又綜合前述，儘管中醫較不論「痰」與傳染或與流感、外感熱病的關係，[108]但此時西醫強化了痰中細菌的可怖，而且和傳統中醫所論「成癆」的觀點結合，可從藥品文化中細細觀察。若我們相信當時中西醫論流感不是截然二分、毫不相關的論述，那麼，對「痰」與「肺」的關係與身體、疾病觀的交纏，在中西醫的論述中，或許都能找到切合之處。早在一九一四年，一種「製助肺呼吸香膠」，就宣稱可治新舊輕重傷風、一切肺病，能化痰止咳，所以這些觀念不完全是一九一八年後才出現的。[109]比較特別的是，一九一八年後，重傷風成為一種實際的「疫情」，使得原來的藥品，擴張了既有的用處，要防肺癆，先克流感。因此，可以發現許多能夠治療咳嗽、化痰的廣告，都開始被認為可以預防時疫。早在流感疫情爆發前，各種療肺藥就已經相當多了，有名的「艾羅療肺藥」（圖5-1），其廣告即宣稱：「肺為五臟之第一部，其作用在氣，人生一呼一吸，無非惟氣是賴，精血之得以流行無滯者，肺氣條達之證也，故治病莫先治肺。」這段話將「肺」之於全身的關鍵地位指出，並言：「值此冬令乾燥，正肺金爍火，易患一切咳嗆、痰喘、肺脘發炎等症，尤宜及早預防；況冬至陽生，春氣發動，無病者易病，有病者必多復發，惟服此療肺藥，可

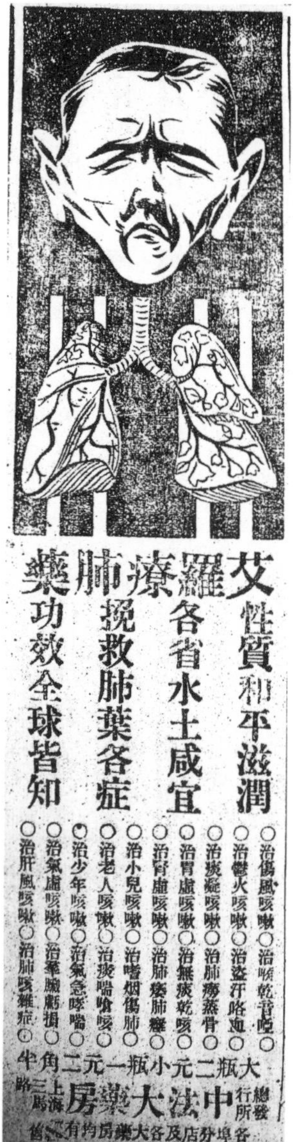

圖 5-1

保無各種肺病之發生。」[110]該藥還打出天時不正，肺疫（鼠疫）流行，應趕緊服用「補肺預防之藥」，可以強健肺經，其他如化痰止咳、定喘、肺癆等諸症，也都能治療，堪稱「療治肺經第一良劑也。」[111]可見療肺藥不光只針對流感，竟然也可以治療肺鼠疫。另一則廣告則謂有咳嗽的人尤宜速服「艾羅療肺藥」以宣肺氣，肺氣既宣，百病皆從痰出，即可避免被流感疫情波及。[112]

待至一九一八年秋、冬之際，流感疫情大爆發，各種療肺、保肺、化痰藥，開始與治療「時症」、「時疫」的概念掛勾，例如有一「時症事危」的廣告，內容是介紹以一中藥「半夏」為主體所做的藥丸與藥露。至於為什麼是用半夏？廣告也舉傳統中醫本草的知識：半夏是治咳聖藥。廣告詞解釋說：「時交燥令，肝陽易升，肺經受剋，各處天時亢旱，略受外感，則引動內風、伏暑發洩。浙省已發見疫症，初則身熱，繼則咳嗽，醫治稍緩，每至不救，因是死亡相枕，人人自危。滬、浙壤地毗連，輪軌交通，傳染尤速。若不先事預防，或恐有妨生命。」所以服用這種半夏製品，「服之可以逐客邪，寧肺氣，誠時令之藥品」，藥商將這場時疫的焦點放在肺與療治咳嗽上。[113]另外如《大公報》上載「崔氏驥製半夏」（圖5-2），同樣是以半夏製成中成藥，廣告指出：「現當秋冬之交，偶一不慎，即發生咳嗽，若投以靈驗之咳嗽藥，立刻可愈。」此藥「由上海工部局衛生醫官，天津醫院醫官加以化驗」，能發揮清痰止咳之功效，中外人士服用後痊癒，道謝函如雪片般飛來，「可想此藥之價值」。[114]從史料中可讀出這則廣告乃運用檢驗有效的行銷手法來取得患者信任。另一則同類的藥

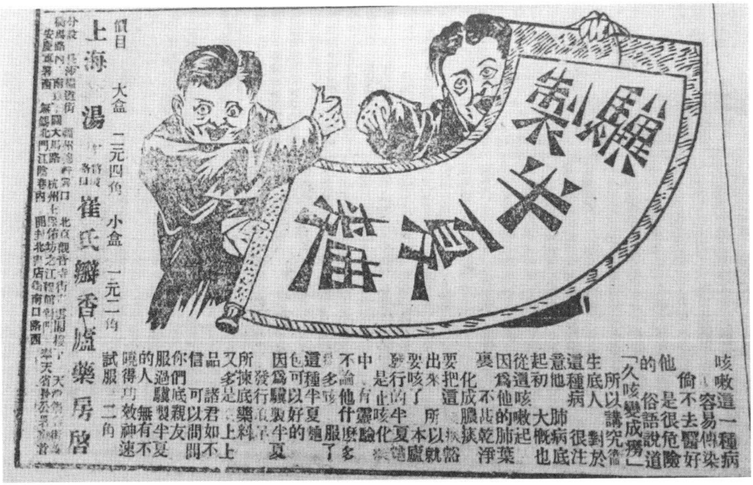
驥製半夏
價目 大盒 二元四角 小盒 一元二角
崔氏驥香爐藥房啓

圖 5-2

品廣告則指出：「原疾病之由來，每起於不自覺，一旦發生遂成大患，如傷風咳嗽等症，人皆漠視之，不知肺司呼吸，為一身之主要關鍵，生命存亡之所寄託。」[115]即充分運用「保肺」之療病功效，說明傷風小病與肺臟之間的連結。另一則該藥的廣告提到當時爆發的疫情：「瘁症即係寒病，傳染甚速近，已盛行滬上，偶一不慎，即變為肺炎。預防之法，莫如與患者遠離，若已覺身體畏寒、四肢疲乏及咳嗽多痰，宜服本廬驥製半夏或潤肺半夏露，使肺氣安寗，痰化咳止，則疾病自爽然若失矣。」[116]則說明了該藥可以紓緩流感。另一些該藥廣告，甚至直接使用中醫溫病學的外感引動「內風伏暑」，來解釋一九一八年秋天的流感疫情，最終則是言該藥也可「逐客邪、寧肺氣」，有預防之效，[117]其共通之處就是每則廣告都提到肺臟的角色。

對「痰」的重視，是這類藥品一項普遍的特徵。不少藥品廣告都徵引中醫傳統「百病多從痰病起」的觀念，擴大引伸至解釋多數疾病都是「有痰以作先導」，痰在身體內無所不在。故當時最有名的「崔氏驥製半夏」廣告有一句話非常具有代表性：「一言以蔽之，內外諸症皆痰作祟而已。」所以該藥就號稱能將人體內的「痰」透過健脾、運氣化痰的機轉，達到鎮咳去痰的目的，百病自然就能痊癒，[118]這當然完全是中醫的概念。「痰」病之因，大概在宋代之後被討論的最多，明代醫者引述朱丹溪的說法，認為所有的病症都逃不過「四因」，即氣、血、痰、食四者，可見「痰」作為主要病因，在近世中國已被確立，甚至有「痰有十因」之說，可見痰作為病因之複雜性。[119]到明代時，以下相關病理進程之推論已相當清楚，醫者龔居中在《痰火點雪》（一六三〇）中認為，由「癆傷」所引發的痰火，大體假定一個人罹患傷風外感，那是因為病患自己的身體素弱，再加上後天酗酒、縱慾、勞傷心腎，最後釀成久咳、吐痰咳血，肺部損傷等種種症狀。[120]甚至大流感時期還有人提及春天「痰疫」的說法，[121]可見「痰」之為病因，與流感等外感病的關係密切。

這些觀念早在一九一八年以前就出現了，大流感時期的藥商，即以中醫傳統理論來詮釋許多疾病的症狀，希望給消費者一種藥品能通治古今之病的印象；而這些概念，也反過來形塑民眾對流感的認知與治癒的期待。例如丁福保研製的「半夏消痰丸」就主打鎮咳、去痰，故可治「咽頭炎、氣管支炎、肺癆病、百日咳、流行性感冒」等疾病。[122]這種對照與轉化，在流感時期被強化，更可見其與疫病之關係。又如保肺藥「魚肝油精－保肺丸」的廣告，還給了詳細的說明：「咳嗽為一種之普通病，大部因肺經受寒或肺葉發熱而起。當此風霜漸逼、溫度漸降，而天氣又復乾燥異常，偶或不慎，未有不發生實行疫癘者。」甚至標榜「以中西各種治肺之藥練製成丸」，故謂保肺之所以克風寒、攘時症，滅瘟疫。[123]還有一種「保肺飴」的廣告，訴求「保肺」之道，即可治療一切咳嗽症狀，包括「感冒時邪之咳」與「傳染時邪之咳」，當然還包括了「腎虧之咳」，[124]一種藥的功能竟結合了流感之咳嗽與古代癆傷、近世腎虛等概念。

另一則有名的廣告為「唐拾義咳（嗽）丸」（圖5-3），在大流感疫情那幾年的報刊上大行其道。廣告商稱此丸可將「久咳之惡魔為之一殺」，也可以治療「天行時疫之咳」在內的多種咳嗽症狀，有意思的是，這則廣告稱此丸是經過「內務部化驗立案，農商部註冊專利」的產品？又說此丸得創始者唐拾義（一八七四－一九三九）（圖5-4）與唐太平父子一向擔任各省大醫院醫生，治好不少咳嗽的病人云云。[125]不過，僅從一則廣告，並無法確知這個丸藥是中藥還是西藥；但從其穿著來看，應該是西醫無誤。[126]不過，另一個此丸的廣告則刊載了一份由自稱是「前英國吉隆坡

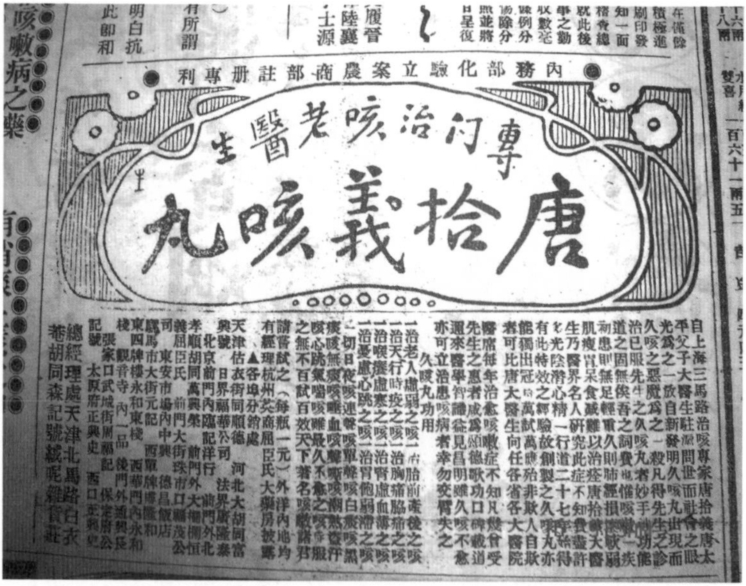

圖 5-3

皇家醫院醫生」的王澤民所發的布告來看，堅稱此丸「應驗異常，久為世界所公認。鄙人前已化驗合格，頒發證書證明」，更有「各醫院試驗最優之成績報告」；由此看來，此丸應為西藥。[127]但這些化驗、檢驗之成績報告，徒具虛文，因為當時並無一所具有公信力的公部門藥品檢驗機關，這些文字可能只是一種行銷手法。[128]

這些廣告所刊載販賣的成藥，都不是單治一種病，而是運用「治肺」、「化痰」的功效，結合中西醫語言，治療傷風感冒、流感在內的一系列症狀。例如一九一八年一份「急救時症藥水」的廣告，打出「發行未久」卻「活人無

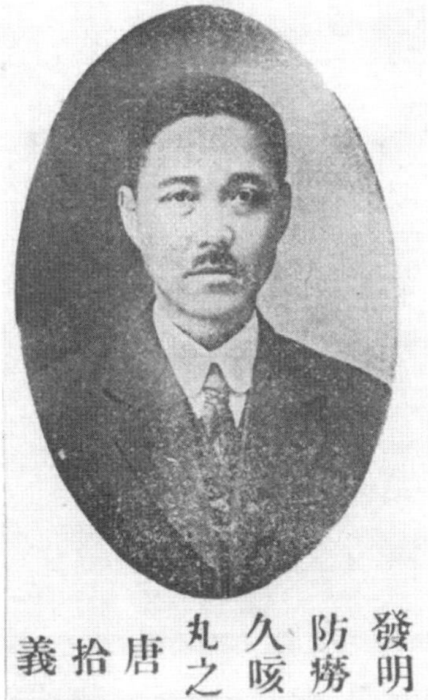


圖 5-4

算」的口號，其廣告詞記載：「時症之殺人，甚於水火，甬紹各地，蔓延已難收拾，今滬杭又警告矣，危險之極，令人不寒而慄。」很顯然就是在說流感疫情，其療效也幾乎囊括所有的流感症狀，說明其為「祛邪清熱、止咳化痰」的藥物，可治療的範圍相當廣泛，包括：「傷寒、顛狂、傷風、痰厥及神昏譫語、不省人事或肝風扇動、肺氣上喘等危急之症。」銷售處是上海「中洋大藥房」與交通路上的一家「美崙西藥行」，[129]藥商宣稱服用此藥後自可起死回生，顯然是宣傳策略；雖不能說「保肺」、「化痰」治百病，但真是不中亦不遠矣。從症狀看，幾乎所有能夠治療咳嗽或肺病的藥物，都可以治療傷風咳嗽一類的疾病，當然，它們也可能都能治療各種「痰」所引起的外感疾病。[130]另一個當時非常著名的藥品是「燕醫生除痰藥」，在流感疫情時，其廣告強調：「夏秋過渡之際，天氣冷熱，一日數變、偶一不慎，最易傷風感冒，輕重雖有不同，然皆起於輕微之咳嗽，或覺胸前腦中悶塞不舒，初患若不即為調治，久延將成險疾。如氣管急炎、痵症、肺癆等類，是以欲免傷風之患，必須預防一切，使其無由而生此能大能小之症也。」[131]更顯傷風是一種「可大可小」的病症，未免併發諸疾，應提早服用。最後，本章也要說明，像是西藥「兜安氏止咳藥片」的廣告，打出「於歌妓尤為相宜」，其廣告詞中就沒有強調可以治療由時疫所引起的咳嗽。[132]一九二〇年的一則廣告，則特別專論各種藥物治療傷風的功效，並著重時人對化痰、止咳的需求。藥品廣告指出：

> 近來天時暴冷暴暖，衣著偶一不慎，即寒邪侵入肺竅，發生傷風、咳嗽、鼻塞、流涕、頭痛、發熱，若久不治愈，不但受苦不堪，且易致腦漏、胃呆、氣逆、肺痿等患。本藥房精製「立愈傷風藥粉」（每盒洋二角五分），性和效速，吸入鼻孔，即能通氣止涕。若患已日久，可用「傷風噴霧精」（每瓶洋七角五分）與「噴霧藥器」，每只洋一元二角五分，同用自然奏效，如有咳嗽者，可服「呼吸香膠」，立可助肺化痰、止咳，用法另詳仿單。[133]

故我們可以知道，流感等疾病的症狀，乃至疫情，是被廣告商「挪用」的對象，這些藥品的主治項目很廣泛，總以療肺化痰為主，抓住當時人對痰、咳嗽等症狀的畏懼，來擬訂藥品說明，深植人心，成為疫情時刊登藥品廣告的歷史特色。

## 五、防疫與防病的藥品文化

疫情期間還有一大類藥品，著眼的不是「肺」或「痰」等身體觀或致病物質，而是用很模糊的對抗「時疫」或「防疫」等概念來統括其治療功能。

一位旅美的中國人寫下他對疫情在美國爆發時的所見所聞。當時病人若感到微冷鼻塞時，就會用樟腦少許和入油膏通鼻，希望使鼻子通暢，若便祕則需要通便，當時美國人是服用蓖麻油來幫助排便順暢，有點激烈，他呼籲中國人不要輕易嘗試，[134]這些花絮都會被介紹到中國，那麼，中國病患的情況呢？有哪些藥是當時常被使用的？在流感疫情熾盛時，一則有關「時症藥水」的廣告就指出：「時疫之流行，由城市而鄉村，自一身而傳多人，危險之極，西醫屢言之矣。本藥房（筆者按：上海中洋大藥房）為救急計，特請醫學專家配製時症藥水，專能祛邪清熱，止咳化痰。無論傷寒、癲狂、傷風、痰厥及神昏譫語、不省人事或肝風扇動、肺氣哮喘等危急之症，連服此藥，自能起死回生，轉危為安。」[135]這個藥水的主治，幾乎把一些有外感症狀的疾病都納進去了，從文字上來看還有不少是重症。另外一些藥品，例如「萬應百寶露」，看起來明顯地是主治霍亂或上吐下瀉的一些疾病，但刊載在流感爆發的時期，其廣告四角又標上「秋多熱病」的字眼，而且在廣告詞中又標出此產品的別名「（救急）時疫藥水」，這很難不讓人誤解；亦或是廣告商（上海五洲大藥房）也希望營造一種想法：此藥對流感是有治療效果的。[136]而這樣的刻意模糊，正是當時藥商希望營造出來的，希望能迎合當時市場之需求。另一則一九一八年上海中英大藥房售賣的「預防時症要藥」，廣告詞則言：「近來天時不正，發現一種傳染之症到處蔓延，勢甚迅速，而且少壯之體患者尤多，其症頭痛、身疼、腿酸、胸悶，寒熱頻作，止而復來，有頗似瘧疾者、有兼帶咳嗽嘔吐者，此藥從新方書研究，得以治此症，相對治癒之人，不知凡幾，所謂預防應時之靈藥也。」[137]此藥物並沒有明確說明「時症」是何病，其實只要宣稱可以治療傳染病，藥商不會把話說死，而是把能夠治療的症狀全部列出來，以取得消費者信任。同樣另一則有關「仁丹服用百病從愈」的廣告，所訴求的也是包治多種疾病的思維。在此藥的主治項目上，清楚地標註了治療「中暑傷寒」、「時令疫疾」的字眼，從它的廣告詞中可看出：「仁丹治病防疫之功效偉大，一服則靈效響應，百病從愈，轉危就安。常服則身體健壯、精神盛旺。防遏時疫，萬無一失，立刻服用為要。」[138]預防與治療時疫和四時感冒，正是此藥的主要功效之一；[139]可以作為一個有意思的觀察現象是，此藥又可以治療許多外感發熱疫病之外的疾病，以身體健壯、精神盛旺為日常訴求，故有「常服」之字眼，對照今日較流行在流感發生時才吃藥，而沒有病就不需服用的觀念，是不同的思維。同樣的藥品廣告則標榜：「時令遞遷，影響人體最甚，起居飲食，必須常服仁丹，……慎重勿懈，一有疫疾乘虛侵入于人身，恐招致意外之禍。」[140]同樣用「疫疾」來統括各種該藥能治療的疾病。

疫情期間非常多類似藥物，多宣稱具有治療傷風感冒、霍亂中暑、痧氣等幾個看似沒有什麼關聯的疾病，且多宣稱可以防治時疫。例如「科發傷風片」的廣告，指出小小的感冒傷風當年竟搖身一變而成為傳染病，且和中國古代的瘟疫類似，故言：「傷風一症，最易傳染，初起急宜醫治，以免染及家人。」[141]該廣告印證本書所陳述的趨勢，即傷風已非過往認知的「小病」，必須積極面對，服用藥品。在中國販售的日本名藥「快清丸」，廣告詞也是打著可以治療眾多疾病的大旗，乃「衛生之聖品」，諸如急救、常備、衛生之靈藥，可治療包括：中暑中寒、感冒時邪、山嵐瘴氣、痰咳、水土不服、赤白痢疾等等。[142]再不就是某些藥物使用可以「面貌清秀、肌膚豐滿」等完全與時疫或流感沒有關係的字眼，但在治療項目中也打出了可以治療「時疫惡疾」，[143]都給予當時消費者很多治療時疫的各種想像。還有類似的廣告如「太極散」，宣稱可以「殺滅秋癘」，該藥就運用敘述整個流感疫情的新聞，來作為藥品療效之訴求，說到：「今年夏初自京津一帶以及上海各地均發現傳染之寒熱病，十沾六、七，患者頗多，幸不傷人。係一種空中傳染輕微之瘟疫症。入秋以來，天氣亢旱、寒燠失度。夏初所發之疫症，現下杭州、寧波、蘇常等處均次第復發；夏初沾染者，尚屬輕微，入秋復發，尤宜預防。」[144]而這則廣告所主打的，號稱專治這場流感疫癘所引起之頭痛、發熱、咽痛、耳聾、吐血、便祕等症狀，其實就跟所有宣稱「防疫」的藥品一樣全能。

還有一些藥物，類似處方藥，是由一個個單一藥劑組成之藥方，也會在報刊中揭示。例如尤玄甫指出，當流感疫情來臨，一般人早晚宜服金雞納霜丸一棵；居室之內，手巾和臥枕上，最好還倒些「有加利油」（Eucalyptus oil）以為預防。因有該油為「消除傳染毒之特效藥也」。[145]當時金雞納是一種非常重要的退熱藥，常被用來治療外感發熱病，當然也有很多成藥是強調由金雞納製成，例如上海愛華製藥會社「三陰瘧疾丸」，說明「此丸純用金雞納霜及各種良藥配合。」廣告詞則訴求：「今夏陰雨連綿，秋瘟必多，如蒙各省各埠醫院、藥房、善堂及各寶號經售此丸，本社願廉價批發，以盡天職。」[146]該廣告非常有意思，乍看之下由金雞納製成的成藥，應該是西藥，但其廣告詞的陳述卻充分運用了中醫的話語，包括秋瘟在內；而該藥名「三陰瘧疾」本就是中醫的名詞，清代《類證治裁》內清楚定義了「三陰瘧疾」，寫道：

瘧邪伏於募原，淺者客三陽經，深者入三陰經。夫臟腑之經，各有界絡。邪在某經，即某經瘧。因邪有淺深，舍有遠近，行有遲速，故衛氣相值，有日發，間一日二日而發之殊。間一日發，與日發者治法同，病亦易愈。惟間二日為難治，以伏邪深入三陰，故名陰瘧也。足太陰脾，足少陰腎，足厥陰肝，其經深遠。三陽瘧多發在夏至後，處暑前。三陰瘧多發在處暑後，冬至前。[147]

其實，瘧疾跟流感的關係不大，當年也無重大瘧疾疫情爆發，但藥商抓住了「三陰瘧疾」是發於秋天的特性，來和當年的秋瘟進行對照，可以看出當時人們對於疾病的想法與定義是相當不同的。而晚清報刊上刊載治療三陰瘧疾的藥方，都是中藥，[148]故推知這則廣告內所販售的成藥，很可能有中西藥混雜的情況；當然，對中國病人而言，大眾還是比較理解中醫的疾病觀，此藥亦有可能是不含中草藥的西藥，只是挪用中醫理論，讓病患比較好理解該藥的主治。

許多報刊上的成藥，因為民眾可以自行購買，可能會讓很多醫者大為惱火，而醫師開的處方藥，才是醫師的本業與利潤。但在當時中國可以發現，一方面處方藥似乎很少做成成藥，報刊上的醫藥廣告，幾乎都是鼓勵民眾自行購買的成藥。[149]當時最好的成藥，還有廣為人知的阿斯匹靈，在南京國民政府執政之前，商標法的概念並不明確，各種同類藥物可紛紛在廣告中大展身手，[150]例如阿斯匹靈類的「洛定」（RHODINE），藥商打出「天下第一靈驗藥餅」的宣傳，功效包括「偏正頭風、感冒風邪、風濕各症、腦筋疼痛、風火牙痛、發冷發熱、酒風腳痺、傷寒重症」等等，幾乎囊括了治療各式會「痛」的疾病，具有退熱、消炎的作用。[151]另外由英華大藥房所刊載的「阿斯匹靈藥餅」記載：此藥專治發火發熱、酒風腳痺、風冷牙痛、傷寒重症、偏正頭痛、感冒風邪、風濕各症、腦筋疼痛等症，廣告詞中並言：「近來時行流邪，頭痛咳嗽、發熱腳酸等現象流行」，宣稱服用此藥皆可奏效，充分利用了流感疫情來作為宣傳。[152]

最特別的是，在敘述流感的成因時，雖然不少人已著眼於流感的「細菌」，但當下藥品真正以「殺菌」為訴求的，並不算多。舉例來說，例如有一「百補氏呼吸藥餅」，號稱「健肺已疾、防禦風寒」，言該藥「逐漸融於口中時發出已疾殺蟲之藥汽，充滿於咽喉管及肺部，藥力透入內部，無微不至，故能立奏奇效，而藏於氣管及咽喉裏層之流行感冒及風寒等症之病菌，遂即驅除淨盡。」[153]即將保肺和殺菌的概念結合在一起。另外有「仁丹」，其廣告謂：「虎狼不足畏，病菌最可畏」、「虎狼目能睹之，可以避走；病菌目不可睹，無從避走。」所以只要準備「仁丹」，就可以發揮「化食、消毒、排瘴、防疫」的功能，則病魔不足畏；可是這則廣告並非強調殺流感之菌，而是運用廣義的殺菌來作為訴求。[154]此外，保肺藥也強調殺菌，但例子不多，如「哈蘭士醫生保肺漿」的廣告，就主打可以「清肺炎」和「搜肺絡之留邪」，能殺「肺中之微菌」，故可以治療各種咳嗽，當然包括感冒風寒的咳嗽在內。[155]

還有一些值得注意的「非內服藥」衛生防疫物品，例如「急救喉症漱口水」的廣告上記載：「天氣乾燥，易患喉症，稍一不慎，即釀巨禍。故衛生家重在預防，克禮醫生發明急救漱口水，無論紅腫、白點、刺痛，即以此水常漱，無不奏效，且能消滅微菌。」[156]該漱口水主打殺菌，流感常導致喉嚨疾病，這與傳統中醫所謂的「風邪上受」，從鼻、喉到肺的疾病流動身體觀非常符合，但從流感流行時期治療喉症的藥品廣告來看，細菌論已逐漸成為藥商的販售利器。[157]當時認為，不管什麼病菌，流感、霍亂、天花、猩紅熱、黃熱病等等，它們的致病原因，都是「細菌」。我們今日分得很清楚的概念，在當時一般民眾並不會特別區分，例如當時很多傳播細菌至各處的，竟是蚊子和蒼蠅，其實這些病媒和傳播流感的關係不大，但當時的「美孚避疫水」，俗稱「臭藥水」，還是宣稱用來殺滅病媒，可達普遍殺菌防疫之目標，容易使消費者混淆，[158]可見當時的細菌論述也尚未細分，殺滅病媒好像對所有的傳染病都能起到預防效果。

還有一類藥，筆者稱之為「防疫」藥品，它們的特色是：不一定強調殺菌，而是常用「解毒」的說法。顧名思義，這些藥物都能治療各種瘟疫的症狀，而且常常是慈善團體贈藥的主角，更是「家用常備藥」的寵兒。例如《申報》上一則誌謝啟事刊出：「昨承博愛醫院，送來救急藥水二十瓶，此藥水專治流行熱症、傷風、食滯霍亂、吐瀉、絞腸急痧等症，謹當代為分送。」[159]我們並不知「救急藥水」是何物，但顯然它專剋流感在內的很多傳染病。另有「徐錫驥先生製正氣丸」，其言是純中藥材所製，功效比仁丹更強。[160]類似藥物還有屈臣氏藥房發行專治時症之「聖藥百病通靈水」，也陳述可以治療各種疫證，包括四時感冒、傷風咳嗽在內，一九一九年的一則廣告上說：「近日時症流行，服此水者無不立愈，眞有起死回生之功。」誇大藥品療效到可以治療數種疫證，是這類藥品廣告的特色。[161]其他如科發藥房「哥羅芝時症藥水」、[162]五洲藥房出品之「良丹」，[163]這些藥品治療項目內都有治療霍亂或吐瀉，多會指出「夏令要藥」，是家庭常備的良藥，傷風與咳嗽往往都名列在可以附屬治療的疾病內。至於上海美泰西藥房發售之「冬令要藥」，則有「流行感冒特效藥」，但不知為何藥，流感雖多以冬天為好發，但發熱、感冒等外感症狀，卻是一年四季都可見到，使得治療傷風、咳嗽的話語，廣布在相當多藥品的主治項目當中。[164]還有一「治痛神藥．柴利根 Salicon」，可專治頭痛、咳嗽、流行症重傷風等，其廣告指出：「家居旅行，誠一日不可缺免。醫家備藏數十瓶，即可醫治各種痛症。」[165]則是使用家居常備藥的觀念。另有「虎牌日快丸」，可治中暑、中寒、傷風、感冒、嘔吐、瘴氣、痧症等等，廣告言：「口中常含四、五粒。清心解毒。百病不侵。」此即言解毒功效。還有「四季保險漿」，廣告稱該藥是依照「德國醫學會社」原方提煉純質，「功勝尋常痧藥水」。[166]這兩種藥，廣告商稱上兩藥是「四時應用之藥」，並言：「當茲夏令，尤為多備，濟人利物，功德無量，無論家居旅行宜乎四時常備，以防急濟。」也運用常備藥物的概念，希望民眾平時就備在家中應急，以備不時之需。[167]

還有一些藥茶或外用、外擦、吸入的藥品，同樣別具特色。當時有些醫生也會生產製作一些茶飲，例如報載有醫生提煉「菩提茶」，就是使用消痰、利濕、通便、順氣等諸藥煉成，並言「民國八年夏秋之間，疫癘盛行，死亡枕藉，惟平時飲此茶者，均不染疫。緣此茶通腸滌胃、化痰消食，能將一切病根隨時化去，並言這種防疫法真是簡易而節省。[168]還有「小山薄荷錠」，言常配戴此藥可以抵抗惡臭疫癘，可保免被傳染之憂。[169]又有「立治傷風鼻煙」，透過廣告，也將傷風這種小病列為傳染病來宣傳，論及聞此煙即可防疫。[170]上海三馬路中法大藥房當時發行數種藥物，強調「近日之流行症，由於天時不正，釀為疫癘，有細於微塵之小疫蟲散布空際，由人耳目口鼻而入，發為寒熱咳嗽、筋骨疼痛等症。」所以外出時宜配帶「辟疫藥水」，居家也可多灑撲殺疫蟲之「臭藥水」。[171]上述藥物之使用與功效，皆不脫本章所論療肺與殺菌的範疇。像是五洲藥房，更是將整批藥物「打包」介紹，充分利用人們對疫病之恐懼，來建構整個系列藥品之形象，從一九一八年鼠疫開始，就開始刊載各種防疫藥品與日常用品，顯示豐富的防疫文化。（圖5-5、5-6）[172]到了一九一九年後，則又完全是以對抗流感之姿出現，有一則啟事是這樣的：

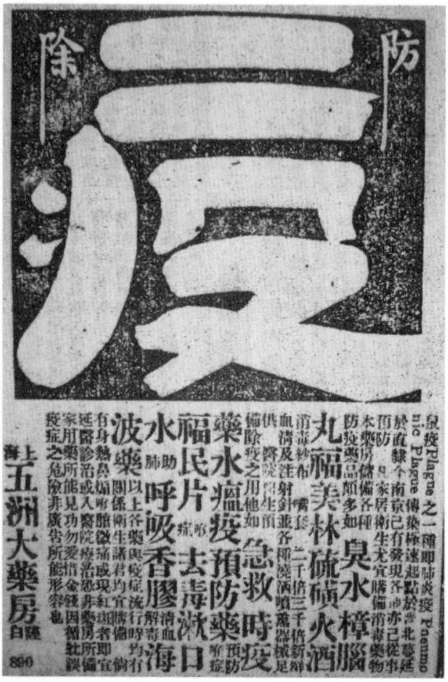

圖 5-5

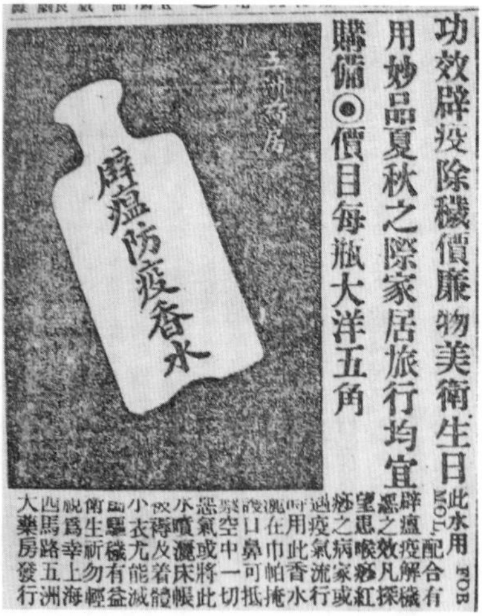

圖 5-6

凡流行症之起，均為空中呼吸之感染。身體一經受寒，即患頭痛發熱、骨節酸痛等症，此係流行性之感冒也。務宜速治，免留咳病為後日大患。未病人尤宜預防，以免傳染之患，藥房為慈善事業，應盡衛生天職，曾經本藥房醫生與藥劑師再三研究，發明一種防疫消毒片，未病人服之可免傳染，已病人服之可消內毒，定價每瓶二角，功用服法另詳仿單。如寒熱已退尚有咳嗽者，宜速服本藥房助肺呼吸香膠，每盒二元。又有防疫香水，每瓶五角，噴灑巾帕掩護口鼻，可抵禦空中一切疫氣呼吸之患，如將此水噴灑床帳被褥及著體小衣，尤獲滅菌驅穢之益。（圖5-6）又有辟瘟疫香袋，每只一角，佩之嗅鼻亦能抵抗呼吸空氣中流行時疫之惡氣也。現在時行傷風，患者頗眾，頭暈骨痛遍身發熱，亦係一種流行之感冒，防之宜早。[173]

該藥品廣告主打的就是醫治時行傷風，即針對當時流感疫情而出現的廣告，充分將流感疫情融入防疫、殺菌、消毒的幾個衛生話語中，也可見這些詞彙在當時藥品市場中的流行程度。

罹患流感之後的調養，其市場也不可小覷，一樣屬於流感疫情時物質文化之特色。由於流感調養不易，一旦疏忽將會釀成各種發炎症狀、肺體受感染，而最終導致最嚴重之肺炎。故尤玄甫指出，在病後「飲食寒暖，首當謹慎」，一方面可食用「富於滋養料之食物」，另可加服「補劑」，例如服用幾那皮與阿摩尼亞（Bark and ammonia）、金雞納霜、鐵劑等來調養，則「舊病可不致復發矣」。[174]對應當時幾個知名的藥品，舉例來說，例如「自來血」，[175]指出「冬令尤宜」，為何是冬天呢？這則廣告巧妙的運用中醫熱病學理論，寫到「經曰：冬不藏精，春必病溫」，故而此產品「自來血」可以發揮「添精益髓」、「回天再造」之功效；從廣告內文看來，可以發現身體的各種「虛」或「損」的症狀，會導致疾病之發生，所以應該趁「藏精之冬季」這個時令來加以進補，春天時才不會罹患包括流感在內的各種熱病。[176]另有類似的補藥「九造眞正血」，呼籲病人注意身體之「內邪」，乃由「血分虧弱或血液汙濁，早經伏有病根，不能抵禦外邪。」若是身體臟腑氣血充盈，則身似鐵壁銅牆，「疫蟲」也無法侵襲。所以服用該藥來補身，使渾身氣足，則一切外邪無從侵入。[177]還有「解百勒麥精魚肝油」，該廣告言：「今年入冬以來，天氣非常乾燥，大都患時行傷風者，比比皆是，中醫曰感冒，西醫謂傳染，染雖無大害，實傷肺經。」該藥不但可療肺止咳、還可抵禦外感疾病，並言「青年肺經、最易損傷、尤宜加意保護。」[178]此處論述增強氣力可以抵禦外感病的文字，充分運用了傳統中醫補氣的概念，更成為稍後「抵抗力」的內涵。[179]本章以討論一九一八－一九二〇年的藥品使用為原則，下一章還會將視角擴大至整個民國時期，來看看在流感疫情之後，有哪些新藥品出現，並探討其社會文化意義。

## 六、小結

本章一開始持續分析了中西醫者對一九一八－一九二〇年流感疫情的解讀，補充了前面幾章的不足，可讓讀者更清楚的看出當時人們分析疫情與細菌學兩者關係之努力。再轉到民初藥品市場的多采多姿來看，很多是基於細菌學所述，但卻更加廣泛，甚至中西融合，更見當時解讀與認識「流感」面貌之多元。各式五花八門的治療藥品應運而生，若不加以分析，很難解讀出其中的意義。最初，讀者可能會單純以為民初有很多藥物可以使用，流感何足懼怕？誇張一點說，當時並沒有「綜合感冒藥」這個詞，但其實不是很多藥都有今日綜合感冒藥的概念嗎？甚至治療功效還有過之而無不及。但事實上是，這些藥物宣稱的療效到底有多少實效，它們真的能治這麼多疾病嗎？筆者認為應該打一個大問號。根據學者研究，民初之傳染病肆虐，可說幾乎年年都有地方性疫情爆發，[180]這些藥物廣告多引自大城市所發行之報刊，其他省分的小城鎮能否購得這些藥物？答案應該是否定的，從本書前幾章分析的疫情來看，上海周邊的小城鎮，基本上藥物是不足的，所以很多新式的成藥，偏遠地區的民眾是難以購置的。此外，民初許多醫藥廣告根本就是包治各種傳染病，通常統括在「疫」、「時病（症）」這幾個名詞之下，還可兼治許多不可歸類在傳染病之內的其他疾病；或解決一些身體的不適症狀——而它們又不見得是傳染病引起的，流感不過是當中的一個疾病而已。

我們不能只用一種藥品或一類專治感冒的藥品來看民初治療流感的文化史。事實上，流感本來對中國人來說，就不算是一種明確定義之大疫。在日常生活中，它幾乎每年都有，一般人視為重傷風；但也正是屬於日常常見之病，故其不需要被「疫情」的定義框架住，就能年年穿梭在我們的日常生活中。那個時代有這樣一些思想，史家探討疾病史，不能過分聰明，以今日眼光來衡度古人。在民初一般民眾的認知中，恐怕不能根據自身某幾種外感症狀，如喉痛、流鼻水、骨節痠痛、發燒等，就定義自己得了流感，有時只是自述一籮筐的症狀與不適而已。而偏偏這些症狀，又是最常見的，它們常被籠統的放入某些藥品的主治功能中，像是流感之發燒、喉痛、多痰等等，不過就是許多外感病的共通基礎症狀。此原因無他，擴大一藥品的治療功效、無所不能，是藥商更喜歡的行銷手法，這也正是許多藥品廣告都跟流感掛勾的原因，「傷風感冒」之角色無所不在，成為商人一個可以隨意利用的疾病。

在本章中，可以看到大量與治療流感相關的藥品，甚至流感介於「疫」與「時病」之間的豐富角色，可讓藥商從治疫、防疫的角度來取得消費者的信任。更因為時人對「肺」與「痰」之懼怕，以及人們對肺癆之擔憂，使得藥商可以在身體觀和病菌之物質文化中，建構藥品治療之形象，從而達到其在商言商的最大收益。在大流感疫情之前，民初《申報》、《晨鐘報》上治療肺癆之廣告中，不一定會和傷風扯上邊；但是一九一八年後，顯然愈來愈多的肺癆藥品廣告內，傷風成了一種理所當然可以治療的附屬症狀。同樣可以看出的是，例如一開始在《民立報》上，只有一些「自來血」的藥品提出可以調養「飽受風寒、轉滋嘔血」，[181]但後來同樣是逐漸與流感相關，而且可調養的症狀也不盡相同，甚至涉及中醫之經典理論。

如果再考察補腎藥的情況，大概也是如此，一般藥品所能主治的項目，都有「層累」現象，雖未直接和治療流感相關，但大多是以借轉的形式，從預防、調養等觀念著眼，造成各種成藥廣告愈刊愈多，療效也愈多，[182]到大流感時期之後，更多地被論述可以治療流感。當然，還有一些藥物不能和流感掛上關係的，例如清末以來知名的補腦藥、戒菸藥、梅毒藥等等，就不能硬套上治療流感的名目——還是必須有合理的身體觀（肺）、物質關係（細菌與痰）的相關性，才可提供建構理論和書寫文字之基礎，治療之功效才能說得通；而且，這種身體觀建構有其中西醫學理論的內在邏輯性，好比治療肺病的廣告，就和「痰」高度相關，這一邊是中醫的肺失健運、一邊則是西醫的痰與細菌之關係，共譜疾病與藥品療效之美妙組合。而本章前段有關時人對流感疫情之討論，牽涉許多細菌論的複雜分析，在藥品文化上就無法充分展現，例如對細菌種類與特性之討論，就不是藥品廣告所陳述的要點。它提醒了我們：當時上層疾病知識與下層民眾所熟悉的身體與疾病話語之間，還是略有差距，這是探討藥品文化帶給我們的收穫之一。

# 第六章

# 從專業知識到家庭醫藥之轉型

## 民國時期中西醫對流感的治療與調攝

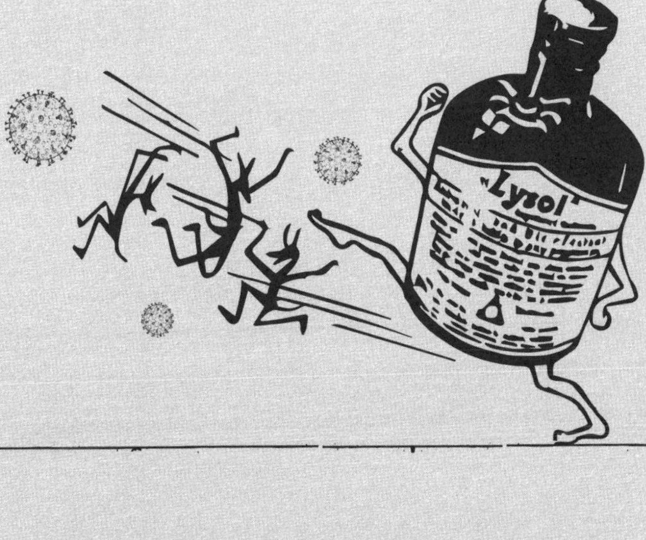

## 一、前言

經過上一章爬梳一九一八—一九二〇年的報刊廣告，發現藥品市場借用新式報刊來刊載廣告的行銷模式，非常興盛。不過，能夠治療流感的中西藥物非常多，要怎麼做到有效且具有意義的分析呢？只分析報刊資料恐怕還有不足之處。明清以降，承載傳統中醫藥知識的專書，最重要的部分仍是以刊刻經典醫書的方式呈現，[1]不管是世醫還是儒醫，都需具備一定的專業閱讀能力。另一方面，明、清以來出現的通俗醫書，已使醫學知識較為普及，[2]甚至著名醫者也從歌括入門學醫。[3]但是，一般民眾手中能掌握的，主要還是一些方書與藥書，知識擴散的廣度仍較狹窄。[4]民初文人魯迅即自言家中醫學書籍不多，但印象深刻的就是清代中醫書籍《驗方新編》和《達生篇》，偏重實用，可為一顯例。[5]

自晚清以降，筆者發現，隨著新式報刊的出現，醫學知識開始透過白話形式來刊登，去除了艱澀的理論，以「家用」、「居家」、「常備」等語言形式，大量出現在民眾的日常生活中，並透過報刊或西藥品目錄這類的書籍，直接刊載成藥方劑或產品。[6]本章所謂的家庭醫學，根據當時的定義，是具備簡單生理、病理、衛生法，甚至日常急救術等知識，偏於日常應用，將這些內容編成小冊子，以供公眾之閱讀，當時像是在德國，即行之有年。是以「家庭」的概念，不單是指在家庭這個場域，而應該視為日常、公眾的醫學知識，比較合宜。[7]根據《上海近代西藥行業史》統計，家庭用成藥的範圍相當廣泛，可說是民國各大西藥房藥品分類中的最大宗。[8]家庭用藥必須符合：安全、廣效、日常實用等幾個特質，而流感的藥物，恰恰都能符合這些論述。本章即從此角度切入，來檢視流感所映照出的藥品、日常生活與大眾文化史。同樣呼應上一章所論，補充資料的廣度，拉長時間的段限，放眼整個民國時期的家庭用藥知識，流感作為一個疾病，它是如何被介紹、理解和治療的？專業的知識在高層流動，而又有哪些醫藥知識是深深影響、再造一般民眾的日常健康概念呢？本章將探討這類知識轉型及其呈現，再討論它們對近代中西醫的意義。[9]

## 二、清末民初轉型：流感在家庭藥物中的知識

直到俄羅斯大流感的威脅解除後，中文字彙中都還只有「感冒」、「傷風」，而未有「流感」一詞。那麼，流行性感冒被納入新式傳染病的譜系內是何時呢？從普及醫學的視角來看，一九一〇年的《新撰急性傳染病講義》中定義「流感」為急性傳染病的一門，乃首次確立其定義，包括桿菌的種類與發現者的歷史，都已被介紹，[10]但後來一直被人們所遺忘，直到一九一八年

後，才又被大量介紹，但疾病名詞一時也未能一致，已如前述。在病原菌方面，丁福保後來在一九二四年出版的書中補充了「甫拿恩柴菌」。[11]但不少資料表明，絕大多數人分不清「感冒」和「流感」的差別，雖然有專業醫生指出：感冒的細菌是加答兒菌，流感則是細小的桿菌，[12]但在家庭常備藥的知識系統中，兩者並沒有很明確地被分成兩種病來看待；它們都會發熱，導致的症狀也很類似，故當時多以症狀輕、重來進行分野。而且很有意思的是，直到一九四九年，《常用藥品》內還分輕傷風是「風寒」所致，重傷風則是「病菌」所致，中西名詞已達匯通，只是使用的藥物，沒有太大區別。[13]

更早的時候，「流行性感冒」一詞，博醫會譯作「痒」症，但在《新撰急性傳染病講義》中則列為「痒症」，[14]舊譯作傷風時症，一名寒冒，古名「天行中風」，又有「流行性加答兒」等名稱。[15]可見「流感」是新的名詞，它在古今有很多別稱，牽涉的病症也非常廣泛。流感之所以牽涉的疾病很廣泛，就在於其引發之「併發症」，往往又引起「後發症」，例如丁言：「肺結核為流行性感冒後發症中之一。」原因是流感使得肺對結核菌侵入的抵抗力減弱與消失。[16]流感的各種併發症，與細菌間的相互關係非常密切，最可怕的就是各種炎症或由桿菌所引起的神經性障礙；還有各種複雜的症狀，包括腸胃炎、肋膜炎等等，牽涉非常廣泛；[17]流感細菌還有一種是腸胃性的，會導致過敏、便祕、泄瀉等症狀。流感雖然是一種病，但其併發症卻遠比本病來得更恐怖且難以處理，時人有很清楚地描述。因為流感恢復期較長，這段期間，患者疲倦、咳嗽發作、食慾不振、盜汗或神經痛，常會演變成「神經衰弱」，而且若患者本身有肺病或心臟病，則更容易轉成肺結核。除此之外，在併發症的補充上，一九二〇年一篇文章的統整，非常詳細，罹患當年流感之人，除肺部炎症之外，還有以下雜症出現：

> 在神經方面言之，腰痛頭痛之外，即人事不省或譫語，尤以酒客為著明，或猝倒如腦出血；然，或不能言語，四肢麻痺，有因之而死者，大概好後之思者，常有生精神病者，一般憂鬱、或種種幻覺，但至後亦可治愈，患流行感冒之後，而神經衰弱者有之，若脊腦方面有病，則患者行走不調，或四肢麻痺、或眼花、或者末梢神經、三叉神經、肋間神經、左股神經等發生疼痛。在耳方面有單純性或化膿性中耳炎，因耳病而續發腦病者頗多。在消化器方面，若病重時，則食慾不振，嘔吐、腸痛、脈痛下痢、大便出血。若患者為孕婦則常流產。在心臟方面脈搏加速在百次以上，但在心臟變弱患者則易起心臟麻痺症，因菌毒作用而生官能障礙，在皮膚常生匍行疹（水泡）或紅瘢。[18]

由此即可看出流感大爆發時，會有多少藥品的主治將與流感疫情發生連結。又，罹患流感之後的神經衰弱、咳嗽，可能會拖延很久，又可能再次觸動二次流感。而結合前述的流感成「癆」之論述，民國時期「腎虛」或「癆」導致神經衰弱的論述，有時也和「精神病」拉上一些關係。[19]這些症狀和外感病後的失調和虛弱有所關係，例如在傷寒熱病後，患者容易因身體失調而導致的「百合病」，即為一種精神疾患的綜合表現，[20]中醫余無言就認為，罹患流行性感冒之後，也可能因精神刺激或過勞而產生「續發性神經衰弱症」。[21]只要流行性感冒調養不當，很容易演變成神經衰弱，導致各種精神上的困擾或問題。一九二九年四月初，史學家顧頡剛經歷一次腸胃型感冒，他說傷風甚重，既發熱惡寒且拉肚子、背脊痠痛，故只能臥床。他在當月七日寫下，這次得病「發勞傷」是累積勞頓後的發作，想要工作卻始終沒有力氣。四月十日時就醫，中醫說他「積濕至厚，濕已化熱，兼外感風邪，致有此疾。」[22]可見當時人認為傷風感冒與勞傷有關，太過疲勞會導致罹患重傷風一類的疾病，而該病侵擾日久，又將導致病患罹患衰弱性疾病。罹患肺病的文學家魯迅，曾赴日學醫，也曾對流感後「休養」之必要進行陳述，他在寫給友人的信中說：「流行感冒愈後，大須休養，希勿過勞為要。力作數日，臥床數日，其成績遜於每日所作，有節而無病，這是我所經驗的。」[23]顯示流感痊癒後，應該還要保留一段休養期，有節制才不會衍生變症。由上面這些論述可知，「流感」在清末民初的新知識體系中，是一常見、症狀或併發症較多的一種疾病。而除了本身有心臟病或肺病的患者，其實流感的致死率不高，「百人中不過一人」。[24]流感沒有特殊的療法，患者只能根據症狀來治療，[25]這是接下來分析許多居家常備藥後會發現的情況，一如上一章所言：不少藥品都可以治療流感，或和治療該病沾上邊。

自清末民初之際，流感已進入家庭醫學的領域。在丁福保一九一〇年出版的另一本《家庭醫學講本》中，雖沒有專論流感，但細查該書，才發現當時的感冒傷風類，全部被歸類在「呼吸器病」中的「氣管支加答兒」；其中的急性氣管支加答兒，即名之「風寒咳嗽」，而流感本身會成為肺結核等病的誘因，在當時已確立，而咳嗽則為一代表性症狀。[26]罹患流感之初，就與肺和氣管密切相關，治療的藥品，當時刊載的則為中西藥並陳，但還不是成藥的概念，多是單位處方藥，須自行調製。[27]至一九一四年，丁福保翻譯的另一本書《新萬國藥方》中，已有「流行性感冒」一詞歸在傳染病中，並介紹各種調製處方藥之配方與劑量等，也建立了流感是常見病、傳染病的位置。[28]丁氏自言其《家庭醫學講本》已刊印十八版，可見其暢銷程度。該書雖言家庭為應用之場域、著重日常，但其中仍有不少專業疾病的介紹，含括原因、症狀、療法、藥物等部分的內容，算是相當專業，可見家庭醫學絕非過去一般祕方或偶一為之的慈善施藥藥單可比。新醫學涉入家庭的意義，丁認為可以普及醫學知識，是醫藥衛生知識在社會中進步的一種象徵。[29]

丁福保的弟子顧鳴盛，在三〇年代也出版了《家庭必備醫藥須知》，內容不只是病症與藥物的簡單對應而已，還有中西醫理的論述，教導病人怎麼看病、怎麼吃藥、怎麼找好醫生等等知識，很難界定這是一本純中醫或純西醫的醫書，但可以確信這絕非古代的方書，而是將醫藥知識生活化、通俗化與實用化。[30]後來家庭常備藥的觀念，陸續發展，楊廷祐在一九三四年指出：在進步的國家內，家庭都會常備一些藥物，故中國的上等家庭也應如此；再加上現代社會生活忙碌，生病固然應該請醫師診治，但像是感冒、頭疼、咳嗽或外科等「小病」，若能熟識幾種「和平之藥」，就能自己治療，以免延誤病情。[31]當時的家庭醫藥非常強調「自療和預防」，成為「自療學」，範圍涵蓋每一科，包括傳染病和四季時病，[32]像是一九三二年《民眾週刊》指出：「今春雨量特少，空氣乾燥，各種時疫最易發現，故為家庭人口安全計，應設備些簡單藥品，以備急需。」[33]即使像時疫這種疾病，報刊也鼓勵民眾常備藥品。

在家庭常備藥這個觀念出來之時，至少就丁福保而言，他沒有排斥中藥，而是試圖將它納入一個新的知識框架底下，省略掉中醫病名與診斷理論，而偏重保留中醫的方劑。例如丁氏另外有編「丁製家庭衛生藥庫藥目」一篇，當時的家庭用藥是包括中藥方劑在內的，編排方式是先西藥後中藥，中藥方劑計有「感冒發表散」，功效為：「專治外感風邪、身體無汗、頭痛鼻塞等症」；「荊芥退熱藥」功效則為：「專治風寒、感冒、春溫、伏溫、冬溫等各種發熱病，服後兩點鐘，即能見效。」[34]這些內容幾乎把中醫溫病學的術語與病名都使用上了。另有「半夏消痰丸」，功效除治療各種痰症、咳嗽外，還有「肺癆病、百日咳、流行性感冒、氣管支喘息、肺炎、肋膜炎等皆可治之。」[35]可見在家庭藥方的系統中，防治肺病、咳嗽的藥方，通常是與流感被歸在同一類中。又，日本藥學家赤木勘三郎編的《和漢藥製劑篇》（一九〇九），丁也補充一些傳染病的內容，轉譯為《中外醫通》，在一九一〇年出版。[36]在書中流感是被歸在「呼吸器病」內，治療的方法也有許多是中醫的方劑，反而是西藥的處方比較少，內容比例大概是22：3，可見當時丁之選擇，所譯之書即有中西藥方匯通的意思，而且中藥甚至比西藥更多。[37]在理論方面，丁也會採中醫之說，但整體仍以西醫為主，只是在解釋中藥時說明中醫理論。民國時期還有不少類似「臨床實驗彙錄」，大抵為藥商賣藥之廣告，多介紹服用某種藥物而治癒者。例如「握姆納丁」，為一種注射劑，可以治療除了發燒外的一切包括頭痛、頭暈、鼻塞、咳嗽、筋骨痛的症狀，部分宣傳言語比較誇大。[38]一九四六年甚至有中醫指出，在使用中藥治療的過程中，或許也可同時注射「握姆納丁」，則呈現一種中西藥合用的思維，中西混用，以實用優先，是這類家庭藥物知識的重要特徵。

## 三、傳統與延續：中醫的家庭照護與方劑

傳統中醫方藥知識的傳播，大致透過以下四種形式呈現，其書寫方式，多少也影響了民國時

期的方書內涵。第一是最典型的方書，這個系統下的古代方書，例如《千金》、《活人》、《肘後》等等，以匯整各種方劑及其用法為核心，在民國以來仍持續發展，中醫視為「處方學」或「方劑學」，屬於正統的醫學知識傳承；[39]醫者編書多以發明醫理、整理方藥知識為主，但非為家庭常備而設，[40]在流感疫情爆發時，也有醫者致力寫作專書來闡明治法，但牽涉較多中醫理論，所以歸為第一類。[41]第二類則是驗方或稱經驗方匯整，是醫者總結自己經驗或家傳知識所刊行的方書，特色是幾乎不談醫理，只列方劑。傳統方書多有抄襲的現象，這類醫書更難例外，知識層面的廣度靠不斷刊刻、抄寫的方式擴散，深度和正確性則大有問題。[42]第三種則最為普及，是在「日用類書」一類的文獻中，[43]這可以說是「居家」醫療知識刊載的一種模式，雖非醫藥專書，並且「類書」之分類也不是以醫療或疾病來區隔；但這類居家知識至少在中國是曾經存在過的，而後來民國以後的家庭醫藥專書，則是增添了許多新的內容與變化。最後，第四類則是在瘟疫爆發時所刊印之傳單、小冊子，這類知識更雜、更加零散，不能算作整本方書，所以另歸一類。這些零散的知識，在民國時或可能透過報刊和更多、更普及的傳單、小報，進而影響普羅大眾的家庭生活，不可忽視。

一九一八年流感疫情爆發時，很多刊載家庭知識的報刊就刊出第四類「應急」治療時疫或時症的方藥，例如該年上海之病患罹患頭痛、四肢痠脹痛，感到寒熱時，報刊《家庭常識》就介紹用綠豆湯來治療，還介紹一些中藥方來運用，總體偏向溫病學派的方子，較少牽扯複雜的辨證術語；[44]或是教導用刮痧來治療感冒、外感、外邪，這在清末時就已非常流行。[45]但這類「應急」的刊載，並不是家庭常備以「預防」為先的主要精神。在晚清以前，供舊式家庭使用的方書往往透過抄寫而存續，抄書的作者不僅看醫書，也蒐集親友的醫藥經驗。延續到一九二四年依舊存在，童月軒的《歷驗再壽編》收入《三三醫書》，童的好友王理堂指出：中醫「成方浩繁，有經方、時方、單方之別，經方時方，非個中能手莫能施用」、「惟歷驗單方，人人能知。」所以刊行這本醫書，免去民眾抄寫之繁，以廣傳播，但其背後最重要的目的不是為「家庭常備」，而是在展現「慈善家所以汲汲焉以刊傳單方為急務也。」[46]這本書大部分是外科，也有少數的內科與婦科，例如第百九十六方，即「治風寒積滯一切雜症」，記載：「此方專治傷風作寒時染，頭痛身項痛，腰痛目脹，鼻塞聲重，風痰咳嗽，上吐下瀉、便赤、內傷飲食及感冒四時不正之氣，發痧瘟疫，瘴癘鬼瘧，赤眼口瘡，濕毒流注，腳腫腮腫，風火喉痺。」[47]故可視為傳統方書「第二類」系統，在民初仍存在。

民國時期中醫還持續透過刊刻驗方或祕方，來充實一般家庭醫學的內容，例如張民寶自印《家庭醫藥顧問》，就認為這類醫藥知識人人可以學、人人可以使用。[48]除用刊印、抄寫方書的方式外，民初大眾媒體較為發達，還可透過新式報紙和期刊來介紹一些驗方，影響一般家庭，例如上海的《長壽》就刊載「急救喉症活命良方」等藥方；[49]而《中國醫藥雜誌》則介紹用葱白、白菜根熬湯喝，然後再用棉被蒙頭發汗，此原理據說有排出血液中毒素之作用。[50]此外，民初中醫所謂「成藥」，也見於傳統藥房所出版的小冊子中，這類小冊子多在中藥鋪內發送，缺點是有時沒有記載份量備查，非得到藥房親自詢問、買藥不可，這是傳統中藥店的行銷手法，非為家庭醫學而刊，僅有少數加上份量備查，明言為居家、旅行而設，才具有居家備用「成藥」之意義。[51]

民國中醫在報刊上刊載不少療治流感之方劑，通常是新舊知識混雜的，疾病名稱未予統一；甚至也有不以疾病名稱區分的，而是利用部位來分，例如陸士諤就用內科上部，頭、耳、面等不舒服的症狀為依據，逐一列出有用的方劑，這樣對民眾查方有幫助，但是沒有疾病的名稱，頂多有「風熱頭痛」一語，[52]這無助於中醫在民初想要進行的科學分類。當然，普通的醫藥知識，或許不需要這麼複雜的科學知識和嚴格定義，中醫沈仲圭則言，有病不一定要看醫生，可以「檢方自療」。他指出，很多醫者並不一定都是醫術精湛、經驗老到之輩，而且自己或家人體質和疾病之原因，自己最清楚，平時若有留心藥理，即可自治，但他沒有直接介紹感冒的藥方，而是介紹單味藥如當歸、山楂、桂圓等介於食品和藥品之間的植物藥材。[53]當然也有中醫書寫傷風的家庭自療學，刊載一些中藥的方子，但其言「總以發表為主，使其能一汗而解」，若僅透過「發汗法」來治療流感，恐怕不見得當時每位中醫都贊同的。[54]這就引出另一個家庭醫學知識的特點，就是簡化繁瑣的病理和藥理解釋，而以對症、簡單方便為主。例如一位中醫葛晉福言傷風咳嗽，就是流感症狀，一不注意，即釀成肺炎肺痿，可運用中藥杏蘇散；[55]沒有憑問診、脈診，就直接開出方藥建議讀者服用，此即取簡易方便之性質。

對於家庭常備藥，中醫看重的不是科學，而較多的是個人經驗之累積。所謂「驗方」，非指經驗而已，還要能靈驗，秦伯未（一九〇一－一九七〇）在一九三〇年編寫的家庭醫藥常識叢刊內寫到，他希望這套書能介紹驗方，也能傳達一般中醫理論讓社會大眾知道。他在驗方書的一開始即列出「外感門」，每個疾病都有一味代表方劑，不過沒有「流感」之名。[56]有談到感冒者，如中醫沈仲圭在報刊上舉薄荷葉「辛涼解表」之功能，可用於溫病初起；他談到一位中醫周子敘擔任杭州宗文中學校醫，就利用薄荷葉、桑枝葉、貝母、杏仁等藥煎服來治療學生感冒，沈認為這樣組合，功效與阿斯匹靈是一樣的。[57]對於感冒的家庭常備之概念，中醫有時還是會用「祕方」視之，同樣也有經驗、常備等概念在其中，但少了科學性。[58]

在病名的歸類上，若提及病名，中醫仍慣用外感、傷風、傷寒等名詞，而比較少用流感。一如一九二〇年代前後，中醫多使用季節性之「冬溫」（冬天流行病）或「風溫」（春天流行病）來描述外感熱病，到一九三〇年代後依然如此。[59]一九四〇年的《家庭醫藥顧問》，則「感冒風寒」、「四時傷寒」都列在「傷寒病自療法」一篇，而其敘述，則皆為中醫的病症名稱，顯然是從中醫的角度出發。[60]一九四一年，朱仁康出版《萬病醫典》，也是主張「百病自療」的概念，該書運用的同樣是傳統外感病病名，不加分類，而是用筆畫來供病者檢所，例如風寒、風溫、風熱、春溫、秋燥等，但檢書者若不對中醫病名有基礎了解，恐怕連檢索都會碰上困難，不若西方用感冒或流感來得單純；而且朱還列出脈象與各種病況分期，雖然詳細，但以自療的方便性而言，不略通中醫者是不能操作的，[61]可看出當時中醫仍常常使用傳統的外感熱病知識體系，來解釋流感或一般感冒的各種症狀。然而，也有《國聞週報》上的作者在書寫家庭醫藥常識時指出：中醫所謂「傷風」就是「流感」，因為古人認為感冒之因是因為感寒冒風所致，但西醫自一八九二年發現桿菌之後，中醫之說就不能存在了；該作者舉了十幾種西藥處方和成藥品牌供讀者參考，只在最後列舉了三個中醫方子，如柴胡升麻湯、神朮散和傅青主傷風方以供備用，整體的思維，已偏向以西醫理論為主架構了。[62]

有關治療的方法，中醫在民國時期仍多用「發表」、「發汗」等傳統傷寒學派或「退熱」等溫病派的術語來解釋治療的原理，例如在一九三四年的期刊《家庭醫藥》內，中醫仍用「辛味疏解之品」來幫助「開泄肺氣」，如薄荷、荊芥、前胡、紫苑、桔梗、杏仁等藥物。[63]一九二九年的一本《家庭新本草》內的「發表」和「退熱」藥，多是處方藥而非成藥，故中成藥少見「專治」流感的，並沒有這個單一選項；但處方藥卻有很多可以選擇，例如發表藥有：沸水、荊芥、地骨皮、火硝退燒散、樟腦發表散、薄荷發表方、硫黃發表方、發表湯（胡椒、燒酒、紅糖）和柴榆湯等。「退熱」藥則有：冷水、冰、白藜蘆、硼砂、生菜、金棗、桑椹汁、火硝、火硝龍膽水等等。[64]中醫家庭方多以症狀為治療分類，而少以單一疾病為治療目標。當然，刊載中醫家庭藥物的作者，有時身分不一定是中醫，他們也會像丁福保一樣，列出一個中西藥並陳的流感家庭藥方，例如寫過《霍亂預防法》、《簡易療病法》的朱夢梅，就不是一位醫者，他在《家庭藥物學》內，刊載以治流感為主的解熱劑或清涼劑，就是中西藥並陳，例如冷水、冰水、白糖、地骨皮、柳樹皮、知母、竹茹、柴胡、常山、連翹、檸檬酸、金雞納霜、硝石（硝酸鉀）等等，以單方居多，而沒有成藥。[65]該書在一九三四年出了第二版，列出之發表劑，以單一味中藥為主；[66]至於解熱劑與清涼劑類，則中藥、西藥皆有，作者不但陳述吃這些藥可以降低體溫，還可以「撲滅誘起發熱之微生物」，而其中只有金雞納霜、柳樹皮（水楊酸）、硝酸鉀（硝石）能算是西藥，其他所列都是中藥，可以說仍以中藥為主。[67]

雖然民國時的中醫家庭藥方，多以中醫傳統病名分類為主，但還是比正統醫書的系統要簡化許多，例如用傷風俗名，但分「風瘟」（不惡寒）和「風寒」（惡寒）兩病，簡化了中醫熱病分類之複雜性。如此簡化辨證術語，讓人們可以依據藥方來按圖索驥。[68]但也有像朱振聲主編的書，論脈診、舌診，還分溫病門、癲狂門等分類，顯然太過專業；[69]丁甘仁編成藥書還論「六氣門」，分諸風、傷寒、溫病、諸火、暑濕、痧氣等類別，並羅列藥方，雖然內容豐富，但還是牽涉不少中醫的專業術語。[70]或即便是有西醫背景的作者編的書，只要牽涉到中醫外感熱病時，還是會論述「溫病不能用傷寒方來治」這個明清以來就一直存在的老問題，[71]雖然文字簡單，不理解中醫熱病理論之脈絡者，是難以運用的。又，許多中醫在報刊上刊載探討流感的文章，有不少是相當專業的案例討論，例如中醫周小農在醫報上，探討一位名叫「吳楚卿」的病人罹患外感症，[72]後來治療幾日死去，他把醫案公開在醫報上供大家討論，有不少中醫提出自己的看法。[73]看似很好的學理討論，但是可以看出對這種外感病，中醫有極其豐富的外感病辨證體系，[74]必經一連串精準的辨證，用藥才能精準，甚至不同時期，用藥也不同，[75]這些論述，專業醫者會看，但要吸引一般民眾關注，發揮對下層民眾的影響力，則顯得薄弱。最後，筆者發現，民國中醫仍會利用歌括來解釋時病，但是這種解釋法在清代是通俗，但在民國時卻已不通俗，因為歌括中還是很多疾病名稱與用藥辨證之方法，已不及我們接下來要介紹的西式家庭藥方，來得更為通俗與普及了。[76]

## 四、五花八門的治流感成藥

新式家庭常備藥，畢竟參雜了西方醫療觀念，中醫洪春圃的《家庭醫藥顧問》中指出：疾病為什麼一定要找醫生？其實是因為沒有適當的醫藥書籍來刊行，但歐美普通之書刊雜誌都刊有醫藥常識，醫者一有發明，立即公開，所以一般家庭小病，民眾都可以自行處理，節省醫藥資源不足和寶貴的時間、金錢，說明了家庭醫藥方的科學性與普及性。[77]至於早年在日本學醫的陳繼武，在一九一六年曾編《中西驗方新編》一本，雜採中西方藥，頗似丁福保所編之書。[78]這些書與前述純中醫的家庭藥方仍有不同，許多新的西式家庭藥書都只收錄中藥方，卻不談中醫理論。陳在一九三四年又編一本以「家庭」為名的醫書，則省去中藥方，強調傷風最為人忽略，卻又是「百病之基」、「他病之源」，是以很多書不論流感，但流感卻出現在很多病名的下面，多以肺病、肋膜炎等呼吸器病為主，[79]是以流感有時不在「傳染病」分類中，而在「呼吸器病」中。[80]而「呼吸器」的藥物，陳多舉止喘、鎮咳、去痰三種為主，不難理解當時這幾種藥物與流感的關係；[81]相同之藥理，拜耳藥廠生產的迪烏泰、幾阿蘇炭嚳，可以治療流感，也可以治療內傷久咳肺癆，有殺菌、清肺、化痰的功用；[82]或如「吸咳平」，強調殺菌，可預防感冒咳嗽，皆可見當時療肺、止咳化痰之藥多與治療流感相關。[83]

痰與流感之關係，上一章已有說明，疫情過後，「痰」之危險依舊被不斷強調，甚至可以說民國時期民眾之「吐痰」，被視為是危害社會，導致國家衰弱的象徵，必須透過政府展開著名的新生活運動，[84]想方設法地透過各種衛生道具、掛圖，來宣揚不要亂吐痰的好習慣。（圖6-1）不過，政治運動並沒有多強調「痰」和流感的關係，人們總是生病罹患流感了，才會很直覺地去尋找藥方。一般民眾的疾病觀，很多都是被醫藥廣告塑造出來的。藥商順應各種政治宣傳和人們對疾病的恐懼，加強宣揚不吐痰的好處，並與療效相結合，解釋「痰」的生理、病理現象。[85]是以民國初年治療外感病的藥物，大多具有治療咳嗽、痰多的效用，肺的健康也被視為近代衛生的重要事項，肺臟或包括氣管的「炎」，被視為是嚴重的疾病，而且中醫認為它與西醫的急性傳染病息息相關。

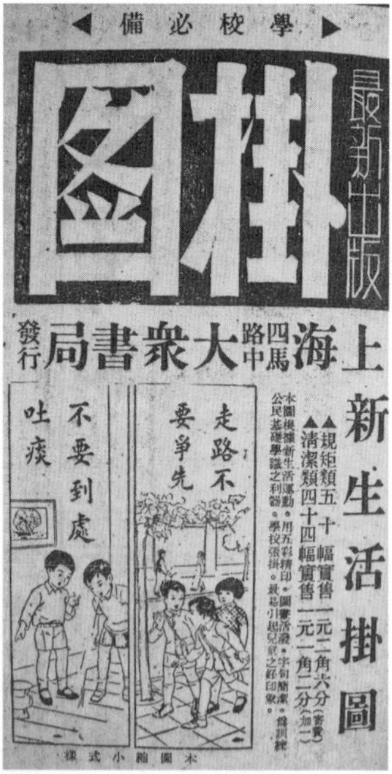


圖 6-1

一個由上海佛慈國藥廠發行的中成藥「佛慈桔梗素」，即刊載大版面的廣告，在推銷商品之餘，還不忘將療效與「禁止吐痰」的社會運動連結在一起，說明吐痰是因為痰多，若化痰止咳後，自然就不會亂吐痰而有礙觀瞻，就等於響應了新生活運動的訴求。該廣告饒富意趣，還有國民政府主席林森手書「是乃仁術」之推薦。（圖6-2）[86]另一則一九三六年該藥品的廣告指出：「痰為我人健康之大敵，內則盤聚臟腑，恣意為祟，外則咳嗽頻仍，有損觀瞻，而下級人士，尤有到處吐痰之惡習，是以政府屢有勸止吐痰之運動，是誠刻不容緩之急務也。」藥品廣告也指出，痰多之人，絕不會因法令禁止或社會運動而「無痰」，根本的解決之道，終究還是要靠服用藥物來除痰；如果能服用此藥，「痰既不生，無物可吐，奚恃人之勸告與禁止哉？」故請「注意禮儀與衛生之愛國同胞」

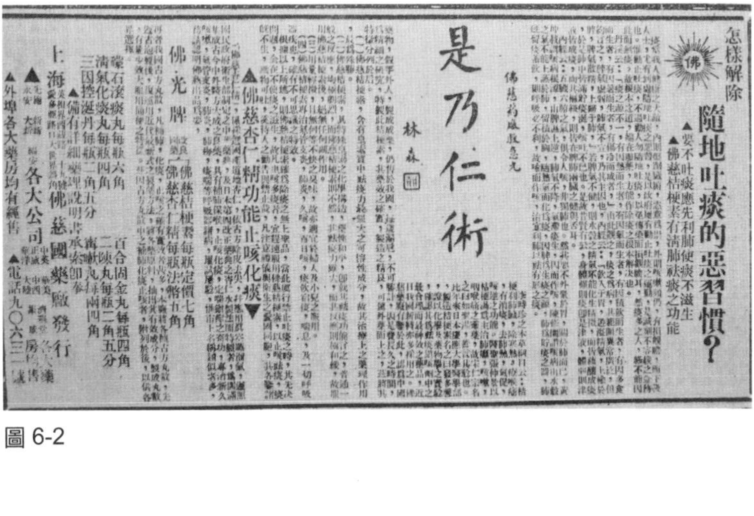


圖 6-2

來購買此藥物。接著廣告引經據典，例如舉《內經》與中醫朱丹溪、陳修園等人所言：「痰之源不一」，總歸因於「脾氣虛弱，肺氣不宣」、「脾為生痰之源，肺為貯痰之器。」故身體強健則無痰，身體虛弱則將生痰，而關健就在脾肺二臟之健康與否；但主要還是必須先行「利肺以祛有形之痰」。根據這樣的理論，該藥廠舉出《本草綱目》和醫聖張仲景的記載，來說明該藥為何以中藥「桔梗」為主來研製藥劑，該則廣告內容中有「桔梗利肺臟，除寒熱，療喉痛，有消痰，去肺熱、氣促、咳逆之功能。」《金匱要略》則以桔梗湯主治肺癰、咳嗽和咽痛。不過，這類國藥製劑，往往會強調科學之驗證，所以藥商也宣稱他們的藥劑有這樣一個「科學」誕生的過程：「比年來日本慶應大學醫學部，製造桔梗素名之曰『發多聲』，證以化學及藥物學之實驗，確認其為祛痰鎮咳劑中之最合理而最神效之藥品，近日我國新醫亦多採用之。」而且，這類國藥經由外國出品後，經以科學實驗後，從外國繞了一圈，又回到中國來發行，原因又為何呢？這其實和當時的國族主義意識緊密結合，廣告中聲明：中國的藥物，假手外人，製成成藥，竟又銷售到中國，把國人的錢都賺走了，所以經過本國藥廠之研究，本國藥本應當由本國人來研究、本國製造、本國銷售、本國人受惠與使用！[87]充滿了國族主義的意識。

這類藥物通常能夠治療一切肺部和氣管的疾病和症狀，甚至包括感冒、支氣管炎、肺炎、百日咳等一切呼吸器疾病，並且毫無疑問的，包括肺癆在內。肺癆已經和肺的疾病、流感、咳嗽、吐痰等疾患結合在一起，在大流感疫情時期就已如此，可以說藥商綁愈多疾病之療效，利潤相對也愈多。只是，肺部疾病包含的範圍太廣，我們可以輕易找出這類論述背後的危險。就拿流感重症、容易致死的「肺炎」來說，一般都非常嚴重，著名中醫陳存仁就曾指出：

我對一切發熱病方面的治療漸能掌握療效，逢到肺炎，我絕不拖延不放手，立刻指示病家就診於西醫，免得病人失去了有利時機。那時盤尼西林還沒有發明，用的無非是「消治龍」，敷的無非是「安福消腫膏」，在治療上有十分之五、六的把握，由此也挽救了十分之五、六的病人，所以病家非但不說我沒有本領，反而很感激我。[88]

陳認為若碰到肺炎病人，應該立刻請他轉往西醫治療，或許這樣的舉措可能讓許多中醫感到不堪，若中醫不能治療肺炎？那麼未來怎麼說服病患「相信中醫」？但這則史料其實是出於一本陳闡述「經營醫業」的專書，[89]避免治療肺炎的病患，可能是為了避責，而非中醫無能。唯一能肯定的是，即使西醫治療肺炎，十位病患還是會有四、五位死亡，這則更不可能是單純服用中成藥就可以輕易治癒的重症了。

針對肺中之痰與肺弱而導致的咳嗽，還會衍生中國人其餘對身體的擔憂。有一則故事是蘇州名中醫陸晉笙，曾提到一則友人誤服西藥咳嗽藥水而死之案例。緣於陸的一位極為要好朋友名叫江建霞，有一天在宴席上，陸聽見他咳嗽連連，勸說：「君咳不暢，有外邪閉塞肺經，宜服開泄藥。」江建霞回應說，已有西醫勸他服用止嗽藥水，他已準備好要服用了。陸聽了以後驚覺不妙，說自己並不懂西藥的藥性，但是「顧名思義，恐是劫劑，古云：『傷風不醒便成勞』，似不宜服。」可是江不以為然，仍服用該西藥。後來過一段時間，陸與一些友人相約為師母祝壽，待到晚宴時，卻不見友人江建霞，聽朋友說才知道，他因身體有小毛病所以不克赴宴，陸認為應是小病，也就不以為意。沒想到一個月左右後，就聽聞江已過世的消息。在感到驚駭之餘，陸去詢問朋友們怎麼回事？朋友告訴他，江建霞臨死前有去看一位中醫名叫曹智涵，他說江的狀況非常危急，沒想到江仍不以為意，曹醫最後留下一句診斷給江的家人：「尺脈弱甚，腎虧已極。」沒多久江即死亡。陸回憶，這位友人之前有肺部的毛病，說到：「余細思之，此猶是邪留於肺，肺病，金不生水，為止嗽藥水強止其嗽之害。蓋腎陰素虧者，肺熱液涸，腎無來源，往往不起，勞瘵中有七日之『急勞』，半由於此，人皆以為日甚短，不疑其為勞耳。」[90]可見咳嗽致「勞」也不是只有慢性的，還有急性發作的可能，久病咳嗽或服西藥，在他的觀念中則都會「傷腎」。

　　這則故事點出了幾個重點，一個就是咳嗽的危險，第二則是西藥止嗽藥水之危害。其實是反應當時人對咳嗽、肺病和「勞」的害怕，也可看出當時中西醫在咳嗽藥上，對於藥性的爭議和背後可能存在的商業競爭關係。從這則醫案還可看出相關疾病討論背後，存在另一項重要的身體觀。雖然人們對咳嗽和肺病感到害怕，但其實真正導致病患死亡的，卻是生命之源泉「腎水」之枯竭。可以發現，民國時期對於腎虛之恐懼，前幾章略已提及。一九一九年時，《廣濟醫報》上的一篇文章顯示，得了流感會不會變嚴重乃至死亡呢？還是要以腎的功能來作考量，該文說：「不論何病，凡屬血染毒而成者，祛毒之經，腎為主要，故常始終衛生護其功用。」特別是流感與染毒本同類，治法亦相同，常言曰：「諸凡腎功無恙，病機可轉，瘁症（筆者按：即流感，詳前文）安危亦關於此。」[91]此處即強調腎的功能，很顯然仍多是中醫的概念，因為傳統中醫就把腎臟看成是「先天之母」，對身體健康至關重要。[92]

民國初年人們的日常生活，充斥著大量精氣流失而導致疾病的論述，其中之一就是「遺精」將導致外感病。至於一旦罹患外感病，只要透過「補精」，則抵抗力就會恢復，不容易再受外感病感染，當時對於傳染病的防治，抵抗力的說法一樣說得通，或許這也是另外一種販賣「抵抗力」的形式。當時西藥也用治療遺精後的「癆」來說明某些成藥的積極作用（圖6-3），[93]故可知當時對於調養流感之後的身體狀況或解釋調整流感病後身體虛弱之療效上，西藥商品往往會挪移傳統中國醫學的概念來說明藥物的療效，用當時科學的話語，來說明補充荷爾蒙就是「補精」，如此較能夠說服中國的病患。筆者在另一本專書內已經談過，此處不再重複論述。[94]

而基於中國醫學補養氣、血、精的概念，我們也不能忽略「補血」這個傳統概念。例如一則藥品廣告就指出（圖6-4）：罹患流感之類的熱病之後，身體會出現一種虛損的狀態，廣告詞解釋：「熱病能使血易衰薄，往往主症雖去，而血虧情形久久不愈者，熱病之後，每有頭痛、背痛、肌膚消瘦、面容蒼白、神疲體倦、精力萎頓等等現象，此皆血虧為其根本原因。不特此也，苟血液長此虧缺，其病且有隨時反覆或變症之可能。」[95]這就與今日的觀念大相逕庭，在發燒（感冒、傳染病或感染）症狀之後的調養，我們現在很少會想到「補血」；但在當時，這類補血藥物卻能夠運用傳統人們對「血虛」的擔憂來販賣藥品，加油添醋一番，用以增加民眾消費的需求。書前所舉的另一個聲稱可以預防流感的藥物「帕勒托」，也強調補血強身、增強抵抗力，同樣可用於對抗流感。

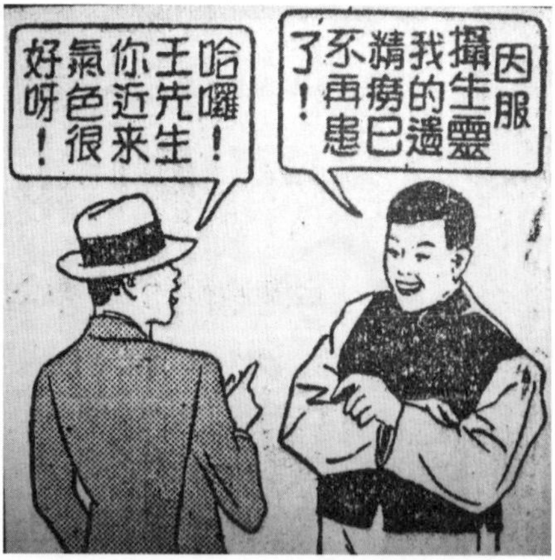
因服攝生靈我的遺精癆已不再患了！
哈囉！王先生你近來氣色很好呀！

圖 6-3

上一章已論述過大流感時期的防疫藥品，此處再加以補充，特別是一九三〇年後的藥品與商品狀況。各式藥品和前一時期頗為類似，只是更為多元，挪用的衛生概念也愈加廣泛。抗流感有很多物質文化可以敘述，只是當時中國人並沒有把流感視為極其恐怖的疾病，所以可以看得出相關藥品多是依附著所謂「衛生防疫」概念的商品來銷售。本書所談「防疫」，當然是以論述防止流感為主，但是當時的商品、藥品廣告，很少會談到只治流感而已，而是用了一個更為籠統且易為接受的概念「傷風」。當時藥品廣告文字操作的邏輯是：既是可以預防、治療瘟疫的藥，那麼對於治療傷風這類小恙，當然也可以輕易處理，所以治療流感這件事，往往成為藥品的附屬治療項目。若單從西藥來看，治療方向與中藥略有不同，而且較為明確。舉例當時常見的家庭藥方中，屬於治療流感的西

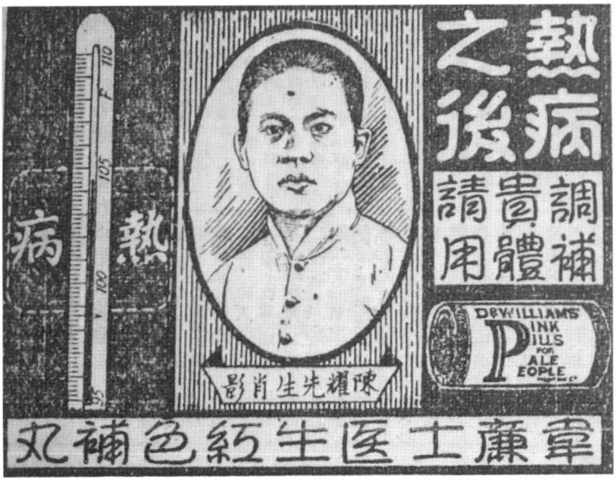


圖 6-4

式成藥有：阿斯匹靈，可治傷風感冒還有一般疼痛，還有金雞納霜。止咳藥類有亞摩尼亞藥水，可以去痰、發汗、解毒等；還有陀佛氏散（Pulvis Doveri，一種由鴉片末、吐根末和硫酸鉀混合而成的藥）和亞莫尼亞茴香精，這些是跟感冒比較有關的。[96]也有人認為為了預防流感，可預先服用奎寧。[97]當時還有一種「福白龍」（金雞納的盒裝注射液），專治流感在內的各種發熱症，可使熱度漸降，縮短熱病病程，[98]可見奎寧不只被用於治療瘧疾，也是廣泛的解熱藥。該藥在二〇二〇年新冠疫情爆發時，也曾被當成第一線退熱藥物來使用。至於治療鼻炎和喉痛的藥物，也常常和治療流感相關，例如信誼藥廠出品的「鼻通」，是由消治龍和麻黃素的混合製劑，廣告指出它可以「冬治傷風、夏防傳疫」。[99]當時西醫成藥市場蓬勃發展，報刊上廣告可謂琳瑯滿目，例如德國拜耳藥廠的「阿斯匹靈」，就可治療傷風傷寒、流行感冒，當然，還可以治療各種症狀或十幾種疾病之項目。該藥的藥商也宣稱，該藥「去風逐濕，治一切痛症」，還補充呼籲只有「拜耳」一家是真的，其他家出品或代用品，都不夠精純。[100]也有人指出阿斯匹靈要指明拜耳的，效果比較好。[101]

許多藥廠同樣會出產阿斯匹靈類的藥物。例如三〇年代的「（英國）亞士北羅藥片」，就強調可治療流感，甚至聲稱可以解毒、殺菌，顯然是言過其實，運用傳統「解毒」和新式「殺菌」的科學話語來當成廣告宣傳，盡力誇大療效，是當時廣告的特色。[102]亞士北羅藥片強調在氣候變化時，人們會產生頭痛、失眠、神經失常、精力虛弱、憔悴無神等問題，服用該藥後：「即發揮殺菌之作用，而為尿酸之溶解劑，足以止瘧解熱。」甚至緩解躁急之神經，可讓病人安靜熟睡，數分鐘能驅逐疼痛、頭痛等症，甚至可以治療流感重症，[103]其實把好幾種不適的症狀，都納入一起治療了。不過，該藥說能「殺菌」，應是廣告話術，當時抗生素仍未進入中國，這個藥的成分，應該還是以阿斯匹靈為主的解熱、鎮痛之藥，可見「殺菌」是當時極為流行的衛生話語，在抗生素還未進入中國前，很多藥品已搶搭「撲滅細菌」的風潮，例如另一則「咳吸平」的廣告，強調可吸可擦，是各種外感風寒、咳嗽、氣管炎的特效藥，同樣充分運用人們對細菌的厭惡與害怕。（圖6-5）[104]

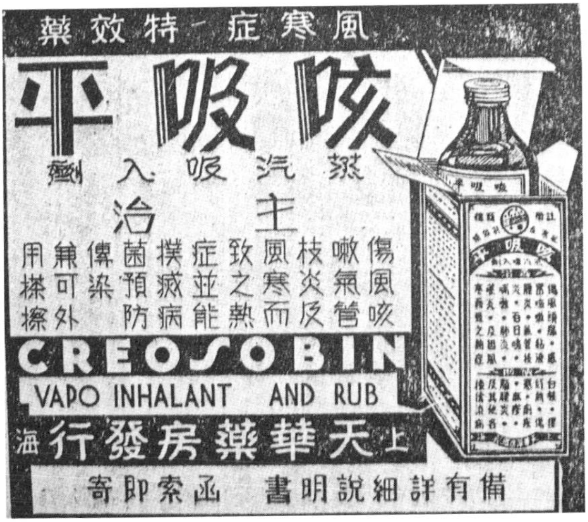


圖 6-5

在中西醫觀念匯通方面，像是亞歷山大「大蒜精」的廣告，它顯然是個西藥，但是它在廣告中還是使用傳統醫學對「大蒜」的解釋：「中國醫學所謂除風邪、祛毒氣、溫補、治泄瀉」等等。關於它的主治，既能治療「一切急慢性消化不良症、赤白下痢、腹痛、吐瀉」，又能「解菌毒、除邪穢、清蘊熱、祛風寒。」可以兼顧腸胃病和外感病，效用很廣泛。（圖6-6）[105]我們還可以看到許多這類將單一成藥的治療功能放大，宣稱除了可以治療流感外，也可以調養流感後的各種虛弱症狀，例如《拜爾良藥》內刊載的阿立斯妥輕（金雞納霜

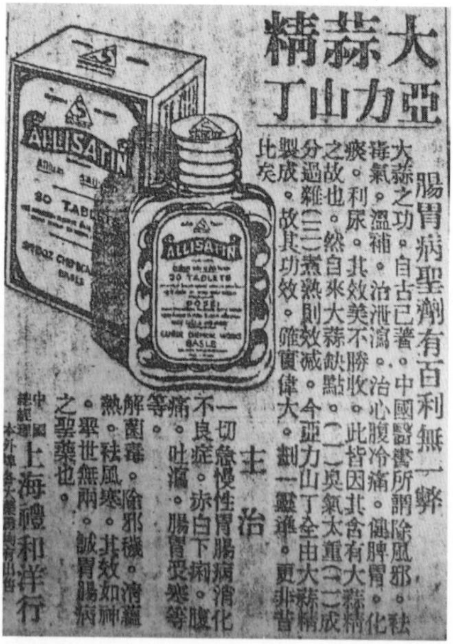

圖 6-6

代用品）、優規甯（也是一種金雞納霜，宣稱調製後不毒不苦）、迪烏泰、幾阿蘇炭礬等藥，皆可以治療流感，[106]拜耳藥廠宣稱治療流感的優規甯還可以「滋陰養血」，兼治神經衰弱、貧血、萎黃等症狀。[107]

若比較中醫介紹的家庭中藥知識，則西藥的療效明顯簡單許多，患者更能按圖索驥。當時的西藥房很容易買到阿斯匹靈，但有些報告極度吹噓說該藥「極效」，[108]敘述時又不去區分流感與感冒之不同，只簡單用嚴重程度來分別，或許這符合一般民眾的想法，什麼細菌引起的？不需要跟消費者解釋太多，只須強調效果即可。其他報刊也會刊載類似的藥物，在外感病方面，大抵不脫這些藥品之範圍；還有一些會列水楊酸鈉片，可退熱止痛，[109]並認為這些家庭常備藥，旅行時也相當適合攜帶使用。[110]報刊還會介紹一些外國的研究，例如用沃度（碘酒）滴入鼻腔，如果已初發病，可以使用硫酸規尼涅（即奎寧）來阻止病症的發展，這些都是簡單無害的預防法；[111]在介紹外國療法方面，例如俄國人就用氯氣來治療流感。[112]還有「嬰兒自己藥片」，則屬於治療小兒發熱、咳嗽、腸胃方面的病，藥效比較廣泛，但這類成藥通常不會寫明成分。[113]

民初家庭藥方中最常被用來治療流感的，就是阿斯匹靈，相關廣告非常多，可治療各種發燒症狀，如山東濟南發行的《民眾週刊》上即介紹該藥：「用於流行性感冒，不但能解熱，且能使因熱而來之諸症狀緩解。」[114]如服用阿斯匹靈無效，也有其他選擇，報刊皆有各種處方和劑量之介紹，[115]如鼻孔阻塞或兼喉痛及氣管發炎，可用緩和及防腐的噴霧器以治之，取凡士林油 Oil of Vaseling 或以郁加利巴篤爾 Eucalypiol、薄荷冰 Mentho、佩查伊屋爾 Benzoiol，或用精良之噴霧器噴射之，可大幅降低病者之痛苦；平時要保護鼻喉、氣道、肺臟之黏膜來預防流行性感冒，有時也以「揮發凡士林噴射喉間及鼻中」，可能是為了保護黏膜，被認為簡易且有效。[116]部分更為詳細的文章，還有年齡與服藥量和服藥須知等一般原則性的知識，例如服解熱藥，往往容易傷害腸胃，所以餐後服用較好。[117]還有人介紹各種解熱藥若能混用，其性質、副作用等等知識，例如阿斯匹靈混安替比林（Antipyrin）等知識，哪種混用合適或不合適、會起哪些化學變化等等的文章，[118]皆顯示在一九三〇年代後，人們對流感這個「新病」已不陌生，報刊上刊出各種治療方式的介紹，可提供患者來對抗流感，雖然有些不一定正確。

報刊上所刊載的家庭常備藥數量可以應對，比之西藥藥品目錄類文獻所載，還是少了許多。類似藥品目錄內的藥物，往往會用參雜中西醫的概念來行銷，但賣的卻多是西藥。這類文本，對西式的家庭用藥往往有介紹與廣告之功，例如五洲大藥房編的《衛生指南》，流感的治療是歸類在「痧氣時疫類」和「寒熱瘴瘧病類」中。在前者的部分，例如「四時至寶露」，看中文藥名看不出來，但英文藥名卻寫著 Cholera Mixture，可見與治療霍亂有關，但這類藥物通常又可以治療瘧疾、感冒、風寒、傷風、咳嗽等症，而且載明：「凡居家旅行皆宜常備，與衛生大有裨益。」

又有「萬應百寶露」，同樣主治傷風、咳嗽、痰飲等症，可能非常類似感冒糖漿。[119]而「清香聞痧藥」和「防疫外用香水」，則是用聞的，號稱可以治療頭痛、傷風、瘴氣、中暑等多種症狀，後者則可滅菌驅穢。[120]這類藥物與報刊上一些中醫的介紹有相合之處，例如中醫黃士俠刊載「中藥急救時疫特效方」，研究一種「急救時疫萬應酒」，說能治療時痧惡疫、霍亂吐瀉，刊載於報刊上，說此為「居家旅行、尤宜常製以備不虞。」[121]但這類藥物其實是以治療時疫霍亂為主，時行感冒只是附帶可以治療的。[122]另一類在西藥藥品目錄內的「寒熱瘴瘧病類」中，有「傷風」類用藥，例如傷風和解藥、治傷風鼻煙和治傷風藥粉等等，[123]雖以「和解」等中醫術語來命名，但其實它卻是道地的西藥，這種現象就好比該手冊一開始聲明的：這些都是歐美藥料，是經過科學驗證的。筆者認為，參雜中醫的術語，只是為了獲得更多認同與解釋上的方便。新的家庭常備藥，包含模糊疾病、症狀界線之特色，例如能治療「發熱」（發燒），就是一氾濫之詞彙，實際上是盡量擴張其效用、功能為目的，以獲取最多消費者之信賴，故該書採擷中醫之理論，就可以理解了。

而在大流感時期，地方慈善團體常捐贈各種「痧藥水」，這些奇特的藥水在一九三〇年代還是存在，它往往可以治療各種腸胃炎或感冒。例如當時名為「天工水」的急救時疫藥，又稱「十滴水」，[124]這種藥水除治療霍亂吐瀉外，還可處理各種季節在日常生活中容易發生的小狀況

（圖6-7），[125]包括通常與外界「氣」有關的病症，中醫稱之為「時症」或「感症」。可見季節性流行的疾病，往往是廣告喜歡刊出的焦點，甚至當時的衛生書報，也常用類似季節疾病專刊的方式來發行，並在其他平面媒體上打出廣告，例如當時自稱「保健月刊」的《康建世界》，在一九三六年六月即刊出「夏令衛生專號」，包括夏日的疾病、衛生常識、食品衛生與疾病（霍亂）的預防等等主題，並且配合當時人們對時令疾病的恐懼，不斷發出警語，預言將有疾病大流行，所以《康建世界》大打「今夏時疫將盛行，我們寧可信其有，不可信

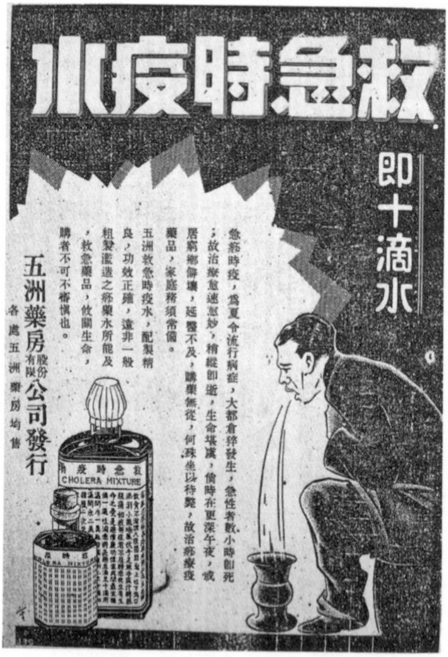
救急時疫水
即十滴水
急痧時疫，為夏令流行病症，大都倉猝發生，急性者數小時即死，故治療愈速愈妙，稍縱即逝，生命堪虞，倘時在更深午夜，或居窮鄉僻壤，延醫不及，購藥無從，何殊坐以待斃，故治痧療疫藥品，家庭務須常備。
五洲救急時疫水，配製精良，功效正確，遠非一般粗製濫造之痧藥水所能及，救急藥品，攸關生命，購者不可不審慎也。
五洲藥房股份有限公司發行
各處五洲藥房均售
CHOLERA MIXTURE

圖 6-7

其無」的警語。（圖6-8）[126]中法藥房也趁著「夏令衛生」之季，打出「犧牲全部出品」、「不計成本，發售特價」、「增防疫效率」等等口號，推銷具有防疫抗病或衛生商品。[127]當時這些藥物，可能與對付這些平日常見的感冒、胃腸疾病有關。

由此大概可以看出，民國時期民眾對於各種傳染病是非常恐慌的，所以預防疾病的藥物特別多。報刊上最搶眼的藥品，除了眾多的「補藥」外，就屬預防傳染病的藥物為最多了。傳統的中藥房，例如廣東的保和堂藥局，也趁著夏令衛生運動和防病的熱潮，在報紙上打出大減

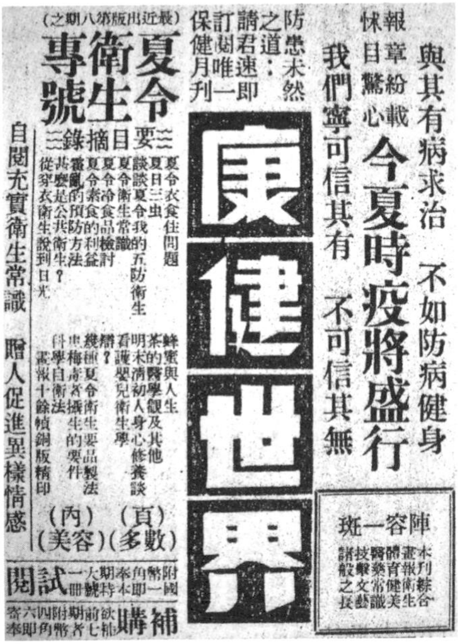
與其有病求治　不如防病健身
報章紛載
怵目驚心
今夏時疫將盛行
我們寧可信其有　不可信其無
防患未然
之道：
請君速即
訂閱唯一
保健月刊
康健世界
陣容一斑
本刊綜合
畫報衛生
體育健美
醫藥常識
技擊文藝
諸般之長
（最近出版第八期之）
夏令
衛生
專號
要目摘錄
夏令衣食住問題
夏日三虫
談談夏令我的五防衛生
夏令衛生常識
夏令冷食品檢討
夏令素食的利益
霍亂的預防方法
甚麼是公共衛生？
從穿衣衛生說到日光
蜂蜜與人生
茶的醫學觀及其他
明末清初人身心修養談
看護嬰兒衛生學
(頁數多)
(內容美)
自閱充實衛生常識　贈人促進異樣情感
試閱
補購
圖 6-8

價優惠，而且藥品種類繁多，但應該都是傳統中藥複方，不乏中醫名方，例如「人馬平安散」、「藿香正氣丸」、「神效臥龍丹」、「時症白痧散」、「萬應保和丸」、「諸葛行軍散」、「飛龍奪命丹」、「萬應痧氣丸」、「萬應五十茶」、「八寶紅靈丹」、「靈驗辟瘟丹」、「衛生薄荷煙」、「真正玉樹神油」、「熨燙薄荷錠」。這些藥品大部分都是傳統中醫的名方，廣告不強調「科學」，但有「衛生」、「治痧」、「辟瘟」等字眼，並強調「應驗如神」、「上等藥料」等傳統藥房會使用的語言，來說服消費者。[128]在中西醫交會的民國時期，兩種不同的醫學系統在互相拉扯，中西疾病名詞也互相地滲透、交融，以藥商的觀點來思考，當然希望一種藥可以治療愈多疾病愈好，所以我們才會看到許多藥物可以治療中西醫各自稱謂下的各種

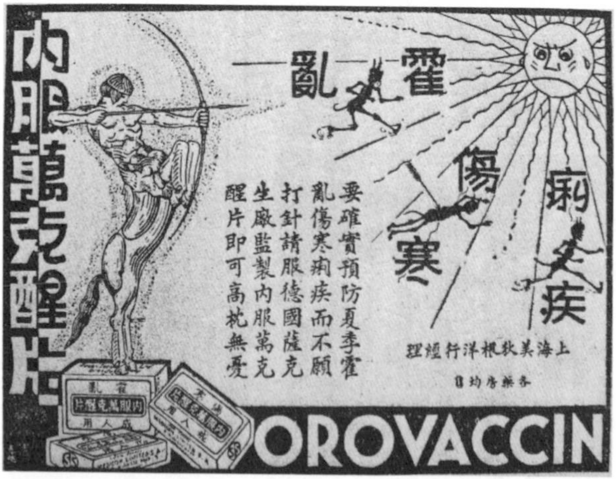


圖 6-9

傳染病，有時乾脆以「時疫」稱之，民眾更一目瞭然，也不用去釐清什麼疾病定義的問題。相對地，也有一些藥物有很強的針對性，例如「萬克醒片」就強調只要「內服」，不需要打防疫針，就可以預防例如痢疾、傷寒、霍亂等傳染病。（圖6-9）[129]而與流感相關者，雖然當時「細菌致病論」已深入人心，但除了「殺菌」和「抗菌」的思考外，也有不主殺菌而專門強調「退熱」的藥品，例如韋廉士「紐祿豐」藥片，說明「退熱之功勝於犀角」，強調對孕婦、小兒都有功效，且藥性安全，該藥強調解熱鎮痛的效果，推測可能是阿斯匹靈類的製劑。（圖6-10）[130]

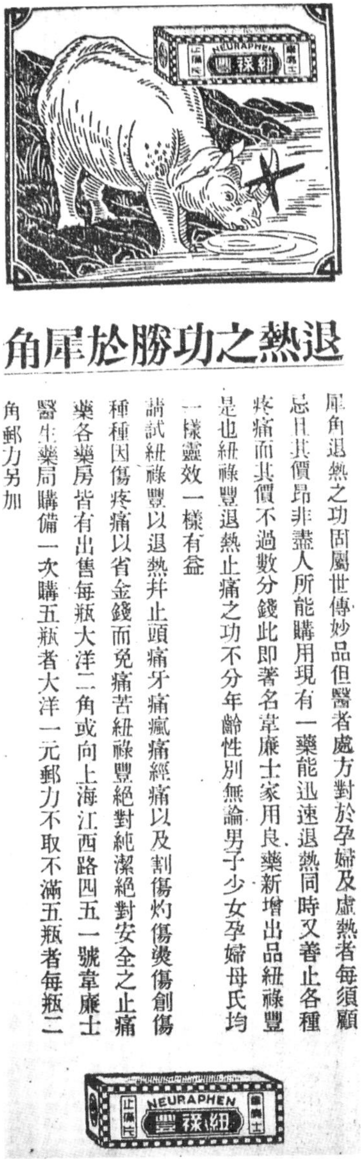
NEURAPHEN
紐祿豐
退熱之功勝於犀角
犀角退熱之功固屬世傳妙品但醫者處方對於孕婦及虛熱者每須顧忌且其價昂非盡人所能購用現有一藥能迅速退熱同時又善止各種疼痛而其價不過數分錢此即著名韋廉士家用良藥新增出品紐祿豐是也紐祿豐退熱止痛之功不分年齡性別無論男子少女孕婦母氏均一樣靈效一樣有益
請試紐祿豐以退熱并止頭痛牙痛瘋痛經痛以及割傷灼傷燙傷創傷種種因傷疼痛以省金錢而免痛苦紐祿豐絕對純潔絕對安全之止痛藥各藥房皆有出售每瓶大洋二角或向上海江西路四五一號韋廉士醫生藥局購備一次購五瓶者大洋一元郵力不取不滿五瓶者每瓶二角郵力另加
NEURAPHEN
紐祿豐

圖 6-10

還有類似「吸入劑」的藥品，聲稱可以預防傷風感冒，該藥用的推銷語言，就完全不是西醫，而是運用傳統醫學的「清香辟穢」來預防瘟疫的概念。因為古代許多「香」藥都有防疫、治疫的功用，而不是強調當時西藥常稱的「殺菌」、「清潔」等功效。（圖6-11）[131]此理論源於古代瘟疫論述，都指向傳染病是一種臭氣或穢氣所導致，例如：

> 四時不正之氣，感之者因而致病，初不名疫也。因病致死，病氣尸氣，混合不正之氣，斯為疫矣。以故雞瘟死雞，豬瘟死豬，牛馬瘟死牛馬，推之於人，

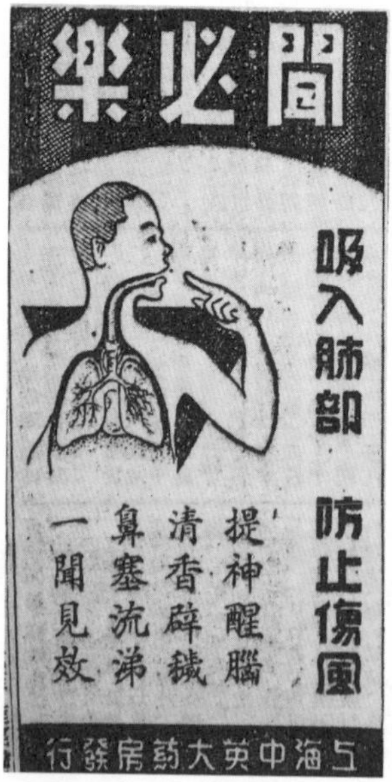


圖 6-11

何獨不然？所以饑饉兵凶之際，疫病盛行，大率春夏之交為甚，蓋溫暑熱濕之氣，交結互蒸，人在其中，無隙可避，病者當之，魄汗淋漓，一人病氣，足充一室，況於連牀並榻，沿門合境，共釀之氣，益以出戶，屍蟲載道，腐墐燔柴掩席，委壑投崖，種種惡穢，上溷蒼天清淨之氣，下敗水土物產之氣，人受之者，親上親下，病從其類，有必然之勢。[132]

這則資料大概反映了古代大體以惡劣之「氣」論來解釋傳染病的方法，也給予「香氣」能剋制「臭氣」、「穢氣」之理論依據。[133]

在物質文化方面，總體而言當然還是以重視衛生之論述為主，一則《申報》上的廣告說：「我國多數家庭中，臉盆浴巾，大都共用，所以一人傷風、害眼或生瘡，全家莫不傳染，若以面水浴湯中放入『亞林沙而』少許，可以預防一切傳染病，又能除汗臭強健皮膚，乃家庭衛生的必需品。」這是非常有意思的，因為它並不是強調個人趕快去添購「私人」的衛生用具，反而是用「消費衛生」的方式，叫消費者購買產品去抵抗中國家庭喜歡「共用」的不衛生習慣。即使無法一人一用具，但該消毒水已提供了一個日常生活的保障。（圖6-12）[134]這些藥品都顯示當時民眾的防疫不是靠「國家」而是靠一種「個人」的消費，藥商則藉機操縱科學話語，將藥品的內容誇大化，希望民眾來購買。又如「毛巾被」、「毛巾」等日常商品，也挪用預防風寒感冒的概念來行銷，例如三友實業社的廣告紙指出：「時交秋令，熱浪未除，故夜睡仍有不蓋被者，是以傷風、感冒、肚痛、傷寒等症，風行遐邇，流傳至廣。上列各種病症，統稱『熱天冷病』，因為反背常道，醫治較難，故各界咸向本公司購買毛巾被，以備意外。」[135]雖然天氣變化與氣溫降低並不會罹患感冒，罹患感冒是因為微生物，而不是天氣。但其實在民初許多傳統的身體語言與防病法，仍存在於一般人的觀念中。又如三友實業社出品的「三角牌毛巾」的廣告，就指出了這樣的呼籲：「按夜間睡眠，寧使稍熱，倘能關閉窗門，勿露四肢，則毛孔風寒暑濕，得隨汗珠排泄，皮膚因之紅潤，影響健康至大，當清晨初覺，睡眼惺忪，莫不神清氣爽。反言之，夏

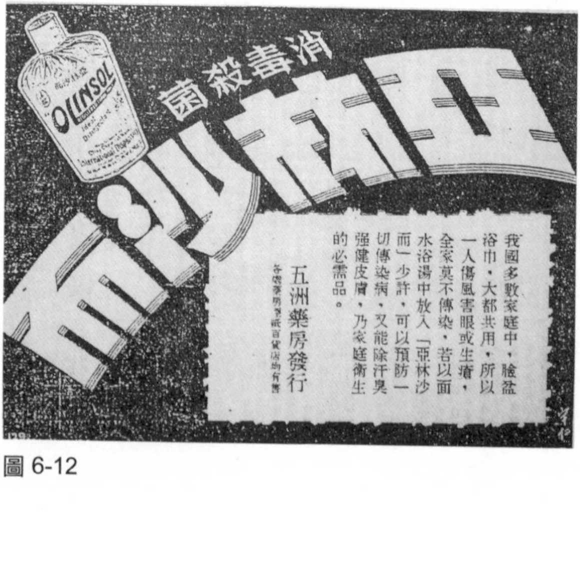
消毒殺菌
亞林沙而
OLINSOL
我國多數家庭中，臉盆浴巾，大都共用，所以一人傷風害眼或生瘡，全家莫不傳染，若以面水浴湯中放入「亞林沙而」少許，可以預防一切傳染病，又能除汗臭強健皮膚，乃家庭衛生的必需品。
五洲藥房發行

圖 6-12

天貪涼，秋必多病。凡喜健康者，務希注意及之，家有幼童，尤宜顧慮勿懈。如有頭昏腦脹，手軟足重，傷風寒熱者，可以夜眠出汗之法治之。」此廣告販賣兒童毛巾被，供民眾使用，以免著涼，它販賣的同樣是傳統身體觀；業者還在廣告中提出了傳統、簡單的治病法，賣用品兼教導治病，可見當時呈現的衛生物質文化和語言相當豐富。[136]

## 五、緊張關係：在日常調攝與專業診斷之間

從流感的例子來看，從專業醫書到家庭方藥，其實顯示的是一種醫學知識的普及化與方便性。居家能夠實行的醫療，還包括預防和調養在內，不可忽視。自清末，預防傳染病開始變成一種通俗、日常的知識，丁福保鼓吹要在新聞、雜誌中大量刊載傳染病預防法、學術團體則要印發傳單，甚至進行公開演說，可以當著大街人群中行之。丁認為這些在日本過去被視為「狂人」的舉動，在經過大疫洗禮後，成了一種「熱忱」且普及大眾衛生之方法，醫學知識不再只有專業醫師掌握，[137]中國社會可加以效法。

關於流感的調攝，丁福保就曾在「丁製家庭衛生藥庫藥目」附上「衛生」話語，指出：「宜避風、宜安靜、禁難消化之食物。」[138]這些呼籲其實和傳統中醫還是有很強的相似性；中醫對流

感的養生法，在報刊上闡述較少，間有所及，反而多講西醫的知識。不過，有時也會評論西醫的衛生法太過繁瑣，至於西醫認為調養時應避免大魚大肉、多食蔬果，流感初起宜減少飲食，忌吃葷腥之物等等呼籲，則與傳統中醫食禁理論符合。[139]西醫對飲食的注意，例如在流感病人的家庭調養法上，要多喝水、果汁，洗溫水浴等等；[140]還有飲食要均衡，特別是少吃肉，多吃蔬果。橙汁、檸檬汁都是很好的飲料，可以多補充，而如果發燒，則需要節食等等。[141]

若舉現代飲食之指引，與民國時期的西醫也有所差異，可作為比較。現代西醫認為罹患流感時，體溫升高，代謝率也增加，體內需要的熱量比平時高；蛋白質的分解作用增加，增多氮的損耗，它的需要量比平時增加百分之五十，故須採取譬如提高沖泡奶粉的濃度加以因應。感冒會消耗體力，減少體內肝糖、脂肪組織的貯存量，都有待補充更多營養，可以增加維他命A、B、C的攝取量；「大量服用維它命C來預防感冒」，已是美國在一九八〇年代西醫大力提倡的觀念。[142]另外，患了流感流汗多、排泄多，體內鈉、鉀排出量也相對提高，所以要多喝水補充，包括湯水、飲料、果汁等。具體做法包括吃菜、喝湯放了鹽，可以得到足夠的鈉；普通食物中，鉀是不虞匱乏的，不過發燒時，鉀的損失較多，則可用果片及牛奶來補充。總之，發燒時的飲食，以高熱量、高蛋白為原則，但以容易消化的食物為主，以便病人可以快速吸收。至於飲食次數，最好是少量多餐，譬如兩、三小時一次，等到病情好轉，可以三餐飲食外，增多一次睡前點心。[143]

至於禁食與忌口之事，現代醫學反而少談，民國時期則有更多的呼籲。例如一九三四年《國醫雜誌》就呼籲：「患傷風者，應忌食生冷、酸濇、油膩之食物，並忌煙、辛辣等一切刺激之品，俾其疾病，可以早愈也，否則食酸冷則變咳嗆不爽，食油膩則變咳嗽痰多，進煙酒則必增咳，進辛辣則變吐血，皆有久咳成癆之虞，不可不慎也。」[144]以上至少就包含了西醫的補充流質營養和中醫的食物禁忌理論——熱病禁食說，而且最後還是害怕「成癆」。這其中也有一些飲食的藥理被報導，被稱為「家庭的固有藥物」，如烏賊骨粉止刀傷出血、檸檬片加糖平肝氣痛，[145]或用醋、砂糖來退熱等等。[146]還有一些方法，不知根據為何，例如每日清晨用溫鹽水漱口或用鼻子聞鹽等方法，可治療感冒。[147]顧鳴盛則從家庭知識中指出：罹患流感時要用纏絡法，或用心臟冷卻器；呼吸困難或咳嗽則可用十字胸帶輔助，有腸胃症狀即用腹帶。罹患流感必力求安靜休養，以免變成肺炎，退熱後只可以吃淡泊有味之物。[148]

又，會有中醫在報刊上刊載類似「急救喉症活命良方」，呼籲平時多吃蘿蔔、青果、海帶來對抗時症，[149]多菜少肉，絕對是中醫抗流感的重點。中醫在民初家庭醫藥中的調養法，特重脾胃氣之調養，而多強調節食、節慾，[150]與傳統食復、勞復之觀念結合。[151]丁福保也引用這些概念，例如丁解釋「今之勞病不同，謂腎虛也」，很多「勞」病都是「據其症狀或誘因名之也。」[152]虛勞、女色，都容易導致罹患流感，強壯與虛弱相比，後者本來就是容易致死。罹患流感者，「在強壯者雖易耐過，而在虛弱之老人則為重篤疾患，有因全身衰弱而致死者。」[153]與中醫的概念有相合之處。前面反覆提到「癆」（勞）這個概念與流感的關係，而腎虧、腎虛往往也與「勞」病高度相關。

肺癆病是近代中國人的代表疾病之一，一位報刊作者李兆璋巧妙指出：有報導指出某地動物園內的猛虎因病而死，結果一解剖，才發現猛虎是罹患肺癆病而死，可見肺癆病為禍之劇烈！除了傳染之外，肺癆病的產生，在當時具有警示意味的論述中，幾乎與所有不衛生、不養生的生活都有所關係，例如睡眠不足、飲食不潔、住居骯髒、缺乏運動、心境抑鬱等等，可說「一切生活缺乏衛生習慣事，皆癆病的主因。」這些論述其實和預防流感的方法有類似之處，舉例來說，西方人指出的流感調養重點，就是要適度運動，是當時中醫論述中較少的部分。一九一九年《青年進步》上就指出運動預防法：「最佳之運動為戶外自由之活動，如步行、駕車、乘馬、泅水各種遊戲皆是，惟須適中而止，勿過劇烈；步行苟得其法，為運動中之最有能力者，行時當將胸膛前挺、頭舉起，以身體重量傾於前為滿足之，深呼吸，蓋呼吸運動特別適用於預防流行性感冒，以其能激刺黏膜之功用，且於身體組織又有直接之影響也，多在戶外運動，勿懼新鮮空氣。」[154]總體來說，流感之病因可說是包山包海，把一切生活中負面且不衛生的因素全部納入了，可見該疾病在近代中國有其重大意義，它可能促使中國人更加重視廣義的衛生和調養知識。

撇開「癆」和「遺精」等等具中國傳統身體觀思想的論述，真正的肺結核，不是僅從症狀上來判讀、定義即可。它必須透過檢查，例如肺部X光的檢驗，或化驗遺似患者的痰液，才有可能做到確診。包括當時國家的最高領導人，以及很多專家也不斷呼籲強調肺結核對中國的危害，但是從當時中國的經濟狀況和所面臨的內政、外交問題來看，似乎國家並沒有能力去進行一個全民的，或者是一個區域的、大範圍的衛生檢查，即便在上海也是如此。一九三六年，上海虹橋療養院在報紙上刊載要進行「防癆X光集團檢查」的消息。該報導指出，當時上海市長非常重視「防癆」的問題，但主導這次檢查的還是《申報》報館經理馬蔭良和療養院院長丁惠康。丁氏等人在國際飯店招待各界，包括上海市長、衛生局長、伍連德、李廷安，甚至是杜月笙都很給面子，到場與會，也可能有防癆協會的人與會。丁惠康發言時指出早期發現、早期治療的重要性，他舉心腎病、梅毒、癌症為例，說明許多患者到院就診時都已失去治療時機，治療上已很困難，而且「以肺癆為尤甚」，患者體力早已衰弱不堪了，而且病人趴趴走，增加傳染的危險，也不利於公共衛生。如果能在初起時即行治療，相信會容易很多。所以丁呼籲辦理全國民眾每年一次的X光檢查，相信可以收到很好的成效。不過，丁也清楚知道，當時不是每一位西醫院所都擁有X光機，中醫則更無足論；而且即使有相關設備，也收費太高，一般民眾根本負擔不起，所以這次提倡的「集團檢查」，每人每次僅收一元，希望能漸次普及。[155]不過，一九三〇年代上海一位工人的月薪大概二十元上下，一九三四年人力車夫則僅有月薪九元。[156]雖然這樣比喻不一定完全恰當，但如果以今日最低工資來比喻，就算人力車夫或低階工人每月可以賺到平均十五元上下，再以今日臺灣每月最低工資一萬七千二百八十元來對照計算，民初這個「超級優惠」的檢查，換算後等於今日仍需要收取一千二百一十九元，而且這是上海工人的薪資，其他地方的工人，則更沒有達到這種月薪待遇。今日臺灣對工人最低工資的保障，也絕對超過當時的水準，所以，當時檢測費對中下階層的負擔，肯定比我們計算的還要更沉重。是以很多情況恐怕不是今日我們能夠想像的。在民國初年，看病恐怕都是拖延到後期，被病痛折磨到不行了，才會去看醫生，所以這些「虛弱」、「癆」、「神經衰弱」的字眼，才會一直出現在描述病人的語彙之中，而非微生物學上「確診」的意義。如果連上海、北京也必須面臨現代西方醫療資源的不足，那麼，更遑論中國的其他城市了，這大概是民初什麼病都和「癆」扯上關係的原因之一。

還有一些值得補充的西方醫學預防法，頗有意思。一則報導言：古代傷風即今之流感，大概睡眠不足、衣著過少或缺乏維他命A等，都容易罹病，但文章強調非傳統之「上火」。該份刊物《家庭星期》上還強調，若罹病要多吃流質的食物，還可服用瀉藥把肚子中的宿食糞便清除，[157]這些論述牽涉到新的營養知識，和中醫有所不同。還有西醫會提倡用芥子煎湯洗腳，或建議病人飲用糖類和果汁，目的是在供給患者熱素（量），「並且防止足以使感冒持久的酸性反應。」[158]若對比中醫，西醫極少強調節慾與流感之關係，西醫的居家調攝，著重於流感之傳染預防與隔離、個人之衛生等方法，包括戴口罩、停班停課、防止飛沫、禁止訪病、接吻與多休息等等叮嚀。[159] 西醫式的家庭醫藥書，有時還加上了簡單西藥分類介紹，衛生與看護等常識，皆對宣傳西方的醫療衛生觀有正面效果。[160] 一般而言，戴口罩還是個人最基本的防護，一九一七－一九一八年初，中國才剛受到肺鼠疫的侵襲，據上海租界醫官言：華人已習慣戴口罩，而且也會自製，[161] 一九一八年以後的流感，至少在大城市中，戴口罩防病可能已成為普通知識，不過，從當時資料上來看，似乎在預防法中，幾乎沒有人提倡戴口罩，這與當時歐美社會又有很大的差異。而西醫之流感家庭護病常識，多著重描述消毒、隔離知識，顯見西醫知識已逐步進入中國家庭生活。[162] 至於在衛生法中，丁福保還曾教導了許多呼吸、禁煙等法，總歸外感疾病就是「肺病」之大溫床，其調養知識和前述藥品的介紹頗能配合一致。[163]

流感的家庭常備藥歷史，還有另外一個值得反思的面向。當部分醫藥知識家庭化以後，立刻會遇到「專業性」與「普遍性」的衝突，這在家庭醫藥論述的領域中，非常容易見到。我們可以看到，一方面醫者透過家庭醫藥知識來教導民眾可用的資源，一面卻又開始呼籲民眾不要太相信自己的診斷；只是，藥商遊走於中間地帶，一方面生產成藥供西醫使用，一方面卻又誇大療效、建構健康的願景，促使民眾去私下購買。可以說西醫、藥商和民眾三者，構成一種互相影響的特殊關係。[164]筆者在搜尋資料時發現，其實有不少的家庭用藥都是外科的，很多報刊都介紹日常外傷可用的簡單紗布、棉花、碘酒等醫藥用品，[165]用類似急救箱的概念來說明，而不談內服成藥，[166]少數會有殺蛔蟲、瀉藥、鹽酸鉀（治喉痛、口瘡）等簡單藥品。[167]一旦談到流感，疑慮就出現了。一九三三年，金幼培指出，一般人一遇發熱，就吃阿斯匹靈，是錯誤的用法，如果是傷寒、肺炎，就一點效用也沒有，民眾無法精準判斷，如果服用發現無效，就必須停止。[168]流感變症很多，難以判斷，絕對是一項家庭藥方在使用上的難題，例如流感的發熱跟傷寒非常類似，丁福保認為，如果二、三個星期熱度仍不退，則可能是傷寒，就立刻變成更棘手之症，頗有誤診之危機。[169]

還有許多對流感的懼怕與治療，往往又是錯誤的，即使到了一九四六年，還有觀念認為服用阿斯匹靈，多喝水就可以發汗，而且千萬不要吹風，不然就會轉成「重傷風」，不僅不易治療，更容易再轉成「傷寒」。這是對流感初期症狀不確定性的揣測，過於擴大解釋的結果，因為流感不會再轉變成傷寒。[170]又，也有一直發燒達兩個禮拜以上者，很像傷寒但其實是流感，所以又稱「窒扶斯樣流行性感冒」，[171]可見流感變症之多，即使專業醫者也必須仔細判斷。如果再加上很多傳染病一開始的症狀都是發燒、咳嗽，跟感冒一樣，那麼自己私自服藥，就顯得有延誤病情之危險。市面上的藥，多強調藥到病除，但像是治療感冒的止痛退熱藥，其實只能壓抑症狀，可能會導致更嚴重的副作用或結果，故一些醫者已不主張自行服成藥，[172]甚至有主張某些疾病可以自己治療不用請醫生，「但不包括感冒在內」，故不去介紹退熱或止痛類藥物，以免民眾誤用，顯見對流感之家庭常備藥仍有疑慮。[173]更有提醒家庭藥雖價廉物美，但「市上所售，大抵以吹牛者占多數」，購買時需要小心。[174]而且幾乎反覆呼籲的就是：如遇時疫、霍亂、傷寒等惡疾，最好還是請教醫生。[175]甚至說注射或服用成藥，都是「有害無益」之舉動，應請醫生診治。[176]但大多數作者仍將阿斯匹靈作為治療咳嗽感冒的家庭良藥，不加區分細部的疾病知識，筆者此處只是將不同的言論展示出來，家庭常備藥也有其問題存在。

更何況，當時報刊介紹的家庭藥品有很多其實不是成藥，而是化學原料，直接教導民眾在家庭內進行加工。[177]還有藥劑師介紹複方原料，例如感冒片（Coryza）的成分就有：樟腦、金雞納稀釋粉、硫酸嗎啡、硫酸阿託品稀釋粉、澱粉、亞剌伯樹膠、蔗糖等等，這篇文章即鼓勵民眾可自行調製，這可能是在戰時藥品缺乏時的權宜之策。[178]同樣的有一些補藥，例如乳白魚肝油和來沙兒消毒水，報刊上也會教導自己製作之方法，著眼點就在於外面買現成的價格較昂貴，不如自己調製，而且這類知識都強調，自己調製和藥房買的成品在品質上都是一樣的。[179]甚至有專家指出：製藥是藥師的責任，也是家庭醫學的要件，民眾應該了解簡易的家庭製藥，所以王皞孫在《家庭普通醫學常識》中教導了調劑，攪拌、秤重等技術；還介紹藏藥的準則，例如保持乾燥、貯存器具要清潔等等。[180]這類日用藥品的製造知識，看起來已經是很專門的化學知識，還牽涉化學式、百分比等等，[181]很難相信一般民眾能夠操作這些知識而不出錯。雖然筆者仍認為家庭常備藥還是以成藥為主，一如報紙上的醫藥廣告，多是成藥，反觀這類調劑的舉動，是家庭常備藥的一種使用意義上的擴張；病人在家中，有很多可供「自療」的選擇，但也有危險的一面。

## 六、小結

流行性感冒這種介於日常小病和時疫之間的特殊疾病，使得它在專業醫者和一般民眾之間，產生了極大的論述空間，多樣化的日常生活調攝，顯示出流感具有典型家庭疾病的特色，這些元素都讓考察民國時期治療該病的家庭常備藥論述，成為一項具有豐富意義的探索。

立場不同的群體，因應流感的方式也不同。站在一般民眾的立場，感冒或流感之區別，多以症狀輕重來分，家庭用藥的功能，就在於迅速緩解發熱、疼痛與身體上的不適；對於病原體、診斷上可能出現的誤判等細緻化的知識，不是描述的重點。但相反地，多數專業醫者則強調流感可能是傳染病的這個角度，並呼籲該病變症繁多，一般人無法精準診斷而將導致誤判，還是請醫者診斷為妙。至於藥商或藥師，強調藥品的重要，一方面教導民眾自行製作藥物，一方面生產更方便的成藥來因應消費者之需求，他們是遊走於民眾與醫者間的群體，兩邊討好、獲利為先，故專業醫者常在介紹成藥時透露出某某藥廠的藥品較有效，又顯見藥商與醫者之間既合作又緊密的關係。[182]

中醫是比較特別的群體，當他們在涉入流感的家庭常備藥論述中，他們背後已有一個很大的外感熱病知識體系，流感只是一個很小的概念，它尚未被中醫界統一定義。所以，不同的中醫將以不同的病名來論述流感，這將造成不具備中醫知識的民眾，一種辨識上的困擾。[183]中醫並沒有很清楚地意識到這個問題的影響，用史家的後見之明來看，這個負面的因素無疑是巨大的，因為對病名的診斷與定義，西醫的知識逐漸蓋過了這些不甚一致的說法，現在的流感就是「流感」，不會再有人說是秋瘟或風瘟了。其實，自丁福保以下，整個中國流感的疾病理論與詞彙（加答兒、肺炎）就已逐漸偏向西醫，雖然丁仍運用許多中藥作為家庭藥方，後來一些中醫同樣介紹了中醫藥方，但畢竟丁的論述主體仍是西醫的，而中醫在報刊上撰寫家庭藥方的總量其實是比較少的。其次，中醫身後豐富的熱病理論，使得簡化、普及知識變成是一件困難的事。中醫式的家庭藥方，主要強調不要為醫所誤，而要「知醫」，了解醫學理論，這與西式的「簡單實用」概念有所不同。雖然也有若干簡化病名的舉措，但仍有不少家庭醫藥書內的內容是比較複雜的。

甚至可以這樣看：中醫多用古典的疾病術語、西醫則用白話來展現通俗健康知識，後者顯然更有利於傳播。而中醫既有的疾病專業知識，則在經典醫書或專業刊物中繼續尋求知識的劃界，與通俗的家庭知識呈現分立並行的狀態。[184]西醫也講理論和觀念，但卻沒有疾病定義不清的問題，雖然有時感冒或流感混稱，但充其量也只有兩種名稱，而少有專業知識的爭辯或差異，這對普及醫藥知識有正面之幫助。若不論知識的高低深淺，新式家庭醫藥知識的廣泛性，已超越過往中醫經典醫書傳載知識的方式，細緻到一般的日常生活與個人行為，如隔離、消毒、飲食攝取等細部規範。即便過去中醫也有一些調攝知識的探討，但多在養生層面，很少有像新的知識這樣，將外感疾病的診斷、治療與調養等全部合在一起的通俗化呈現。當然，從流感調攝來看，丁福保之論有中西混合的現象，而陳繼武則全以西醫為主，強調熱度冷卻和飲用果汁等方法，[185]後來的中醫也加入西方消毒、隔離等知識，不論從哪個方面看，皆可見西醫知識滲透之力道逐漸加強。

西醫治療熱病的家庭藥方非常簡單，真正重要且重複出現的藥物，不會超過五種，即便超過的部分，也有各種成藥可供選擇，省去了類似中醫之辨證和繁瑣的醫理解釋，免去風、寒、暑、濕等傳統用語，直接貼近病人身體不舒服的感受，如發熱、疼痛等等，而以「解熱」、「鎮痛」等名稱來分類藥物，較為清楚明白。張哲嘉曾論述，明清的家庭藥方用「救急治療」，不如用「實用」這個角度來看，但這些醫學常識還是有時會闡揚醫理。[186]從這個角度來看，中醫的家庭藥方，即使到了民國，還是有類似情況，不如西醫的簡單與實用。從琳瑯滿目的醫藥廣告中可輕易發現，西醫治鼻子的藥、治喉痛的藥等，皆具有很強的針對性，但中醫方之分類仍多是以發表、攻裡、解毒等專業術語來論述藥性，若再加上中醫介紹辨證的話語或脈診思路，只會更加複雜；但民眾需要的是簡單、有效又能發揮功能的藥方。而且中醫界很少提出，中藥在家庭中如何被準備、被使用，方便的劑型哪裡可以買到？在家庭調攝上，我們還可以發現中醫論述的痕跡，但某些知識往往難以區分一定是中醫或西醫的，而多呈現中西醫觀念混合的狀態。在這樣的過程中，中醫的常備藥方遂逐漸失去光彩。

對一般病人而言，熟知中醫理論的人，當然可以按圖索驥抓方治病，但多數中藥的知識仍在醫書中被刊載，遠不及報刊上具有簡化、實用的醫藥知識來得更為普及；再加上西藥商比中藥商更善於利用廣告，還出版許多藥品手冊，都起了推波助瀾之功。[187]也可以說，家庭醫藥知識的吸收，是透過很多知識載體，是立體式的知識吸收，而非一、二本醫書刊印可比。近代民眾可以透過各種管道，吸收他們想要的家庭醫藥知識，吸取知識的媒介更加廣泛，超越了過去刊刻、抄寫傳統中藥方書內的知識含量。又，縱使民眾有熟門熟路的中藥商家，但因沒有各種現成的方劑，多數仍須配置煎藥，比起新式成藥，在採買、煎煮上都較耗費時間，加上中醫也比較少在報刊上說明可以常備的外感方劑有哪些，介紹總多以單方居多，一人講一套，沒有一、二種藥可以像阿斯匹靈那樣萬用、方便，且能被不斷轉載與宣傳，可治多種疾病。黃克武的研究也證實了中西醫的此消彼長，與醫藥廣告有巨大關係，中醫老藥房比較不需要靠廣告來打知名度，但西醫診所或藥品卻需要，這強化了新式西醫知識的能見度。黃清楚地揭示了《申報》上中藥的生藥廣告非常少，大部分都是西藥。中醫生藥的成分與價格，民眾心理有數，但西醫成藥則不然，而後者才是新式、具開發潛力的消費市場。[188]

就在這樣的知識傳播過程中，民眾的觀念逐步被更新、重組與再教育。這類西醫成藥通俗化知識被大量傳播後，自然削弱了中醫藥方在一般家庭內的影響力，並奪走過去中醫在治病與醫療上所扮演的主要角色。醫藥大眾化，是中西醫在政治外，搶奪日常話語權的戰場，可以說西醫之家庭日常用藥知識的刊載，包括報刊、小冊子、藥品目錄、家庭醫藥書的出現，逐漸取代了過去中醫方書的地位，同時逐漸改變了中西醫原本在日常生活中「服藥治病」的既有版塊。若可從這個角度來觀察民初中西醫的消長，則又有另一番新意。

# 第七章

# 大流感的歷史記憶

## 臺灣流感小史

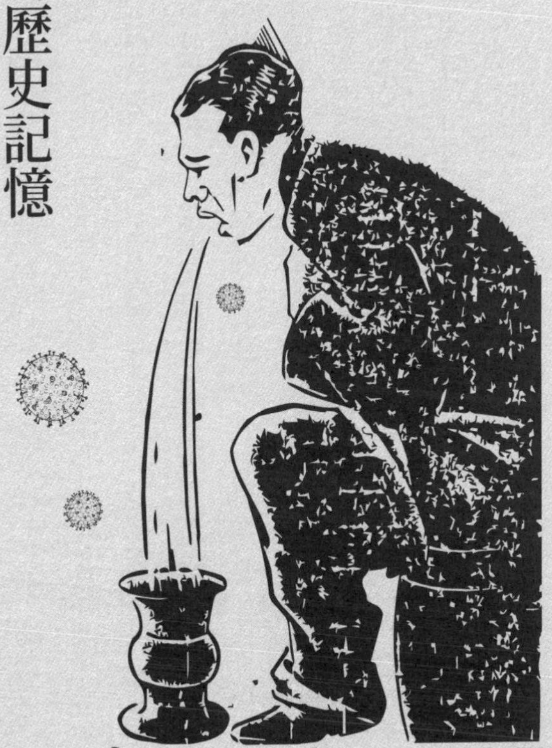

# 一、前言

流行性感冒（流感）的全球性大流行一直是世人關注的焦點，在二十世紀中一共發生了三次全球大流行，分別是一九一八年H1N1、一九五七年H2N2、一九六八年H3N2等，[1]不過這是後來的認知，在歷史當下的認識，並不是這麼清晰，[2]人類一直在追尋認識與對抗傳染病的道路，而那是漫長且崎嶇的。本書主體為探討近代中國大流感的專著，那為什麼還要談一些戰後臺灣流感史的內容呢？筆者認為，研究疾病史，跨區域與跨時代的對比是相當重要的，透過探討長時段、不同區域之特定疾病文化，往往會對一個論題的主體產生更為鮮明的認識。此外，探討本土疫情，實有現狀關懷之考量。本書撰寫的當下，新冠肺炎仍肆虐全球大部分的國家，整個東亞社會，包括本書所論之中國大陸、臺灣皆不能免。疾病不分地域，若加上這一章，可使讀者更為清晰地拼湊出流感對華人社會的各種影響。最後，筆者在書中仍展現較多對中醫學的關懷，一九四九年後，大陸政權易幟，百萬軍民渡海來臺，而大批中醫與其知識體系傳統，也同時輸入臺灣，它們怎麼與傳染病纏鬥？本書實有交代之必要，希望能帶給讀者更多對中醫對抗疫情的認識。

筆者驚訝地發現，若以流感歷史為考察方向，就可以輕易看出一九一八年大流感的歷史記憶陰影其實一直存在，該次疫情已成為一種「神話」，不斷在歷次疫情嚴峻時被提及，大家都忘卻不了這段歷史。本書酌與增添一些這方面的內容，也更貼近臺灣人對於防疫的認識、想像與需求。礙於篇幅，且流行性感冒幾乎每年或至少每幾年就會有一次大流行，故本文只談較為嚴重且引起公眾媒體討論、爭議的部分來加以梳理；若屬個別中醫對流感治療的心得與經驗，卻不見於公眾媒體者，則不列入探討重點，避免失之駁雜。分析的文字主要著重勾勒整個疫情發展的大略情況，並配合本書的主旨，介紹一些人們對抗疫情之方式與藥品，並加強分析中醫藥在這段歷史中的位置。

## 二、在日治臺灣對抗流感：藥品與日常療法

早期的臺灣人如何在日常生活中對抗疾病呢？若將目光往前推一百年，本書所論之一九一八－一九二〇年的大流感疫情，同樣嚴重衝擊到臺灣。根據蔡承豪對日治臺灣流感史的先驅研究，這段時間臺灣因流感疫情而死亡的人數，當在五萬人上下，而當時全臺人口僅有約三百六十萬人。[3]在日本殖民統治之下，已逐步將現代醫療衛生觀念帶入臺灣。從報刊中可以發現，日本人對流行性感冒的認識相當久遠，在日本該病又稱「疫風」，江戶時代末期曾有一次重大流行。[4]自一九〇二年

開始，臺灣報紙就已經介紹該病的歷史由來與基本症狀，已經知道流感是由「桿菌」透過空氣傳染所導致；不過，這個說法是錯誤的，已如前幾章所述。由於當時顯微鏡還無法「看見」病毒，所以科學家只注意到流感難以免疫，卻不知道此即RNA病毒之特性。透過當時臺灣發行量最大的《臺灣日日新報》的刊載，已將流感的知識介紹給臺灣民眾，包括「全地球」、「萬國流行」等話語，顯見它是一具有全球傳播特性的傳染病，[5]可以說這是近代臺灣人的另類國際接軌經驗，流感比之霍亂、鼠疫，更能融入全球脈絡，應該說，很少地區能夠幸免於難。

在日治時期，治療流感同樣沒有特效藥，就西藥部分而言，最好的藥物和民國時期一樣，就是阿斯匹靈、安替比林類或奎寧等解熱藥物，一般臺灣人若看西醫，開立的多是這些藥物。抗生素等更有效的藥物，要到一九四〇年後才普及，但因為正逢戰爭，一般民眾恐怕也不易取得。幸好，大多數臺灣人仍然會選擇接受漢醫與漢藥的治療（筆者按：日治時期臺人稱中醫為「漢醫」，本章尊重原用法，以臺灣漢醫稱之，但說明時仍用「中醫」），雖然殖民政府在日治初期就力行打擊漢醫的政策，但對漢藥之進口與販賣，仍採寬鬆的態度，所以官方仍會舉辦類似漢藥師的考試，甚至到一九三〇年代初，臺灣人應漢藥師考試的人數，仍超過西藥師，可見漢藥在臺灣人的日常醫療中仍占有很重要的比例，[6]而漢藥科學化的歷程，更提供臺人更多新式漢藥的消費選擇。[7]當時的流感，很容易導致病人併發肺炎，甚至咳血而死，故《臺灣時報》曾指出，它比鼠疫更可怕，西醫認為用消毒水漱口或吸純氧氣是最好的預防法，不過存量有限，只能採取消極預防。[8]至於漢醫的舉措呢？回顧這次新冠肺炎疫情，臺灣中醫也有推出「臺灣清冠一號」藥方，在中西醫結合之下，治癒率達到八〇％以上，可見中藥（漢藥）仍具有巨大的開發價值。而針對百年前的流感疫情，臺灣漢醫也在報上刊載其觀點，列舉明清著名中醫吳有性和劉奎的學說，說明「感冒」一詞本為中醫病名，但這次的感冒卻非比尋常，已達到古代大瘟疫的等級，所以該文舉中藥方劑「達原飲」來對抗當時的流感疫情，這是明代末年的名方，也在臺灣被提起。[9]

在其他時間中，似乎每年都有流感發生，但是普通感冒也不少，特別是在季節交替之時，一般人其實很難分辨感冒的本質，但就是覺得很困擾。除了直接治療的藥品之外，當時還有不少科學成藥問世，日本的漢藥早在第一次大戰結束後，即透過生藥研究的轉型，以「科學中藥」（成藥）的新面貌重新進入市場，成為日常用藥的新寵。一八九一年《日本藥局方》的修訂版，允許草本藥品成為合法的處方藥物，接下來的二十年間，《日本藥局方》漸次增加各種傳統草藥的種類與品名；某些於書內被認可的漢方藥材，遂出現在醫師處方參考書與藥師的藥品內容物中。例如當時在市面上販售的「仁丹」、「寶丹」、「立效丸」、「龍角散」等成藥，其實內容物都有不少傳統中藥在內，包括薄荷腦、細辛、甘草、木香等等藥材，但是在藥品行銷時，卻使用了「消毒殺菌」和「健胃整腸」等兩項訴求，甚至可以治療「惡疫」。我們還發現報紙上也介紹了「どりこの」的飲料，宣稱經科學驗證，飲用該飲品可以治療感冒，它其實是一種「含糖營養素」，當時認為攝取糖分有助於增強抵抗力和對抗外感疾病所導致的虛弱狀態，大約在一九三〇年代初，已於臺日藥品市場中販售。[10]

日本人的觀念認為，腸胃消化功能好，抵抗力就會增強，故能抵抗惡疫，包括流感在內的疾疫，即使感染了，也較容易康復。虛弱的人或發育不良的兒童，比較容易罹患感冒，嚴重了還會轉成肺結核，這些觀念皆與民國時期的觀念類似。若能在平日服用的藥物中添加滋養（營養）成分，就會成為更好的治療方式，例如添加維他命或牛乳蛋白的飲品。[11]一九三九年一則有趣的文字報導，其實更像是藥品的行銷，報上專欄文字主打的是「ビタミン錠劑」，其實就是今日還能買到的「若元錠」。該文指出：冬天冷風吹來，體質虛弱者容易罹患感冒、扁桃腺炎，而且嚴重時還會導致腎臟炎，該藥主要添加酵母菌和維他命B1等營養素，可以強化腎臟與抵抗力，對抗感冒的侵襲。[12]這些藥品大抵可以讓讀者了解當時臺日社會基於預防疾病考量所建構起來的身體知識。

在民間療法的部分，報紙也會加以介紹，但當時比較流行的名詞還是「家庭療法」，意指在家中即可隨手取得、便於施行的防疫方法，同樣可見於民國時期的藥品市場，這些方法多以食療的方式來實踐。很有意思的是，東亞傳統醫療技術非常重視傳自古老中醫的辦法「發汗法」，它在東漢張仲景的《傷寒論》問世後成為經典療法，並影響整個東亞地區。該理論認為，在任何類似感冒症狀初起時，透過發汗即可治癒或緩解症狀，這個理論還影響了當時臺日的家庭療法。例如報刊上介紹以蘿蔔、生薑等材料放在半碗白飯上，然後用熱湯淋上去，如此看起來很日式的吃法，但其實就是被當成一種發汗劑。[13]此外，還有文章介紹將蔥白切細煮成熱湯，於臨睡前服用；或運用蓮花根、蘿蔔、葱等食材煮成熱湯；又或用梅干，再用熱鹽湯沖泡飲用，還可運用蜜柑的皮煮水服用等方式替換。報刊指出，這些家庭療法其實都具有發汗法的效能。[14]還有一種祕方就是「玉子酒」，作法是以日本清酒煮雞蛋，然後加入砂糖調味，不斷拌煮，最後成為濃稠的飲品，[15]聽起來就覺得十分可口，味覺上可謂完勝良藥之「苦口」了。

## 三、戰後第一波亞洲型流感的肆虐

一九四九年前後，兩岸分治，即便之前有所謂的「戰後之疫」，[16]但邁入一九五〇年代之後，影響日治臺灣的重大傳染病，包括天花、鼠疫、霍亂等等，幾乎都已絕跡。對於日治時期曾肆虐臺灣的流感，一如本書所言，並未得到傳染病防治體系內應有之重視，直到一九五七年為止。那一年，流行性感冒再度襲擊臺灣，造成臺北十九萬八千餘患者感染，當時被稱為「乙型」或「亞洲型」流感。這次感冒被懷疑起源於中國大陸，並先在亞洲流傳，因此被稱為「亞洲感冒」。關於它的發生，美國一度懷疑這是中共或蘇聯空投細菌戰所導致的結果，甚至有人致函聯合國祕書長哈馬紹（Dag Hammarskjöld, 1905-1961），要求調查根源。[17]與新冠肺炎一樣，不少人總是會懷疑大規模傳染病乃人為製造，而成為政治鬥爭上互相指責的工具。疫病往往牽動國際政治，一九一八年大流感疫情時，美國人也怪罪流感是由德國間諜帶來的，甚至說流感是德國人故意散布的細菌戰，彷彿怪罪德國人就有助於戰爭的勝利。[18]後來的研究指出，這波亞洲流感大流行，最早於二月由中國大陸南方的貴州省開始，三月擴散到雲南、廣東，藉大量流亡難民之助，四月時再擴散到新加坡及香港。[19]該流感的一般症狀，先有三、四天的嚴重頭痛、高燒、肌肉疼痛加遍體不適。若有罹患支氣管炎或肺炎，則使用當時還算新藥的抗生素，頗見功效。

拜二十世紀中以後跨國大眾媒體之發達所賜，各地的疫情我們可以更清楚地掌握。這波大流感傳到香港後，一個月內就導致五十萬人受到感染，死亡四十四人，感染迅速但致死率並不甚高。流感藉著海空兩路旅客們的跨區移動作為媒介，迅速四向傳播，先於四月下旬渡海襲擊臺灣，七月結束時已造成近兩百萬人受感染，死亡約一百零一人。五月上旬則傳到菲律賓，有一百六十萬人罹病，包括總統加西亞（Carlos P. Garcia, 1896-1971）在內也被感染，全國因併發症致死者超出一千兩百人。五月下旬疫情擴散到印尼，估計感染人數占總人口數的十分之二，死亡四十三人。五月中旬到了日本，估計約一百五十萬人受感染，死亡人數七千人。當時日本官方還公開歸咎於是美國海軍人員與吧女及夜總會的女郎打交道產生「連結」時，傳播給民眾的；而日本學童共計十五萬五千人停課，學童們還奉命以鹽水或綠茶作為漱口劑，當時被認為可以對抗流感。這波疫情後來於五月中旬後還蔓延至印度、巴基斯坦和中東各國，其中印度一地是由跨洋郵輪檢疫不確實而擴散的，當年還未過完，七月統計已有病患四百萬人，死亡一百零八人。下半年後，流感更開始襲擊歐美各地，透過當時比較先進、詳實的報導和疫情分析，人們得以更加確知流感的全球傳播路徑。[20]流感一直延續到隔年的三月，中國廣州、日本、菲律賓等地依舊有疫情傳出，所以當時臺灣報紙也呼籲要對機場、港口等處，嚴加檢疫，顯然當時流感還未列入檢疫項目。[21]最後統計，流感病毒於一九五七年三月時最先在日本被分離出來，當年報導該疫情共造成全球約六萬九千八百人死亡，[22]但這數字顯然是被低估的，一般認為死亡人數應該在一百萬到四百萬之間，比較合理。[23]

那次疫情相當嚴重，許多狀況是報紙沒有報導出來的。前政大歷史系教授張哲郎口述，那一年他還是小孩子，也罹患了流感，當時屏東街上橫躺著許多屍體，沒有人敢收。他出現高燒、骨痛的症狀後，由媽媽帶至地方小診所就診，醫師雖判定確診，但卻沒有藥物可以運用，因當時抗生素缺貨，有可能就是流感疫情所導致的。張的母親懇求醫師，雖然沒有適合的藥，但總不能放任孩子病情拖延下去，可否幫忙想想辦法、救救孩子？醫師說，若願意的話，可以用碘酒兌開水稀釋來飲用，結果死馬當活馬醫，喝著喝著竟然就痊癒了，命大沒有被流感帶走性命。[24]

當時人已有這樣的認識：幾世紀以前當那些更可怕的黑死病癘疫猖獗一時之際，流感相形之下是無關緊要的小病，通常僅老弱殘兵才會因感冒而致命。等到古老的癘疫一一在新的醫藥發明而俯首稱臣以後，流感才漸漸升格成為一種未可小覷的時疫。回顧歷史，時人常會討論到一九一八－一九一九年間橫掃全球的流行性感冒疫情，每當流感疫情來臨時，人們總把那次大流感拿出來「說故事」，彷彿成了一次全球共通歷史記憶中的大疫。一九五七年報紙報導：在一九三三年時，醫學界才判定流感乃源於某種過濾性毒素作祟，以後為便於鑑別計，就命名為A型流行性感冒毒素。至一九四〇年，又發現流感的另一成員的「B型過濾性毒素」，後來又陸續發現C型和其他亞型。至一九五〇年前後，人們已能運用流感疫苗，但也發現了不同型態的流感，其疫苗之間無法互通，而且單型的病毒，也非常容易產生變異，增加注射免疫之困難。[25]美國在當時甚至已警覺到亞洲流感可能會侵襲美國，果不其然，六月時，美國一艘巡洋艦上的病兵在羅德島登陸，先是把流感傳到其他船上，然後在美國境內散布。為預防山雨欲來的疫情，美國致力研發出新疫苗，但當時報載總統艾森豪（Dwight David Eisenhower, 1890-1969）並不打算立刻施打「亞洲流感」預防針，他不是不相信疫苗，只是當時疫苗產能有限，什麼人應當優先注射？成了討論要點，於是艾森豪表示放棄，以減輕社會上的爭論。[26]

## 四、一九六〇－一九九七年的零星疫情

到了一九六〇年，疫情彷彿又將再起，但感覺也是一九五七年的緒餘，並沒有達到那年的強度。報紙上刊載了流感傳染的性質與預防方式的文字，頗能體現當時的認識：流感是一種與天花、麻疹、小兒麻痺症相類似的「濾過性病毒」所傳染，此為當時非常流行的命名。在流行期間，可隨病者的咳嗽、噴嚏、鼻涕、口沫飛散出來，在空氣中傳播。故在公共場所中，如戲院、舞廳、食堂、游泳池或人多而窗戶不敞開的地方如火車、船艙，公共汽車內等處，都是最容易被傳染的場所，最好能避免涉足這些地方。如果罹患此病，最要緊的是安靜地睡兩星期，這樣不僅是為了避免引起噴嚏、咳嗽等等增加散布病毒的機會，同時在治療上也須以靜臥來保養自身的器官，而加強痊癒的速度。以上的認識，除病毒概念之外，幾乎都在一九二〇年前後的中國大流感疫情時被確立，基本差異不大。

至於在併發症的陳述上，也和民國時期所達到的總體認識一致。例如流行性感冒可能造成心臟、腎臟及肺臟的損害，不論那一型的流行性感冒，病狀差別不大，只因病毒侵犯的系統不一定

每個人都是一樣的。對於肺部的損害則最為常見，流行性感冒之後往往會留下慢性支氣管炎或慢性肺炎，患有肺結核病的人，更可能因流行性感冒而使病況惡化。對抵抗力較差之幼童、老人及患有心臟病者，有時也會致命；對孕婦而言則可能引起小產，因此不得不慎予防患。這邊就可以看到與本書中的「成癆」觀念相近之語境，乃指流感對肺或加重肺部疾患之強大影響，而非流感拖久了真的會成為肺結核患者。透過今昔對比，更能看出如此觀點之承襲與後來較為妥善的解釋方式。

一九六〇年代後的流感疫苗，宣稱有五個月的保護力，一般也建議施打，主要是為了度過某一年可能較為嚴重的疫情所設，而未考慮每年注射之麻煩。透過當時作者之陳述，我們還是可以看出當時人對小感冒和流感之間的差異，仍不甚明瞭。故一位作者王昌傳也提醒讀者：「流行性感冒是如此廣泛傳染而又險惡的病症，我們不能把它當做普通的傷風看待。」[27]這位作者王昌傳還指出：「中藥銀翹解毒湯，是對本病有特效的古方。各中藥店都熟識這方，只說出方的名稱，他們便會照配的。」[28]點出了中藥可以治療當下流行的疫病，這是很罕見的論述，但沒有證據顯示他是一位中醫，臺灣的中醫並沒有在大眾媒體上說明自己對抗這次新疫情的能耐，如何可能和新的流感疫情作戰。反倒是在私人出版的醫案中，看到了中醫治療這次疫情的案例。

中醫朱木通（一九〇五－一九七七）回憶著作內，有兩則治療一九五七年亞洲大流感的案例，第一例為流感病患兼罹患盲腸炎，當時西醫以流感高熱而無法開刀為由，治療較為保守，但始終無法讓病人退燒。家屬則央請朱一同會診，結果朱氏以桃仁承氣湯加防風、荊芥、茵陳蒿幾味藥，治好了這位病患的流感加盲腸炎。朱回憶說，西醫全程都不相信他有辦法可以治療流感，當然更不可能相信中醫可以治療盲腸炎，朱還寫到：這次竟然在西醫面前治好該病患，不知該西醫做如何想？另一例則是治好一位流感兼頭痛的病患，朱的醫案顯示，他完全依照中醫特有的辨證論治來思考病患的病情與應當運用的方藥，而不是運用單一成方或中藥成藥來治療，這與後來的發展較為不同。[29]只是，當時一般人可能並不知道中醫有能力治療流感，朱的另一則醫案顯示，許多病人都是經過西醫確診後又治不好，才會去求助中醫，[30]病患較少第一時間就去找中醫治療流感，更遑論治療其他傳染病了。

一般情況下，可能每年都有一些流感的案例，但若沒有引發大規模流行，就上不了公眾媒體。亞洲流感疫情十年後，香港流感的疫情威脅又到來。一九六八年時，記者趙慕嵩（一九三六－二〇一二）指出：臺灣血清疫苗研究所當時已通知全省各醫院，如果發現疑似流行性感冒的病人，應儘速採取病人檢體，送交該所培養鑑定。臺大醫院的知名教授楊思標（一九二〇－二〇二一）表示：在香港發生的流行性感冒，在交通工具的「協助」下，很可能傳來臺灣。血清疫苗研究所所長許書刀則表示：流行性感冒並不可怕，感冒致死主要還是併發症造成，隨後又提及一九一八至一九二〇年全球大流感的疫情，他說那次疫情風暴中有兩千萬人死亡，而自一九三三年起，全世界大流感疫情又開始興盛，直到一九四六年才告絕跡，在那十三年內，全球的流感疫情皆屬於A型，一九五七年則屬於另一型（H2N2）亞洲大流感。[31]二十世紀初期的流感史，如影隨形地出現在歷次疫情報導中。

對季節型態與流感關係的描述也很有爭議，醫學界一直在研究流行性感冒的病毒究竟在什麼季節裡最容易蔓延？研究至今沒有結論，有的醫師認為春、秋兩季最易發生流行性感冒，但是這種推論不能成立，因為一九六八年在香港造成四十萬人病例的流行性感冒，就是在溽熱的夏季，並且在稍後傳入臺灣。[32]和民國時期一樣，許書刀透過報紙不斷傳播流感的相關知識，顯見與這種疾病傳染相關的科普知識，例如感冒與流感之差異、疫苗效力、免疫時間等等，皆必須透過更普及的報刊來讓一般讀者知曉。讀者可從本書中看出，在介紹藥品的部分，顯然民國報刊更重視各類日常藥品的介紹，而臺灣在冷戰時期的日常傳染病呼籲，主體則是「絕對不要亂服成藥，應請醫生治療」，而非主張以家庭成藥或服用中藥的方式來處理流感。

針對一九六八年的疫情，臺大醫院主張，希望民眾減少出門、多休養，而非積極打疫苗。因為疫苗成本昂貴、技術人員不足，當時條件並無法達到大量生產。[33]相對於日本已於八月中召集會議，要求國內七家大製藥廠，加班趕製六百萬份預防疫苗，給抵抗力較差的患者施打，美國則是推斷大約兩個月後亞洲疫情就會傳到美國，所以也已研製出疫苗。臺灣在疫苗量產的能力上，還處於「研討對策中」，顯然難以製成；並且，臺灣當時礙於法令，無法進口美國疫苗。在沒有疫苗、沒有特效藥的狀態下，臺大醫院公開聲明：民眾只能多注意身體，少去公共場所，以免感染危及生命，[34]態度頗為消極。一九六八年的流感疫情，國內外衛生實驗機構化驗證實為亞洲A2型病毒，這場疫情一直到夏天都還存在。臺大醫院開記者會解釋：此類病毒與上月開始在香港蔓延的流行性感冒相同，與十年前在亞洲及全球發生的流感亦屬同一類型，只在極小的地方有異變。[35]

一九七六年，流感疫情又重啟，報紙第一次用了「豬瘟型」流行性感冒來形容它，並言科學家已確認一九一八－一九一九年的全球大流感就是「豬瘟型」惹的禍。當年二月，美國新澤西州首度提出報告：他們從新兵訓練中心幾位罹患流行性感冒的新兵身上，分離出「豬瘟型」病毒，讓全世界的傳染病學家都提高了警覺。好在，二月分已是冬末，此後只聽到陸續發現的幾件病例，然後「豬瘟型」流感就突然消失了。美國緊急通過了一筆一億多美元的預算，製造預防疫苗；接著在日內瓦的國際流行性感冒專家特別會議，呼籲全世界衛生當局注意提防這種致命的病，因為它極可能在冬天再度捲土重來。在傳染病學家口中，「豬瘟型」流行性感冒是在霍亂、天花逐漸絕跡之際，「世界上僅剩下的一種瘟疫（Plague）！」為何如此大費周章？在五十年代，醫學家已能在實驗室中培養出流行性感冒的病毒，於是便以培養出的病毒去追溯過去幾次疫情的樣態。逐步比對的結果，發現一九一八年的全球大流感，病毒型態跟過去從豬身上培養出來的相似，專家便替那次流行定名為「豬瘟型流行性感冒」。一九一八年的流感，又再度於文字上出現，喚醒民眾的歷史記憶，而新科學則成了追溯歷史、定義疾病的工具。專家認為，各種型態的流感來襲後，人們身體內大多有了抵抗力，它要等到這種抵抗力消失後，才有再度肆虐的機會；一般來說，兩年之後原來的免疫力就會逐漸消失，十年後則確定完全無法免疫。當時認為，這就是疫情常常在十年後重新再起的原因。[36]

不過，這波疫情卻沒有對臺灣造成重大影響，臺灣再有比較值得警覺的疫情，是一九八〇年的A型流感大流行，當年疫情是在春天爆發。一位作者指出，臺灣地區地處亞熱帶，海島型氣候才是經常導致感冒的原因，並非等到天氣冷才會有疫病。隔年，又有A1及A3型流行性感冒來襲，臺北市預估就有六十萬人染病。[37]每回新的大流感出現，疫苗就需要再重新研發，耗時費力，致使流感疫情持續不斷而無法絕跡，逐漸成為人類生活的一部分，當時醫藥界也苦於無法阻擋或完全解釋這種飄忽不定的「人類最後的瘟疫」。《聯合報》刊出一篇文章，指出：「流行性感冒是病毒感染造成的，沒有特效藥可治。市面上出售的一些感冒成藥，在廣告中宣傳可以立即治好感冒，其實是騙人的。理由很簡單，醫界到現在還沒有發現感冒的特效藥。醫師對付感冒，只能採取治標不治本的『對症療法』——鼻塞的，開抗過敏劑；發燒的，吃解熱鎮痛劑；喉嚨發炎，服點抗生素。要消滅感冒病源，還要靠人體內的自然免疫系統。」這段話或許可作為本書探討眾多家庭成藥背後的真相，許多治療的話語其實都具有商業性質，而非真能對抗流感。該文還指出，流感導致的高燒，會傷害肺部與腦部，一定要設法退燒。[38]

這波疫情似乎從一九八〇年代初就斷斷續續地存在，看得出來一九八二年底的流感人數大增，又一次引發醫學界的重視，例如榮總病毒室主任王心植說，從該年底開始，該院門診中上呼吸道感染的病人大幅增加，至一九八三年，才分離出是A１和A３型，也有兩名松山區的開業醫師將病人檢體送到預防醫學研究所，培養化驗後，證實是A型流行性感冒病毒。而德國、蘇格蘭地區、加拿大、荷蘭、美國、法國等地，在一九八二年底也相繼發現A型流行性感冒病毒流行，不過幸好的是，有不少人罹患流感，但未造成真正恐怖的大流行。[39]一九八四年底到隔年初，A型流行性感冒又在美國、英國、法國、蘇俄、挪威、日本、香港及中國大陸等地分別出現，大部分國家還同時出現有散播性的B型病例，幸好此疫情在臺灣沒有導致大規模的感染。[40]

一九九〇年初，日本又受到一種強力流行性感冒——「A上海型」（一說是「A香港型」）的侵襲。從上文看下來，A型流感的變異性相當大，日本與臺灣交通來往頻繁，衛生署擔心國內可能會受波及。[41]不過，當時臺灣流行的卻是B型流感，一般較不致命。衛生署防疫處處長莊徵華指出，從過去經驗看，美、日老人較多且獨居或住養老院的比率相當高，生病時若乏人照料，因症狀控制不良，便容易出現肺炎等其他嚴重致死併發症。臺灣過去雖曾有A香港型流行過，但臺灣的老人大多與子孫同住，體質上也有所差異，所以即使罹病，通常不致太嚴重，當時各國都已有研發流感疫苗，而臺灣還沒有自己的疫苗，只能考慮和外國購買。[42]一九九六年，臺灣又爆發北A型、南B型的區域流感疫情，也有致死的個案，而當時日本腦炎、登革熱已相繼進入流行期，一度令衛生單位相當緊張。[43]

## 五、新型禽流感來襲（一九九七－二〇〇五）

一九九七年對臺灣流感史來說是個特別的一年。當年八月，香港發現一種A型H5N1的新流行性感冒病毒，舉世震驚，包括美國疾病管制中心、世界衛生組織都特別派人調查，以防引發全球大流行；由於臺灣與香港往來密切，衛生署也全面警戒，要求各醫學中心須注意通報疑似病例。衛生署表示，這種新的流行性感冒病毒，向來只出現在鳥類身上，因此現有的疫苗都無法防範，一旦證實其會傳染給人，全人類都將受威脅，民眾又一次擔心一九一八年大流感的噩夢重現，這又是對世紀初大流感歷史記憶的一種挪用。事實是，當下多數臺灣人並沒有經歷那次大流感。當時衛生署解釋：流感病毒通常在禽類、豬隻等宿主身上會產生突變，而中國大陸南方的農村養雞又養豬，氣溫適合病毒繁殖，向來是流感病毒發生變種的大本營，故而接近華南的香港出現新病毒侵襲人體，其病原極可能來自大陸。當時疫情雖未傳至臺灣，但已呈現風聲鶴唳之勢，因為臺灣一般感冒病人多半先在基層診所就醫，一旦大醫院發現病例時，通常疫情已擴大，故為了掌握防疫時效，衛生署檢疫總所（筆者按：即後來的衛生福利部疾病管制署）也擬訂建立定點醫師的流行性感冒監視系統，由第一線醫師隨時採樣疑似病患檢體，即刻後送中央檢驗。[44]當時報紙報導，日本對這個訊息非常重視且緊張，他們不約而同地想到了一九一八年大流感在日本造成二千四百萬名患者感染，約估四十萬人因而死亡的悲慘歷史，而且從一九六八至一九九三年之統計，日本平均每年死於流感者大約是一千六百人，這個數字著實嚇人；並且，當時報導日本人非常不喜歡打流感疫苗，美國老年人接種流行性感冒疫苗的比率為二十一％，西班牙為十七．一％，法國為十三％，英國為十．五％；大部分的歐美國家注射率都超過十％，但是，日本卻不到〇．二％。這是因為日本人普遍不太怕流感，誤認且總覺得流感是「小孩子的疾病」，可惜，流感卻是「終結老人生命之光的疾病」才對，日本人在這波疫情中開始漸漸有新的體認。[45]

回到臺灣的狀況，時任衛生署長的詹啟賢於一九九七年十二月初，即指示預防醫學研究所等單位，應著手監視新型禽鳥型H5N1型感冒，並要求盡快建立檢測新型流感之能力，並提醒要前往香港旅遊的國人多加注意。當時世界衛生組織（WHO）已展開研製新疫苗的準備工作，以期對抗新的禽流感，截至該年底，這種致命性的流行性感冒已在香港造成兩人死亡。[46]行政院衛生署在桃園機場張貼公告，內容為：「香港發生A型（H5N1）禽性流行性感冒，建議前往香港之旅客：一、應盡量減少出入公共場所。二、避免接觸禽類。三、旅遊期間，身體如有不適，應儘速就醫。」衛生署檢疫總所指出，吃下煮熟的禽類食品，應不致感染，但是，若接觸活體禽隻，則有感染禽流感的危險，政府並提醒前往香港的國人，到香港後減少出入公共場所，不要接觸家禽類如鳥、鴨、雞等，暫時勿參觀鳥園。[47]這是第一次臺灣民眾體驗到，動物與人、流感病毒之間的連帶關係，在公眾媒體上被清楚點出。農委會則指出，農政單位對「禽型流行性感冒」長期以來一直都有監測，目前為止從未在國內發現H5N1株的流感案例，請民眾不必恐慌。[48]時任衛生署防疫處長張鴻仁表示，依據過去流行性感冒大流行的經驗，新病毒往往要先透過禽類傳染給豬，才會傳染給人；因為人類對流行性感冒病毒的「接受器」，也就是會對這種病毒反應的關鍵，與豬較為相近，和禽類則顯著不同，因此由禽類直接傳染給人的可能性，雖非全無，但過去從未出現；而大陸華南地區向來是流行性感冒發源地，因當地農家常將豬、雞、鴨等動物混養在一起，使得禽類的流感病毒容易與豬身上的病毒交互感染，產生基因變異，而出現會傳染給人類的新型病毒。通常，新病毒一出現，擴散速度極快，但香港於一九九七年底患者只有十名左右，實在看不出大流行跡象，不必太過恐慌。[49]

當時在臺灣已有的流感病情，其實是A型H3N2型的病毒株，並沒有引起很大的關注，而且當時已經顯示有疫苗可打，民眾更無擔憂可能。[50]報紙當時報導，素有「臺灣流行性感冒先生」之稱的曾仁谷剛退休，他從一九七九年起負責流行性感冒病毒的研究檢驗，近二十年來，把監測、分離及型別鑑定結果，提供給衛生署、醫療院所甚至給遠在太平洋彼岸的美國疾病管制中心（CDC）參考。他曾發現「臺灣A型流行性感冒病毒」，使他和國家的名字在世界公共衛生史上留名。他鎮日與病毒為伍，卻很少感冒，自嘲是百毒不侵。曾仁谷說，流行性感冒的傳染隨著交通日益便利及都市人口趨向密集，發生大流行的機會增高不少；比如說，不只是在同一間屋子裡，只要在同一棟大樓裡，有一個人得了流感，就可能造成小流行。他還預測香港禽流感很可能會傳到臺灣來，[51]幸好，並未一語成讖，臺灣又安全度過這次疫情。

隔年（一九九九），時任臺北市中醫師公會常務理事的董延齡在報上寫了一篇〈中醫看流行性感冒〉，說明當年的流感連總統李登輝（一九二三－二〇二〇）都難幸免得病，可是對於這波流感，媒體卻不甚關注。董氏認為：「此種流感，中醫稱為風溫，即隨著空氣傳染的一種溫病。凡是溫病，必有發燒、口渴多飲、頭痛、六脈洪數等陽熱徵候。」他認為，隨時令而感染的溫病，中醫亦簡稱流感，溫病的治療並不困難，只要依照溫病學上的辨證法則，施以處方用藥，效果非常快速。而他所提到的虛人易致感染和流感容易反覆難痊癒的狀態，正如本書所揭示的，也都是民初中醫即有的真切體會。[52]但還是如同前述，臺灣的中醫在大眾媒體上公開宣稱能治療流感的案例非常少，遑論其他傳染病，若以本書所述來對照，這個時代的中醫聲量實在太小。再舉二〇〇〇年冬天到二〇〇二春天的一波A型流感疫情為例，當時民眾認為，為了感冒特別跑醫院，太耗費時間，所以乾脆大量去藥局囤購感冒藥，中醫界則諸如中國醫藥學院附設醫院中醫部主任陳建仲指出：體質虛寒的人可用黃耆、黨蔘等中藥煮水代茶飲用，增強免疫力；火氣大、小便黃，容易口苦和便祕的人，則可買些薄荷葉或紫蘇葉煮水喝，減輕不適。[53]臺灣中醫在流感疫情中的表現，仍以食療、食養、保健為出發點，並沒有適度說明中醫可以「治癒」的能力，讓一般民眾知悉。而透過民間發聲，也是一顯例，中醫缺乏官方統一口徑的發言體系，以致於在治療訊息上常呈現「眾口多辭」之勢。

比較特別的是當時林口長庚醫院中醫部中醫內科主任楊賢鴻的一則訪談，他認為多年來研究顯示，部分中藥具有免疫調節功能，其中尤以具有抗菌、抗病毒及抗發炎成分的清熱解毒類藥物最為明顯，點出了中藥可以抗病毒的機轉與可能。這些中藥包括白花蛇草、蒲公英、魚腥草、金銀花、連翹及桑白皮，可用來治療中醫通稱為「傷寒」的一般感冒及流行性感冒。就二〇〇〇年以來的這波流行疫情來說，被流行性感冒擊倒的病患，大都有明顯喉嚨痛且咳嗽時間拉長的臨床症狀，前者屬陰虛躁咳，用藥時，可另加玄參、麥冬、魚腥草及牛蒡子；後者易引發氣管炎，可外加桔梗、貝母及陳皮等滋陰清肺的中藥。如果病程拖得太久，易併發過敏咳嗽並轉為冷咳，此時即須適度加入半夏、五味子等辛溫藥，增加療效。這則報導，較為強力的說明中藥可以對抗流感的生物醫學詮釋。[54]

到了二〇〇五年冬季，禽流感又來勢洶洶，報上刊載中國農業部的研究，證實在二〇〇三年SARS期間審批通過的中藥「連花清瘟膠囊」，具備完全殺滅禽流感病毒的功效，可用於治療禽流感病患。病毒實驗結果顯示，該藥在〇．五克到一克生藥的濃度範圍內，對H5及H9亞型禽流感病毒作用十分鐘，病毒的殺滅率均可達百分之一百，實現完全殺毒。[55]「連花清瘟膠囊」的歷史甚至發展到後來，還成為二〇二〇年新冠肺炎時期得以治療疫情的第一線藥物，[56]這是後話，本書僅點到為止。相對於中國大陸的應用成果，臺灣中醫站出來宣揚中藥的效果，乃至開發新藥以對抗新疫病，研發力量與公眾聲量都顯得相對薄弱。當時桃園縣政府衛生局為了協助民眾自我照護，衛生局長林雪蓉特別委託中醫師江新發，根據典籍記載，找出十神湯、人蔘敗毒散、葛根湯、銀翹散等有助治療禽流感的中藥方劑，但當時是說「增強免疫力」來取代能夠「治療」的字眼，並在報紙上介紹這些方劑的組成。[57]時任臺北市立聯合醫院中興院區中醫科醫師黃建榮，則從歷史上中醫療法多次對抗瘟疫成功的經驗，論證中醫對預防、治療禽流感的方法，並於報紙上介紹一些有效的單味中藥，算是這段時期臺灣中醫對中藥治療禽流感效能較為有力的說明。

其他例子還有時任中山醫學大學附設醫院中西整合醫療科主任張宏州指出，像是「三黃瀉心湯」除了治感冒抗病毒外，對敗血症造成的發炎反應療效很好，更重要的是，還有調節免疫的功能，可以作為治療禽流感的參考。張宏州指出，抗ＳＡＲＳ期間，大陸的中醫師便使用了不少中藥來輔助治療，其實中藥裡有不少是對抗感冒病毒和上呼吸道感染的用藥，他舉了「荊防敗毒散」和「辛夷清肺散」、「麻杏甘石湯」等藥物，可作為治療禽流感和肺部發炎感染的藥物。[58]總體而言，在ＳＡＲＳ疫情（二〇〇三）之前，其實很少有中醫宣稱可以治療流感，特別是指成為疫情之後的狀況，而非指治療零星的感冒案例。直到中國大陸在ＳＡＲＳ期間大量運用中藥抗ＳＡＲＳ的新聞，透過公眾媒體不斷讓臺灣民眾知悉，才開展了疫病爆發時期臺灣民眾搶購中藥的行為，甚至在後來疫情中不斷重演。疫情爆發後搶買中藥的狀況，在此之前從未被大幅報導。ＳＡＲＳ的衝擊顯然讓臺灣民眾和中醫對於「中藥治療瘟疫」的效果，有了另一種新的思考。[59]

而臺灣民眾瘋狂搶購八角、茴香的舉措，[60]顯示政府與西醫為主體的公共衛生體系對中醫藥能力的輕估，缺乏基礎研究，只放任民間搶購中藥材。這些亂象還包括了，無視外國，包括中國大陸與德國等地對中藥抗禽流感可能性的思考，甚至杏輝醫藥集團與上海中藥創新研究中心正式簽訂合作協議，雙方將以禽型流行感冒預防及治療為重點，開發新藥。[61]相對於臺灣官方對中醫藥的漠視，報紙批評：「衛生署如果不願意跳脫狹隘的西醫視野，把中醫藥納入防治禽流感的體系，最後付出的代價，恐怕會超過官員們的想像！」[62]最終，禽流感並未造成臺灣大規模的疫情，在醫療資源夠用，社會恐慌未加劇的狀態下，中藥的開發與利用遂成為疫情的「花絮」，沒有連續性的研究與成果，到下一次疫情爆發時，依舊是民眾搶中藥、官方慢半拍、一片中醫界各自表述的景象。[63]

## 六、H1N1新型流感來襲

二〇〇九年四月中旬，起源於墨西哥的新型流感H1N1，又興起另一波威脅。截至當年八月底，全球已有十九萬人感染，臺灣感染人數也即將逼近一萬人，重症四十三人，死亡三人。當時已有特效藥「克流感」可以使用，但還是導致不少重症案例，甚至還有一名二十四歲男大學生感染新型流感而猝死，引起國人極大震憾。而且，當年八月底時，衛生署疾病管制局長郭旭崧表示，新型流感疫情已進入社區，且每周都新增近萬名類流感通報個案，顯示疫情已擴散。防疫作戰策略應隨之調整，圍堵不再是唯一選項，有多少人遭某某案例感染，已不再那麼重要，重要的是積極防範重症個案的出現。[64]隨著時序要進入冬天，大爆發的威脅迎面襲來，[65]嘉義大學微生物與免疫系教授黎慶在那年指出，墨西哥因H1N1新型流感病毒感染而死亡的人，非傳統免疫力較弱的老年人或小孩，而是以年輕人居多。可能的原因是，免疫較強的人，在感染後引發強烈的發炎後免疫反應，而導致病毒性肺炎或肺衰竭等併發症。所以，除非已完全了解功效，否則應謹慎食用所謂「增強免疫」食品，以免得到反效果。[66]不過，拜新藥物發展所賜，臺灣的新流感死亡率可能只落在千分之一與萬分之二間，當年疫情也逐漸趨緩。[67]隔年（二〇一〇），又有A型H3N2、H1N1及B型等流行性感冒一起侵襲，截至十月時，大約有六人死亡。[68]當時政府呼籲可施打疫苗，但因一開始疫情不嚴重，民眾施打意願不高，只有醫護人員大約打了五成。不過，疫情卻在二〇一〇年年底到二〇一一年初有更嚴重的發展，形成「上一季流感疫苗打不完，這一季打不夠」的狀況。時任衛生署疾病管制局局長張峰義指出，從二〇一〇年七月至隔年四月，已有四十五萬人因類流感就醫，流感重症死亡病例達一百零七例，其中四成病例，入院當天就住進加護病房。這些死亡病例，八成五者都有代謝性疾病、心血管疾病或慢性腎衰竭等潛在疾病，七成為男性；六十五歲以上的死亡率，又是二十五歲到四十九歲青壯族的六倍。如在發病兩天內使用抗病毒藥物，死亡率則可大幅降低。[69]

相較於報紙對疫情的報導，臺灣的中醫聲音甚微，倒是報紙卻非常注意中國大陸中醫治療流感疫情的消息。二〇〇九年五月，《聯合報》報導大陸首例確診的成都新流感患者，經中西醫結合治療後即將康復，大陸中醫指出：中醫治療新流感「非常有效」。負責的大陸衛生部新流感臨床救治專家、北京中醫藥大學東直門醫院急診科主任劉清泉，宣稱只用中藥治療，五天即可採檢達陰性。[70]在接下來的報導中，北京的中醫藥專家屠志濤指出：根據疫情、臨床症狀，結合歷代醫家防治疫病的經驗，從疫情發生後的一個月內，就召開會議，並制定「北京市甲型H1N1流感中醫藥防治指南」，宣稱中醫在治療時，針對每個病人的症狀對症下藥，即使是相同的疫病，也會因個人體質而有治療上的差異，這正是中醫療法之優勢。當時的中醫是根據《傷寒論》、《瘟疫論》、《溫熱調辨》等醫書中治療疫病的古方，經過科學研究，挑選出麻杏石甘湯和銀翹散兩方，調製為「金花清感方」，稱其為全球第一個針對H1N1新流感具有療效的中藥方劑。[71]針對「金花清感方」，共進行了四百一十人的臨床試驗，受試者是十四歲至七十歲確診感染H1N1新流感的患者，結果顯示，中藥可縮短患者發熱時間，改善患者呼吸道症狀，也可減少抗生素使用，費用更加低廉。

臺灣中醫林宜信則表示：臺灣在過去對抗SARS時，曾經以中醫為主體訂定「SARS專案研究計劃」，並編制「中醫藥對SARS防治參考手冊」，但於報紙報導中可以看出，臺灣中醫顯然沒有一套自我合理公開的治療新型流感法則，臺灣中醫甚少跳出來解釋：中醫為何能治療新型流感？多是呼籲大家不要趕上當時「吃八角」抗流感的歪風，卻很少人出來公開談論治療方法。[72]舉例來說，在眾多大陸中醫可以治療流感的訊息中，時任臺北市議員潘懷宗舉行記者會表示，北京市政府提供由中藥藥材泡製的「漱飲方」飲品，提供給北京市各級學校三百萬學生飲用，用來預防新流感；他向北京市詢問並取得配方，包括金銀花三克、大青葉三克、薄荷三克、生甘草三克，建議民眾可參考飲用。[73]其實，潘未說明此藥方可以治療流感，只是說作為「保養方」，但這類消息經臺灣媒體一報導，馬上會有中醫跳出來說：「未必見得有效」。[74]但無論怎麼說，還是得不到官方任何解釋與說明，都是民間中醫在用各種管道表達自己的意見，民眾可以說莫衷一是，只能搶購藥材自保。

雖然臺灣官方、醫界不談中醫怎麼處理新流感，但民間的反應卻是截然不同的蓬勃發展。[75]民間中藥房指出，新流感疫情方興未艾，抗流感、提升免疫力的藥材，像消炎、清火的金銀花、菊花或潤喉的澎大海等藥材，漲價非常多。當時高雄縣中藥商業同業公會理事長施光毅說，近三個月來，中藥材約八成都調高價錢，漲幅多達一倍。[76]特別是可以治療感冒、緩解喉痛的中藥材，民眾似乎多少都知道一點，只要跟清熱解毒沾上邊的中藥，幾乎都漲了數倍，顯見民間早已存在對於流感防治的商機與需求，只是沒有官方管道加以研發和更為科學的驗證而已。[77]

## 六、小結

縱使中醫藥在現代醫學界的發展仍有重重挑戰，但在新流感疫情中，我們也看到中醫的創新，而那可能是中醫藥對抗新式傳染病的契機。二〇〇九年時，不少一些中醫院所也趕上疫情熱潮，「發明」各種新藥方，例如高雄市立中醫醫院研發出預防流感的祕密武器「風熱一號」，但只說可增強抵抗力，供民眾在家DIY保健。院長趙家瑩表示，流行性感冒屬中醫學的「時行感冒」範圍，是風邪侵襲肺衛皮毛所致，兼夾風熱症候；中醫藥治療流行性感冒在減輕臨床症狀、縮短病程及防止併發症等方面，都有顯著療效。趙家瑩指出，「風熱一號」包含菊花、銀花、薄荷、板藍根、甘草、桑葉及魚腥草等七種中藥材，具清熱解毒、抗菌消炎作用，臨床上也用在治療病毒感染。不過，當時中醫對於此藥方到底是「預防」還是「治療」？大部分皆含混其詞，或是營造一種兼而有之的印象，但問題還是在於：臺灣其他的中醫並不一定買帳、官方也不說明，就這樣放任民眾自由去買、去猜想。[78]拿「風熱一號」與十多年後衛生福利部國家中醫藥研究所發展出治療新冠肺炎的「清冠一號」（二〇二〇年製成）對比，後者就強調完全是「治療」而非預防，並且具有官方機構研發的色彩，也於隔年正式得到政府的授權，臺灣中藥廠可以以專案核准製造「清冠一號」。[79]從歷史長遠發展來看，這無疑是一重大進展，唯民間中醫仍甚多不認可或持懷疑態度，後續發展如何，值得關注，但有許多現象其實都是具有延續性的，它一直存在而沒有被解決。[80]

最終到了二〇一三年，流感奪走六十三條人命，[81]但之後未有大疫情爆發，只有零星案例而已。中醫並沒有能在重大疫情中掌握應有的話語權，最後這些零星的案例，臺灣中醫能夠插手的餘地就更少了。中醫可否治療急性傳染病？可否治療流感？似乎從歷史上來看是肯定的，但弔詭的是，這個問題的答案卻又不是「不證自明」的真理，怎麼理解中醫治療瘟疫這件事，我們除了從歷史中得到靈感外，也必須有現實的實際作為，才不會落入歷史的輪迴，使中醫永遠被壓在底層「放話」而已。

# 第八章 結論

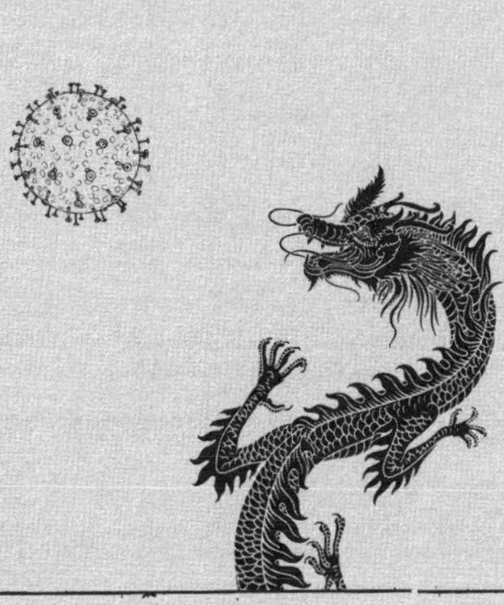

本書藉由俄羅斯流感和一九一八－一九二〇年的大流感疫情，來拼湊出全球大流感在中國的圖景。流感的歷史就是全球史，歷史上從來沒有一個疫病，可以在二、三年內就席捲全世界，即使連中世紀的黑死病也望塵莫及。現在看來，新冠肺炎或許繼承了流感之後的全球影響力，這當然已是後話了。我們可以思考的是，近代中國的流感史，在全球史的視野下有何特殊？這段流感史，又對於中國醫學史的研究或中國醫學之發展，有什麼樣的啟發？

本書最大的新意在於，過去學界在探討全球疫情時，常常忽略中國的實際情況，多僅是幾句話帶過，甚至中國的疫病史，在全球疫情之下，也只被作為一個「起源地」的原罪而存在。這些偏見，在本書的梳理下已被打破。事實是，中國的流感疫情皆晚於全球爆發的時間，而且令人感到非常驚訝的是，全球大流感在中國所造成的病歿人數，遠低於過往史學家的推測；甚至與當時先進國家比，印象中應該落後的中國，也毫不遜色。撇除不確定性的因子，歷史學者不可能用「巧合」或「運氣」來推論歷史上的疫情，這場對全球都造成嚴重衝擊的大流感，在中國所引發的衝擊顯然較世界疫情更為輕微，怎麼理解這樣的情況呢？當時中國的西醫和公共衛生狀況，以及政府的行政效率等，無疑是低於世界先進國家的水準，當時還不存在由國家所主導的大規模防疫舉措，故絕對無法說中國當時「衛生」良好，以至於疫情不嚴重，這些都不能算是對抗疫病的正向因素。

歷史學者的推論不能武斷，只能就史料分析來講實話，我認為有以下幾個因素值得提出來討論。首先，雖然當時無論中央到地方，中國各級政府的行政效率都頗為低下，但顯然流感疫情是在一九一七年底到一九一八年初鼠疫疫情爆發之後才出現的，流感在中國最嚴重的高峰，已推至一九一八年秋季，所以中國人對疫情的防範和認知，顯然仍處於高度警戒狀態，尚未放鬆，特別是在中國北方的大城市。西方學者認為，一九一八—一九一九年的疫情為何如此嚴重，其實是因為當時人們都認為流感是小病，不需要太過緊張，結果反而因疏忽而釀成大災。[1]反觀中國，流感在一般人認知內也是小病，但重要的是，中國的官紳還處在對疫情緊繃的狀態中，尚未鬆懈，可以從本文分析看出，許多地方的防疫舉措是相當快速的，而慈善團體、同鄉會也因為每年夏天的霍亂疫情，而有密切的聯繫與購買藥物之舉措。當流感疫情爆發時，這些因素相加起來，造成了當時社會對流感疫情應對之游刃有餘。而慈善團體和同鄉會顯然發揮了很強的作用，在西方，疫病是以防疫、隔離、避免接觸為主；但在中國，基於這些同鄉情誼網絡，人們不但外出穿梭，還到處購置藥品運送至各地，醫療隊伍也到處穿梭，並未因疫情而阻礙了必要的幫助，顯然發揮了抗疫的功能。但仍必須強調，慈善團體和救護隊的力量並非擴及全中國各鄉鎮，因為本書所揭示中國南方社會的狀況，就有很明顯的城鄉差距，這是不利於抗疫的。但若和全球對比，由於流感的傳播，基本上與人群移動的速度及範圍息息相關，中國幅員廣大，各地因為區域間的交通不便，可能讓流感傳播的速度減緩，故以死亡人數之比例來看，實低於鄰近大眾運輸較為發達的日本和遠地的歐美等國。

其次，就醫療技術而言，當時在中國的西醫，其技術與資源都無法和西方社會的情況相比，中國很多鄉鎮內根本沒有西醫，[2]更何況流感並非八大傳染病，公共衛生單位或資源不可能主動進行積極的防疫舉措。本書也說明，中國人對於霍亂的畏懼，遠超過流感，筆者認為應該這樣解釋：過去中醫的體系中，已累積大量應對外感疾病的認識與藥方，而不能單單用「中國人本來就不怕流感」這樣的認知來含混帶過。所以我們有理由相信，當時的中醫發揮了一定的功能，書中的曹炳章、嚴鴻志、陳務齋、蔣樹杞、華永祺等人，雖認為流感（秋瘟）來勢洶洶，但皆提出了來自中醫知識內的見解和療法，當中有時也有中西匯通的驚喜，則是因應時代變局而造就的結果，本書也略為梳理了這些對比。當疫情爆發時，地方政府和慈善單位甚至還會找中醫一起商議藥方或討論這個疾病。這顯示了探討一九一八至一九二〇年流感疫情在中醫發展史上的意義，一般說來，這段時間中西醫論爭尚未如一九二〇年代中期後的激化，絕大多數的病症，都是靠中醫來治療，而官方之傳染病條例雖然都是採西方醫學模式，沒有中醫的位置，但討論病情和治療方法時，卻都缺不了中醫的角色。故我們有理由推斷，中醫藥體系積極地參與了這次的防疫。

本書還提到各醫隊購置藥品的問題，我們不能忽略當時存在於中國醫療市場上的各種藥品。

就西藥來說，筆者認為無論在種類或數量方面，都沒有理由和西方社會相比，鄉間就更談不上買西藥了。比較需要注意的是當時中國藥品市場上的各種中藥成藥，已有相當多瓶裝製劑，省去煎藥、備藥材之麻煩。[3]當時許多藥店，都有自已祕製的藥方，有名的藥房所製造的中成藥物、藥丸，甚至其他省分也都買得到。[4]例如本書多次提到的濟生丹、痧藥水、藿香正氣丸、辟瘟丹、銀翹散等，以及許多來自經典或方書內的中藥方劑，若我們肯定中藥具備一定的療效，在那個時代中藥也比西藥更為普及，那麼這些蓄積於傳統社會中的醫療能量，或許發揮了一定的效果。這顯示許多中藥極可能都有普遍對抗感染與發炎的潛力，歷代對抗傳染病的藥方，確實有許多藥物是具有高度重疊性的，在病名都還未達到今日所謂精準定義時，已能快速施用且發揮療效，這樣的用藥趨勢與中藥的藥理，值得現今反思。況且，中藥的知識深入鄉間與一般民眾的日常生活，配置或購買中藥材、藥方，應較購買西藥更為容易。這些中藥方往往不需透過醫者診斷，醫隊或慈善團體就能將其送至疫區，所以我們看到慈善單位捐贈或民間有所需求的，往往是中成藥而非西藥。

本書還有設計解讀疾病文化和身體觀的篇章，從中可以了解，西方的防疫方法，多少影響了中醫的論述和中國人對衛生的認識與實踐。不過，對於不能吸收、學習西醫防疫知識的普羅大眾，中醫式的防疫和調養，或許是梳理這段歷史的另一亮點。正如李尚仁研究德貞（John

Dudgeon, 1837-1901）的歷史，德貞雖然指出了不少中國人「不衛生」的生活面向，但他同時也指出中國人過著一種合理且健康的生活，[5]對照本書所論，其實中國人在面對疾病時，意外的著重調養，從各種禁忌和中醫學中的「復症」和「癆病」中可以看出，他們都在呼籲中國病人必須過著一種節制、謹慎，避免體力、精血過度耗損的調養生活；那些少食、盡量吃素食、不碰煙酒、保持排便暢通等等呼籲，似乎也符合西方醫學中的健康生活型態；若再配合隔離、避免與人群接觸、消毒等西方防疫法，則對疫情之預防作用應該是加乘而非衝突的。若拿英國的情況來對照，一九一八年大流感時期儘管有許多藥品與商業廣告之騙術為人所詬病，但還是有不少舉措如洗熱水浴或服用一些可以緩解症狀之藥劑，是對治療流感有正面助益的，筆者認為在中國的情況也同樣如此，[6]並非每一種傳統療法都是迷信且無效的。此外，德貞還發現「東方人」（Eastern people）對熱病、發炎性疾病或急性呼吸器官等疫病似乎有很強的抵抗力，但歐洲人卻因為喜歡吃肉而具有「發炎體質」（inflammatory constitutions）。[7]可見東方式的飲食乃至生活習慣，在對抗流感上可能是有效果的，德貞的觀察其實和中國醫學對熱病之調養與禁忌理論，有許多雷同之處，或許可能於抵抗流感上發揮效益。此外，近代世界很長的一段時間，皆缺乏有效對抗流感之特效藥，所以，往往支持性的治療或調養，更有助於病況的恢復。中醫在過往的外感熱病學中，積累了大量的身體調養知識，好比勞復、食復等各種復症之存在，其實就是警示罹病之人要注意調養、不要觸犯禁忌而導致疾病的反覆。這類呼籲，內化至病患的日常思想中，成為當時疾病康復的重要策略，同為中醫在惡疫下得以展現優勢的知識背景。

人們經過一九一八－一九二〇年間的疫情，對流感的了解已更為深入，該次疫情造成的改變也不少。這是中國民眾在民國建立後第一次透過報刊吸收到如此豐富的西方傳染病學知識，大大改變了過去由中醫為主來解釋傳染病的模式。即便世界疫情與科學研究，和傳統中醫觀念大為不同，甚至和鄉間人民生活、疾病觀等仍有巨大差距；疾病的全球觀點，未必能反映中國本地生活的認識與日常實踐，特別是對底層階級乃至農村社會的民眾，他們對防疫的理解，仍根基於傳統醫療文化。只是，對照前論，中醫雖對流感的治療有一定的見解與把握，但由於「流感」完全是一個新的傳染病，中醫的論述也逐漸產生顯著的改變，例如「感冒」這個舊名詞，就從小病一下變成了大瘟疫，加上相關的新知識隨著報刊與書籍的介紹，正以微生物學來重新塑造民眾對它的認識，也侵蝕過往中醫主導的疾病解釋模式。不過必須強調，這個過程是緩慢的，西式的防疫法是漸進地融滲進入中醫體系和民眾的日常生活，可旁證中國整體疫情並不嚴重，對疫病的恐懼感並未隨著世界而連動，也未使西方衛生觀念和舉措如摧枯拉朽般地取代中醫的看法，這當然是指一九二〇年前後的狀況。

這樣的過程是緩慢發生的，一九一八年以來的流感疫情，透過報刊的密集報導，已略為改變傳統醫學的疾病定義，這對中國醫學而言是一次全新的體驗。中醫身處其中，多少吸收了細菌學的解釋方法和相關的衛生防疫舉措，特別是從俄羅斯大流感時期，人們的「求神問卜」，轉到一九一八年大流感的衛生防疫舉措，仍可看出進步之處；甚至中西醫者，都更加參與到公共防疫工作當中。只是，由於中醫無法在實驗室內確實研究微生物或感染的相關機轉，以至於多是在解釋上採取匯通的文字，這樣的模式，似乎不見容於現代中國的衛生防疫體系，中醫始終未能被擺放在適當的位置上，以至於我們可以看到最後一章臺灣疫情的例子，呼應前幾章的論述，形成一種強烈的反差，透過歷史的再現與反思，讀者看到了這一令人遺忘的歷程，中醫的治療從理所當然變成無聲的存在。那些一九一八年中醫或中西醫一同對抗大流感的記憶，已然褪色，剩下片斷的大流感歷史，卻只成為一種歷史記憶而存在，活人只關心疫情死了多少人，並類比當下的各種疫情，包括新冠肺炎在內；但對於中醫治療疫病的過往，許多人則是聞所未聞，甚至茫然不知，因為整個疾病的解釋和治療模式，已被西方醫學取代了，中醫成為一有能力治疫卻無法「參與」的尷尬存在。再加上中醫具備了一個龐大且歷史悠久的外感熱病知識體系，並以之來理解流感，在某方面造成了民眾對於病名與症狀上辨識之困擾，這樣的影響仍延續至今，單一且精準定義的疾病名詞，逐步取代各式傳統的病名。這反映在臺灣中醫對於疫病的防堵與治療，聲音甚微，從古籍中求索的病名，不若科學實驗室內的知識產出，更加精準且快速，方知如何快速回應、對抗急性傳染病的威脅，方為中醫體系發展感染醫學之正道。現代疾病史乃中醫追尋新式疾病定義之過程，若對照民國時期中醫抗流感的歷史，即便時空背景不同，卻仍值得現代中醫認真思索這失落的一塊領域。

中國史或中國疾病史對於全球史有何啟發？再舉王汎森的觀察為例，他認為近代西方的各種社會科學文獻中，幾乎看不到中國人物的名字，中國歷史的案例並沒有被很好地加以討論和認識，所謂「新學術體系成立時，是不是掩蓋了許多豐富、複雜，有別於西方的理論內涵。」筆者非常贊同王的這段話：「人們應該精細地研究本土地案例，並批判性地看待西方社會科學概念。應該留意華人人文及社會現象的獨特性，深入細緻地探索與區辨，拉到一定的高度進行概念化，並試著提出有別於西方的理論建構。」[8]讓筆者想起，當西方醫學與公共衛生制度慢慢改變人們生活的時候，傳統醫學的資源在人們的社會與生活中還能起到什麼樣的作用？本書不但揭示了這個過去學界忽略的面向，也書寫了一段與近代西方防疫、疾病史過程中完全不一樣的故事，在全球史的脈絡中，中國社會乃至傳統醫學的例子，更能展示中國科學與人文多樣性，在全球視野下的「地方」獨特風貌。但本書也非傳達一種義和團式的民族主義醫學論述，因為讀者還是看見了，傳統中醫如何受到西醫的影響而做出各種匯通的論述，而人們的抗疫舉措，也達到一種中西融合式的存在。可以說在全球疫情影響下的中國，既有採用西方技術，也有源自於東方傳統的養生技術，如此結合的模式，或許很多細節我們仍無法從史料中完整的窺知，但卻是一個可能令人振奮的中西合作例子。

最終，傳染病折磨人類，卻也給了人類挑戰與應對的機會、進步的空間，方知克服各種疾病乃人類社會進步的歷程，只是這段歷程，過去缺乏了本書所談的面向與可能，對於全球疾病史而言，中國醫療史所帶來的「另類與意外」，對疾病文化的多元解讀與認識，是這段故事最大的驚奇，這也正是本書的實際價值與貢獻。

# 註釋

## 自序　以在地關懷之心，從全球化視野來看全球大流感

1 柯嬌燕（Pamela Kyle Crossley），劉文明譯，《書寫大歷史：閱讀全球史的第一堂課》（臺北：廣場出版，二〇一二），頁八二－一〇〇。

2 可參考蔣竹山，〈長時段的回歸與公眾歷史：近來臺灣出版市場的「全球史熱」〉，《思與言》五十六卷三期（二〇一八），頁二七一－三〇三，頁二七六與二九七的定義。

3 例如在臺灣頗受歡迎的《西方憑什麼》，用大歷史觀點來解讀一地所發生的事物，常有誤解與過度解釋之處，參考伊安・摩里士（Ian Morris），潘勛等譯，《西方憑什麼：五萬年人類大歷史，破解中國落後之謎》（臺北：雅言文化，二〇一五），特別是頁二〇〇與四二一。

4 陳邦賢，《中國醫學史》（臺北：臺灣商務印書館，一九九二），頁二。

5 參考康豹、陳熙遠主編，《研下知疫：COVID-19 的人文社會省思》（臺北：中央研究院出版中心，二〇二一），頁七二－一二五。

6 集結成書的有王佐榮、蔡蕙頻，《百年戰疫：臺灣疫情史中的人與事一八八四－一九四五》（臺北：蒼璧出版有限公司，二〇二一）。

7 值得提出的代表，就是劉紹華，《疫病與社會的十個關鍵詞》（臺北：春山出版，二〇二〇）。

## 緒論　一次創新疾病史書寫的嘗試

1 Howard Phillips, "The recent wave of 'Spanish' Flu Historiography", *Social History of Medicine* (2014), pp.789-808.

2 Alfred W. Crosby, *America's forgotten pandemic: the influenza of 1918* (Cambridge; New York: Cambridge University Press, c1989).

3 皮國立，《近代中醫的身體與思想轉型——唐宗海與中西醫匯通時代》（北京：三聯書店，二〇〇八）。

4 陳黃谿，〈氣化與物質〉，《醫界春秋》一一五期（一九三六），頁六－七。

5 皮國立，《近代中西醫的博弈：中醫抗菌史》（上海：中華書局，二〇一九），余新忠序與頁一－三〇。

6 弗雷德里克・F・賴特，邁克爾・比迪斯（Cartwright, Frederick Fox）著；陳仲丹，周曉政譯，《疾病改變歷史》（濟南：山東畫報出版社，二〇〇四），頁一四五－一五〇。關於書寫一九一八年流感的歷史，西文著作相當多，可參考較有社會史視角的：Howard Phillips and David Killingray (ed), *The Spanish influenza pandemic of 1918-1919*. 而關於美國的疫情史研究非常多，僅舉 Carol R. Byerly, *Fever of war: the influenza epidemic in the U.S. Army during World War I*. 英國的如：Niall Johnson, *Britain and the 1918-1919 influenza pandemic: a dark epilogue* (New York: Routledge, 2006).有關中國疫情的全面分析，比較缺乏。最新的例如：Stephen Ryan, *Flu Pandemic 1918: The great Influenza of the Last century. history, consequences, and treatment in the world of the 1920's* (Robert Holmes, 2020).不過該書組織混亂，並沒有太多新意。

7 弗雷德里克・F・賴特，邁克爾・比迪斯著；陳仲丹、周曉政譯，《疾病改變歷史》，頁一四六－一四七。

8 當時的名稱「西班牙流感」肯定是誤導，因為當時第一次世界大戰仍在進行中，各交戰國政府都害怕報導本國人力損失，將會給敵人間接的鼓勵，因而對嚴重流行病的報導進行審查。西班牙不是交戰國，所以該國允許發表受到流感侵襲的消息，陰錯陽差的背上這個疾病的代名詞。此論點已有許多人指出，參閱蔡承豪，〈流感與出草：臺中地區的泰雅族動亂（一九一八－一九二三）〉，《臺灣文獻》五十六卷一期（二

○○五），頁一七一－二○五。

9 陳勝崑，《中國疾病史》（臺北：橘井文化，一九九二），頁十三。

10 以上可參考皮國立，《「氣」與「細菌」的近代中國醫療史——外感熱病的知識轉型與日常生活》（臺北：國立中國醫藥研究所，二○一二），緒論與附表部分。

11 皮國立，〈新史學之再維新——中國醫療史研究的回顧與展望（二○一一－二○一八）〉，收入蔣竹山主編，《當代歷史學新趨勢》（臺北：聯經出版，二○一九），頁四三九－四六二。

12 皮國立，〈民國時期中西醫詮釋疾病的界線與脈絡：以「傷寒」（Typhoid fever）為例的討論〉，收入《科技、醫療與社會》十一期（二○一○），頁二五－八八。

13 侯光迪，〈去年之流行病〉，《醫藥雜誌》一卷一期（一九二○），頁二一。

14 張子鶴，《中國醫學科學討論》（上海：中國科學公司，一九三八），第十七講，頁九。

15 Rosenberg 認為要直接針對傳統病名加以梳理其背後的文化史，見 Charles Rosenberg, *Explaining Epidemics and Other Studies in the History of Medicine* (Cambridge; New York: Cambridge University Press, 1992), pp. 305-318.

16 Jeffery K. Taubenberger and David M. Morens, "1918 Influenza: the Mother of All Pandemics", *Emerging Infectious Diseases* Vol. 12, No. 1 (2006.1), pp. 15-22.

17 曹炳章，〈第一章：秋瘟之定名〉，《秋瘟證治要略》，收入陸拯主編，《近代中醫珍本集——溫病分冊》（杭州：浙江科學技術出版社，一九九四），頁七五○。

18 曹樹基，〈鼠疫流行與華北社會的變遷〉，《歷史研究》一期（一九九七），頁十七－三二。

19 例如 Carol R. Byerly, *Fever of war: the influenza epidemic in the U.S. Army during World War I.*

20 Jeremy Brown, *Influenza: The Hundred Year Hunt to Cure the Deadliest Disease in History* (New York, NY:

Touchstone, 2018), pp.9-28.

21 早期甄橙曾寫過：〈記八十年前流感大流行〉，《中華醫史雜誌》二十八卷四期（一九九八），頁二〇七－二一一。另有施信如，〈H1N1知識篇——流感病毒的前世今生〉，《科學月刊》四七四期（二〇〇九年六月），頁四二七－四三〇。李秉忠，〈關於一九一八－一九一九年大流感的幾個問題〉，《史學月刊》六期（二〇一〇），頁八四－九一。個案研究有郝紅暖，〈一九一八年流感的中國疫情初探——以直隸獲鹿縣為中心〉，《安徽史學》五期（二〇一五），頁六五－七二。可惜分析較為零散，羅列南方疫情，卻沒有針對南北區域加以比較。姬凌輝則研究一九一八－一九一九年上海的流感與霍亂疫情，初步討論到本文將會觸及的慈善團體力量，參考氏著，〈流感與霍亂：民初上海傳染病防治初探（一九一八－一九一九）〉，《商丘師範學院學報》三十卷七期（二〇一四），頁五一－五九。Kobasa D, Jones SM, Shinya K, et al, “Aberrant innate immune response in lethal infection of macaques with the 1918 influenza virus,” pp.319-423. NP. Johnson, J. Mueller, “Updating the Accounts:Global Mortality of the 1918-1920 “Spanish” Influenza Pandemic,” pp. 105-115.約翰．M．巴瑞（John M. Barry）著，王新雨譯，《大流感：致命的瘟疫史》（臺北：臺灣商務印書館，二〇〇六）。吉娜．科拉塔（Gina Kolata）著，黃約翰譯，《流行性感冒：一九一八流感全球大流行及致命病毒的發現》（臺北：商周出版，城邦文化發行，二〇〇二）。

22 飯島涉，〈SARS與中國社會：歷史的展望〉，《華南研究資料中心通訊》三十二期（二〇〇三），頁二。

23 肺鼠疫列入法定傳染病的歷程，可參考 Sean Hsiang-Lin Lei, “Microscope and Sovereignty: Constituting Notifiable Infectious Disease and Containing the Manchurian Plague”. In Angela Ki Che Leung and Charlotte Furth (Eds), *Health and Hygiene in Modern Chinese East Asia: Policies and Publics in the Long Twentieth Century*, pp. 73-108.

24 黃勝白，〈傳染病預防條例評註（續第一期）〉，《同濟》二期（一九一八），頁一七〇－一七二。

25 張泰山，《民國時期的傳染病與社會：以傳染病防治與公共衛生建設為中心》（北京：社會科學文獻出版社，二〇〇八），頁四二－四九。

26 傳統論近代疾病史，流感是不見蹤影的，例如鄧鐵濤、程之范主編，《中國醫學通史：近代卷》（北京：人民衛生出版社，一九九九），頁四五八－四六八。即使是較新的綜合研究，篇章也不多，參考鄧鐵濤，《中國防疫史》（南寧：廣西科學技術出版社，二〇〇六），頁四四八。這與接下來本文對單篇論文的一些評析一樣，皆顯示對中國疫情的梳理還不夠深入，略舉幾條史料，即欲與世界疫情對比，應該先做中國疾病史的基礎研究，再談比較，立基才會有所根據。皮國立則在著作中略為提到在流感疫情爆發時中醫對疾病的解釋與治療、調養應對，參考《「氣」與「細菌」的近代中國醫療史——外感熱病的知識轉型與日常生活》，頁二三四－二三七與二八〇－二八三。

27 在臺灣的部分，則有蔡承豪的研究成果：蔡承豪，〈歷史殷鑑——一九一八年流感的侵襲臺灣〉，《科學月刊》四一五期，（二〇〇四），頁五七〇－五七六。蔡承豪，〈「西班牙夫人」來了：一九一八年流感侵襲下的臺灣社會景況〉，收於胡春惠、薛化元主編，《中國知識分子與近代社會變遷》（臺北：政治大學歷史系，二〇〇五），頁三三七－三六二。蔡承豪，〈流感疫病下的地域社會景況與公衛因應：以一九一八年臺南廳為例〉，《成大歷史學報》第四十二號（二〇一二年六月），頁一七五－二二二。蔡承豪，〈紙上惡疫：世紀流感下的總督日記〉，《臺灣文獻別冊》二十五期（二〇〇八），頁四四－五四。日本方面有速水融，《日本を襲ったスペイン・インフルエンザ 人類とウイルスの第一次世界戦争》（東京：籐原書店，二〇〇六）。傳染病對日本社會的影響，可參考飯島涉，《感染症の中国史：公衆衛生と東アジア》（東京都：中央公論社，二〇〇九）。

28 目前對於中國疾病史的研究，在傳染病部分，比較多的成果還是偏重鼠疫、瘧疾、肺結核、傷寒、霍亂等疾病，而對中國流感流行病學史的分析，相對較少。可先參考張泰山，《民國時期的傳染病與社會：以傳染病防治與公共衛生建設為中心》（北京：社會科學文獻出版社，二〇〇八）。特別是鼠疫，可參考 Sean Hsiang-Lin Lei, "Microscope and Sovereignty: Constituting Notifiable Infectious Disease and Containing the Manchurian Plague". In Angela Ki Che Leung and Charlotte Furth (Eds), *Health and hygiene in Chinese East Asia: policies and publics in the long twentieth century* (Durham: Duke University Press, 2010), pp. 73-108.傷寒史可參考皮國立，〈民國時期中西醫詮釋疾病的界線與脈絡：以「傷寒」（Typhoid fever）為例的討論〉，收入《科技、醫療與社會》十一期（二〇一〇），頁二五－八八。其他研究甚多，不一一贅列。

29 本文採用的分析方式，是先使用報刊資料來重建當時中國流感疫情的爆發情況，接下來才能處理「流感」在民國時期所代表的文化史意義。有關論述疾病史的研究與意義，已有不少成果，可參考臺灣的成果：林富士主編，《疾病的歷史》（臺北：聯經出版，二〇一一），頁一－一二。疾病背後的文化史研究，參考 Charles Rosenberg, Explaining Epidemics and Other Studies in the History of Medicine (Cambridge; New York: Cambridge University Press, 1992), pp. 305-318.

30 有關近代衛生史的研究回顧與現有問題，筆者多在一篇書評論文中交待，此處不贅。參考皮國立，〈評介《公共衛生與上海都市文明（一八九八－一九四九）》〉，《國史館館刊》第二十九期（二〇一一），頁一五一－一六四。

31 例如 Volker Scheid, *Currents of Tradition in Chinese Medicine 1626-2006*. (Seattle: Eastland Press, 2007), pp.228-229 and 240-242.

32 參考段逸山主編，《中國近代中醫藥期刊彙編總目提要》（上海：上海辭書出版社，二〇一一）。

33 雷祥麟，〈衛生為何不是保衛生命？民國時期另類的衛生、自我、與疾病〉，《臺灣社會研究季刊》第五十四輯（二〇〇四），頁十七－五九。

34 有關中國近代的藥品文化史，有許多研究推陳出新，如 Sherman Cochran, Chinese medicine men: consumer culture in China and Southeast Asia (Cambridge, M.A.: Harvard University Press, 2006). 不過，中研院已有一批學者在關注這個問題，較具代表性的有（依年代）：黃克武，〈從申報醫藥廣告看民初上海的醫療文化與社會生活〉，《中央研究院近代史研究所集刊》第十七期（下冊）（一九八八），頁一四一－一九四。後來他又有，〈廣告與跨國文化翻譯：二十世紀初期《申報》醫藥廣告的再思考〉，《翻譯史研究》二輯（二〇一二），頁一三〇－一五四。以及張哲嘉針對女性與醫者在雜誌專欄內的討論來探討中西醫學概念的融合，也牽涉不少媒體傳播、疾病解釋和性別史的綜合討論，參考氏著，〈《婦女雜誌》中的「醫事衛生顧問」〉，《近代中國婦女史研究》十二期（二〇〇四），頁一四五－一六六，他也繼續關切藥品廣告的跨國研究。至於國產藥物之科學化研究，可參考雷祥麟原著，林盈秀中譯，〈常山：一個「新」抗瘧藥的誕生〉，收入李建民編，《從醫療看中國史》（臺北：聯經出版，二〇〇八），頁三三一－三七二。尚有藥品與商業、身體觀之研究，如張寧，〈阿司匹靈在中國——民國時期中國新藥業與德國拜耳藥廠間的商標爭訟〉，《中央研究院近代史研究所集刊》五十九期（二〇〇八），頁一一一－一一九。以及張寧，〈腦為一身之主：從「艾羅補腦汁」看近代中國身體觀的變化〉，《中央研究院近代史研究所集刊》七十四期（二〇一一），頁一－四〇。臺灣的部分也有祝平一，〈塑身美容、廣告與臺灣九〇年代的身體文化〉，收入《文化與權力——臺灣新文化史》（臺灣：麥田出版社，二〇〇一），頁二五九－二九六。皮國立，〈中西醫學話語與近代商業論述——以《申報》上的「痧藥水」為例〉，《上海學術月刊》四十五卷一期（二〇一三），頁一四九－一六四。中國大陸方面，張仲民做了相當多這方面的研究，至少有：〈晚清上海藥商的廣告造假現象探析〉，《中央研究院近代史研究所集刊》八十五期（二〇一四），頁一八九－二四八。以及張仲民，〈晚清中國身體的商業建構：以愛羅補腦汁為中心〉，收入《新史學（第五卷）：清史研究的新境》（北京：中華書局，二〇一一），頁二三三－二六三。還有楊祥銀，〈衛生（健康）與近代中國現代性：以近代上海醫療衛生廣告為中心的分析（一九二七－一九三七年）〉，《史學集刊》五期（二〇〇八），頁五二－六四。有關身體之近代意義，還可參考王儒年，《慾望的想像：一九二〇－一九三〇年代《申報》廣告的文化史研究》（上海：上海人民出版社，二〇〇七），第四章「美的理想」。沒有列出的中、西學者著作還有很多，以上學者之著作中也列出不少，此處就不一一列舉。

35 李尚仁，《帝國的醫師——萬巴德與英國熱帶醫學的創建》（臺北：允晨文化，二〇一二），頁三二一－三二四。

36 關於肺結核的文化史，雷祥麟做了非常多的分析，最新的研究是：〈習慣成四維：新生活運動與肺結核防治中的倫理、家庭與身體〉，《中央研究院近代史研究所集刊》七十四期（二〇一一），頁一三三－一七七。至於國外的研究也頗多，例如 David S. Barnes, *The Making of a Social Disease: Tuberculosis in Nineteenth-Century France.* (Berkeley: University of California Press, c1995). 關於細菌與肺結核關係的討論，可參考 Bridie Andrews, "Tuberculosis and the Assimilation of Germ Theory in China, 1895-1937," in *Journal of the History of Medicine and Allied Sciences 52* (1997): 114-157。關於新式公共衛生中，有關人的行為與傳染理論之建立與社會影響，包括肺結核的社會文化史，可參考 Nancy Tomes, *The Gospel of Germs: Men, Women, and the Microbe in American Life* (Cambridge: Harvard University Press, 1988). 雷祥麟注意到了肺結核與中國家庭和個人不衛生的關係，而與外國研究認為「肺結核是一種社會性疾病的觀點」有所差異。參考 Sean Hsiang-lin Lei, "Habituating Individuality: Framing Tuberculosis and Its Material Solutions in Republican China," *Bulletin for the History of Medicine 84* (2010), pp. 248-279.

37 Hugh L. Shapiro, "The view from a Chinese asylum:defining madness in 1930s Peking", Ph. D. Harvard University, 1995, pp.225-246.另有王文基的研究：〈心理的「下層工作」：《西風》與一九三〇－一九四〇年代大眾心理衛生論述〉，《科技，醫療與社會》十三期（二〇一一），頁十五－八八。

38 陸晉笙，〈急勞〉，《景景醫話》，收入沈洪瑞、梁秀清主編，《中國歷代醫話大觀》，頁一三六九。初步論述可參考皮國立，《虛弱史：近代華人中西醫學的情慾詮釋與藥品文化（一九一二－一九四九）》（臺北：臺灣商務印書館，二〇一九），頁一三〇－一三五。

39 陳存仁，《各種咳嗽及哮喘》（香港：上海圖書館，出版年不詳），頁六。

40 約翰．M．巴瑞（John M. Barry）著，王新雨譯，《大流感：致命的瘟疫史》，頁二三一。

41 上海申報館編輯，《申報》，一九三六年五月五日，第四張。

42 皮國立，《虛弱史：近代華人中西醫學的情慾詮釋與藥品文化（一九一二－一九四九）》特別是第二章與第四章。

43 例如上海申報館編輯，《申報》，一九三六年六月二十日，第三張和《申報》，一九三六年八月十九日，第四張。當然，當時醫藥廣告聲稱補充荷爾蒙製品絕對不只針對流感之調養，還廣泛包括傳統中國醫學的外感熱病、溫病、傷寒、霍亂等等，也都具有效果。

44 參考〈中研院人文社科專書獎王汎森：教師評鑑應提高專書比重〉，引自 http://www.merit-times.com.tw/NewsPage.aspx?unid=328528（二〇二一年八月二十一日引用）

## 第一章　初遇流感

1 弗雷德里克．F．賴特，邁克爾．比迪斯著；陳仲丹、周曉政譯，《疾病改變歷史》（濟南：山東畫報出版社，二〇〇四），頁一四六－一四七

2 中鳴玉，〈治療流行性感冒之良劑〉，《民生醫藥》五十期（一九四〇），頁二一。

3 不著撰者，〈流行性感冒發源於黃河流域〉，《覺是青年》一卷四期（一九三四），頁八〇。

4 蘿拉．史賓尼著，陳芳智等譯，《世紀大瘟疫後的變與不變：西班牙流感的歷史借鏡》（臺北：原水文

化，二〇二一），頁三二一－三三。

5 林天樹，〈流行性感冒症（瘁）〉，《廣濟醫報》四卷三期（一九一九），頁二六。

6 廣海，〈流行性感冒之歷史的研究〉，《醫鐸》一卷八期（一九三六），頁十五－十八。

7 根據民初醫家的研究與當時的認知，那次大流感最先在東亞流行，而當時對流感疫情的認識，也或多或少和今日的研究有所不同。陸軍軍醫學校校長全紹清指出：「當西曆一千六百四十七年，曾有相類之病，流行全歐，厥後又發見數次，復於一千八百八十九年流行於東亞，傳入俄境，蔓延全歐，遂遍播全球，越三年復流行全世界一次。」詳見全紹清，〈論此次流行性感冒〉，《陸軍軍醫學校校友會雜誌》四期（一九一八），頁二四。

8 清・沈金鰲，《雜病源流犀燭》，收入田思勝主編，《沈金鰲醫學全書》（北京：中國中醫藥出版社，一九九九），頁二一九－二二〇。

9 清・沈金鰲，《雜病源流犀燭》，收入田思勝主編，《沈金鰲醫學全書》，頁二二〇。

10 清・沈金鰲，《雜病源流犀燭》，收入田思勝主編，《沈金鰲醫學全書》，頁三三七。

11 上海申報館編輯，《申報》，一八七二年五月十日，第五張。

12 上海申報館編輯，《申報》，一八七三年五月二日，第四張。

13 皮國立，《近代中西醫的博弈：中醫抗菌史》（上海：中華書局，二〇一九），頁三七四－三九五。

14 上海申報館編輯，《申報》，一八七二年九月二十五日，第三張。

15 上海申報館編輯，《申報》，一八八八年八月十六日，第七張。

16 更細緻的論述，可參考余新忠，《清代衛生防疫機制及其近代演變》（北京：北京師範大學出版社，二〇一六），頁三九－九三。

17 馬克・霍尼斯鮑姆著，馬百亮譯，《流感大歷史：一部瘟疫啟示錄》（上海：上海人民出版社，二〇二一一），頁六三－六四。

18 凱瑟琳．阿諾德著，田奧譯，《一九一八年之疫：被流感改變的世界》（上海：上海教育出版社，二〇二〇），頁七。

19 上海申報館編輯，〈雲津近事〉，《申報》，一八八八年八月二十六日，第三張。

20 上海申報館編輯，〈遼陽近況〉，《申報》，一八八八年十月十一日，第二張。

21 上海申報館編輯，〈鳩江秋影〉，《申報》，一八八八年十月十日，第二張。

22 上海申報館編輯，《申報》，一八八九年二月六日，第二張。

23 上海申報館編輯，《申報》，一八八九年二月二十三日，第四張。

24 上海申報館編輯，《申報》，一八八九年三月二十九日，第十二張。

25 上海申報館編輯，《申報》，一八八九年五月十一日，第三張。

26 上海申報館編輯，《申報》，一八八九年五月二十一日，第三張。

27 上海申報館編輯，《申報》，一八八九年六月六日，第二張。

28 上海申報館編輯，〈藥水辟疫〉，《申報》，一八八九年七月二十日，第三張。

29 上海申報館編輯，〈皖中紀事〉，《申報》，一八八九年七月二十四日，第二張。

30 通常猩紅熱稱「疫痧」或「疫喉痧」，不過此則史料則是「痧疫」，推測是霍亂的機率比較高。參考陳勝崑，《中國疾病史》（臺北：橘井文化，一九九二），頁五四。

31 上海申報館編輯，〈憲示照錄〉，《申報》，一八八九年七月二十四日，第三張。

32 上海申報館編輯，〈臺瀛消夏〉，《申報》，一八八九年七月三十日，第二張。

33 遼客新談上海申報館編輯，〈遼客新談〉，《申報》，一八八九年八月二十六日，第二張。

34 遼東雜錄上海申報館編輯，〈遼東雜錄〉，《申報》，一八八九年九月十七日，第二張。

35 鷺江新語上海申報館編輯，〈鷺江新語〉，《申報》，一八八九年十月六日，第二張。
36 西電彙譯上海申報館編輯，〈西電彙譯〉，《申報》，一八九〇年一月二十六日，第三張。
37 上海申報館編輯，《申報》，一八九〇年二月七日，第三張。
38 上海申報館編輯，〈施醫藥不如施衣食論〉，《申報》，一八九二年十二月三十一日，第一張。
39 上海申報館編輯，〈時疫盛行〉，《申報》，一八九〇年四月二十二日，第三張。
40 上海申報館編輯，《申報》，一八九〇年五月三日，第二張。
41 基普爾（K. F. Kiple）主編，張大慶主譯，《劍橋世界人類疾病史》（上海：上海科技教育出版社，二〇〇七），頁七一八－七二一。
42 上海申報館編輯，〈北通近事〉，《申報》，一八九〇年七月九日，第二張。
43 上海申報館編輯，〈紅橋笛語〉，《申報》，一八九〇年七月十六日，第二張。
44 上海申報館編輯，〈彝陵觴唱〉，《申報》，一八九〇年七月二十三日，第二張。
45 上海申報館編輯，〈鳳去臺空〉，《申報》，一八九〇年八月十日，第三張。
46 可參考祝平一，〈清代的痧：一個疾病範疇的誕生〉，《漢學研究》三十一卷三期（二〇一三），頁一九三－二二八。以及皮國立，〈中西醫學話語與近代商業論述——以《申報》上的「痧藥水」為例〉，《上海學術月刊》四十五卷一期（二〇一三），頁一四九－一六四。
47 上海申報館編輯，〈出店患痧〉，《申報》，一八九〇年八月十一日，第三張。
48 上海申報館編輯，〈曇花一現〉，《申報》，一八九〇年八月十二日，第三張。
49 「瘰痧」中間缺字，應是「螺」。引自〈施藥救劫〉，申報，一八九〇年八月十二日，第四張。
50 上海申報館編輯，〈惠樂鳴謝〉，《申報》，一八九〇年八月十四日，第九張。
51 上海申報館編輯，〈痧症可畏〉，《申報》，一八九〇年八月十六日，第三張。

52 上海申報館編輯，〈崎陽閒話〉，《申報》，一八九〇年九月三日，第二張。
53 陳勝崑，《中國疾病史》，頁三七－四五。
54 基普爾（K. F. Kiple）主編，張大慶主譯，《劍橋世界人類疾病史》，頁七一九。
55 上海申報館編輯，〈彝陵樵唱〉，《申報》，一八九〇年十月四日，第二張。
56 上海申報館編輯，〈彝陵櫓唱〉，《申報》，一八九〇年十一月二日，第三張。
57 上海申報館編輯，〈冬疫盛行〉，《申報》，一八九〇年十一月二十二日，第九張。
58 上海申報館編輯，〈請符驅疫〉，《申報》，一八九〇年十二月八日，第四張。
59 上海申報館編輯，《申報》，一八九〇年十二月九日，第二頁。
60 上海申報館編輯，〈幽燕冬景〉，《申報》，一八九一年一月十二日，第一張。
61 上海申報館編輯，〈閬苑鶴書〉，《申報》，一八九一年一月十五日，第一張。
62 上海申報館編輯，〈古潞春波〉，《申報》，一八九一年三月十一日，第二頁。
63 上海申報館編輯，《申報》，一八九一年一月十二日，第二頁。
64 上海申報館編輯，〈潞水霜鱗〉，《申報》，一八九一年一月二十日，第二頁。
65 上海申報館編輯，〈山東惠疫〉，《申報》，一八九一年二月五日，第二頁。
66 約翰·M·巴瑞（John M. Barry）著，王新雨譯，《大流感：致命的瘟疫史》，頁一七三。
67 約翰·艾伯斯著，徐依兒譯，《瘟疫：歷史上的傳染病大流行》（北京：中國工人出版社，二〇二〇），頁一六四。
68 上海申報館編輯，〈煙台近事〉，《申報》，一八九一年五月三日，第二張。
69 上海申報館編輯，〈潞河春泛〉，《申報》，一八九一年五月一日，第二張。
70 上海申報館編輯，〈日人防疫〉，《申報》，一八九一年七月五日，第二張。

71 上海申報館編輯，〈下場草草〉，《申報》，一八九一年八月二日，第四張。
72 上海申報館編輯，〈甌江雁字〉，《申報》，一八九一年十月三日，第二張。
73 上海申報館編輯，〈閩中閒語〉，《申報》，一八九一年十一月十八日，第二張。
74 上海申報館編輯，〈閩嶠患疫〉，《申報》，一八九一年十二月四日，第二張。
75 上海申報館編輯，〈潞水冰槎〉，《申報》，一八九二年一月七日，第一張。
76 上海申報館編輯，〈北通近聞〉，《申報》，一八九二年一月二十六日，第三張。
77 上海申報館編輯，〈彝陵櫂唱〉，《申報》，一八九二年六月二十二日，第二張。
78 上海申報館編輯，〈外洋雜錄〉，《申報》，一八九三年五月二十三日，第一張。
79 上海申報館編輯，〈遼陽近況〉，《申報》，一八九一年五月二十八日，第三張。
80 上海申報館編輯，〈羊石委談〉，《申報》，一八九一年十二月二十七日，第二張。

## 第二章　疫病與社會應對

1 Native reports from Wuhu state that there is quite a serious epidemic of fever at that port and that many deaths had occurred during November., *The North-China Daily News (1864-1951)*, 1897.12.2, 003.
2 Osborne College has been closed owing to a serious outbreak of influenza and pneumonia. The North-China Herald and Supreme Court & Consular Gazette (1870-1941), 1910.2.25, 046.
3 THE GREAT 'FLU' WAVE. GERMANY WORSE.,*The North-China Daily News (1864-1951)*, 1918.8.24, 10.
4 約翰・M・巴瑞（John M. Barry）著，王新雨譯，《大流感：致命的瘟疫史》，頁一九一。
5 弗雷德里克・F・賴特，邁克爾・比迪斯著；陳仲丹、周曉政譯，《疾病改變歷史》（濟南：山東畫報出版社，二〇〇四），頁一四八－一四九。

6 Philip Harding, "Pandemics, plagues and panic," *British Journalism Review* 20.3 (2009), p.29.

7 顧維鈞，《顧維鈞回憶錄》（北京：中華書局，一九八三），頁一六五－一六六。

8 蕭公權，《問學諫往錄》（合肥：黃山書社，二〇〇八），頁二六－二七。

9 立文思頓（Livingston,W.J.N.）（原著），葆龢（譯），《青年進步》二十二期（一九一九），頁四四。

10 例如 kennedy F. Shortridge, "Is China an Influenza Epicenter?" *Chinese Medical Journal* 110 no. 8 (1997), pp.637-641, and Christopher Langford, "Did the 1918-1919 influenza pandemic originate in China?" *Population and Development Review,* 31.3 (2005.09), pp.473-505.

11 上海申報館編輯，〈再誌租界查驗鼠疫之大風潮〉，《申報》，一九一〇年十一月十三日，第十九張。

12 上海申報館編輯，〈淞滬警廳批示照錄〉，《申報》，一九一八年一月十三日，第十一張。

13 約翰・M・巴瑞（John M. Barry）著，王新雨譯，《大流感：致命的瘟疫史》（臺北：臺灣商務印書館，二〇〇六），頁四五〇－四五二。吉娜・科拉塔（Gina Kolata）著，黃約翰譯，《流行性感冒：一九一八流感全球大流行及致命病毒的發現》，頁三一七－三一八。以及李秉忠，〈關於一九一八－一九一九年大流感的幾個問題〉，《史學月刊》六期（二〇一〇），頁八七。

14 尤玄甫，〈說流行性感冒〉，《婦女雜誌》六卷四期（一九二〇），頁一－二。

15 約翰・M・巴瑞（John M. Barry）著，王新雨譯，《大流感：致命的瘟疫史》，頁三三五。

16 可參考 Carol R. Byerly, *Fever of war: the influenza epidemic in the U.S. Army during World War I.* (New York; London: New York University Press, c2005)

17 張劍光、陳蓉霞、王錦著，《流行病史話》（臺北：遠流，二〇〇五），頁七四。

18 詳下文。

19 張劍光、陳蓉霞、王錦著，《流行病史話》，頁七四－七五。

20 尤玄甫，〈說流行性感冒〉，《婦女雜誌》六卷四期（一九二〇），頁一。

21 該病（肺鼠疫）列入法定傳染病，乃近代中國一次革命性的防疫使歷程，可參考 Sean Hsiang-Lin Lei, "Microscope and Sovereignty: Constituting Notifiable Infectious Disease and Containing the Manchurian Plague". In Angela Ki Che Leung and Charlotte Furth (Eds), *Health and Hygiene in Modern Chinese East Asia: Policies and Publics in the Long Twentieth Century*, pp. 73-108. 黃勝白，〈傳染病預防條例評註（續第一期）〉，《同濟》二期（一九一八），頁一七〇－一七二。

22 上海申報館編輯，《申報》，一九一九年一月十九日，第十張。

23 飯島涉，〈作為歷史指標的傳染病〉，收入余新忠主編，《清代以來的疾病、醫療和衛生》（北京：三聯書店，二〇〇九），頁三八。

24 蘿拉．史賓尼著，陳芳智等譯，《世紀大瘟疫後的變與不變：西班牙流感的歷史借鏡》（臺北：原水文化，二〇二二），頁一六九－一七二。

25 約翰．M．巴瑞（John M. Barry）著，王新雨譯，《大流感：致命的瘟疫史》，頁四五一。

26 阿麗塔、許培揚、田玲、張汾、劉曉婷，〈基於文獻的一九一八年西班牙流感中國疫情分析〉，《醫學資訊學雜誌》三十一卷一期（二〇一〇），頁四七－五〇。

27 劉文明，〈一九一八年大流感的起源及其全球性傳播〉，《全球史評論》第四輯（北京：中國社會科學出版社，二〇一一），頁二九六－三〇六。

28 范宗理，〈一九一八年大流行的感冒病毒的來源〉，《自然雜誌》二十九卷一期（二〇〇七），頁二五。

29 侯光迪，〈去年之流行病〉，《醫藥雜誌》一卷一期（一九二〇），頁二一。收稿時間是一九一九年，所言去歲，應該是指一九一八年。

30 關於民國時期的傳染病與社會，已有不錯的著作可供參考：張泰山，《民國時期的傳染病與社會：以傳染

31 病防治與公共衛生建設為中心》。但該書也較無討論到流感的流行狀況與社會應對。筆者查閱過的報紙，包括《晨鐘報》（《晨報》）、《大公報》、《盛京時報》等，報導皆不如《申報》詳實，而像是《盛京時報》這類地方性報紙，對跨區域的疫情記載，更是不足，所以本章主要還是鎖定以《申報》為主來進行梳理。

32 必須說明的是，這場大流感疫情其實一直持續到一九二〇年，但整體考量文章篇幅與資料的因素，還是以一九一八年一開始爆發的情況為主，至於一九一九至一九二〇年疫情之狀況，參考筆者：〈近代中國的大流感：一九一九－一九二〇年疫情之研究〉，收入劉士永、皮國立主編，《衛生史新視野：華人社會的身體、疾病與歷史論述》（臺北：華藝學術出版，二〇一六），頁一一七－一四二。

33 鄧鐵濤、程之范主編，《中國醫學通史：近代卷》，頁三三七－三三八。

34 具體內容參考鄧鐵濤，《中國防疫史》，頁三〇五－三一〇。

35 張大慶，《中國近代疾病社會史》（濟南：山東教育出版社，二〇〇六），頁八八－九六。

36 曹樹基，〈國家與地方的公共衛生——以一九一八年山西肺鼠疫流行為中心〉，《中國社會科學》一期（二〇〇六），頁一七八－一九〇。

37 上海申報館編輯，〈滬寧鐵路防疫之周密〉，《申報》，一九一八年三月十一日，第三張。

38 上海申報館編輯，〈口外疫氣漸消〉，《申報》，一九一八年三月三日，第三張。

39 上海申報館編輯，〈火車搭客均須檢疫〉，《申報》，一九一八年三月三日，第三張。

40 〈山西防疫完全終了〉，《晨鐘報》，一九一八年四月十三日，第六張。

41 〈江輪照常上下客貨〉，《晨鐘報》，一九一八年四月五日，第二張。

42 〈綏遠疫氛肅清〉，《晨鐘報》，一九一八年四月二十六日，第六張。

43 劉大鵬原著、喬志強標注，《退想齋日記》（太原：山西人民出版社，一九九〇），頁二五六。

44 劉大鵬原著、喬志強標注，《退想齋日記》，頁二五八。

45 參見約翰・M・巴瑞（John M. Barry）著，王新雨譯，《大流感：致命的瘟疫史》，頁一六三－一六九。

46 〈西班牙京城電〉，《申報》，一九一八年五月三十日，第一張。

47 〈武漢防疫〉，《晨鐘報》，一九一八年四月二日，第二張。

48 〈長春——時疫流行續誌〉，《申報》，一九一八年五月二十九日，第二張。

49 北洋防疫處為天津的衛生機構。源於光緒二十八年（一九〇二），名為天津設衛生總局。一九一二年，局改為處；隔年，再改稱北洋防疫處。參考張宏鑄主編，《天津通志・衛生志》（天津：天津社會科學院出版社，一九九九），頁五。

50 〈天津——傳染病至津〉，《申報》，一九一八年五月二十九日，第二張。

51 〈研究喉疫治法〉記載：「北京近來患喉症人甚多，故當地研究會研究治法。」當然，喉症未必與流感無關，因為流感也會導致咽喉發炎，當時人記載簡略，病名不比今日精確，所以某些時候只能用推估來審視疫情。引自《晨鐘報》，一九一八年五月三日，第六張。

52 〈北京電〉，《申報》，一九一八年六月一日，第一張。

53 〈滬上新流行之病症〉，《申報》，一九一八年六月三日，第三張。

54 〈再紀滬上新流行之病症〉，《申報》，一九一八年六月五日，第三張。

55 〈雜評二——流行病〉，《申報》，一九一八年六月五日，第三張。

56 〈四誌滬上新流行之病症〉，《申報》，一九一八年六月七日，第三張。

57 〈五誌滬上新流行之病症〉，《申報》，一九一八年六月八日，第三張。

58 一八九八年公共租界工部局正式成立衛生處後，上海才算是有一獨立、專職的衛生指導機構。工部局也會和華界的衛生機關合作，並在紳商的協調下，共同完成一些公共衛生的工作，所以上海一地的公共衛生是非常早就進入現代化的。參考彭善民，《公共衛生與上海都市文明（一八九八—一九四九）》（上海：上海人民出版社，二〇〇七），特別是二與三章。

59 〈五誌滬上新流行之病症〉，《申報》，一九一八年六月八日，第三張。

60 〈六誌滬上新流行之病症〉，《申報》，一九一八年六月十日，第三張。

61 立文思頓（Livingston,W.J.N.）（原著），葆龢（譯），《青年進步》二十二期（一九一九），頁四四。

62 〈八誌滬上新流行之病症〉，《申報》，一九一八年六月十二日，第三張。

63 〈九誌滬上新流行之病症〉，《申報》，一九一八年六月十五日，第三張。

64 甄橙，〈記八十年前流感大流行〉，《中華醫史雜誌》二十八卷四期（一九九八），頁二〇九。

65 〈吉林——時疫盛行〉，《申報》，一九一八年六月六日，第二張。

66 劉大鵬原著、喬志強標注，《退想齋日記》，頁二六二。

67 池子華，《紅十字與近代中國》（合肥：安徽人民出版社，二〇〇四），頁二〇〇—二〇八。

68 〈關於戰局之近日京聞〉、〈西報之湘中消息〉、〈湘鄂最近之戰局觀〉，《申報》，一九一八年六月二十日，第二張。

69 〈贛省水災之近況〉，《申報》，一九一八年六月二十日，第二張。

70 〈上海中國濟生會勸募湖南兵燹饑荒水災急振廣告〉，《申報》，一九一八年六月二十一日，第一張。

71 〈紅十字會湘振進行〉，《申報》，一九一八年七月二十八日，第三張。

72 雖然當時沒有指出該「疫」為何疫，但顯然流感和其他疫病是會同時發生的。當時正值初夏，也有可能是中國人害怕的夏令傳染病，例如霍亂。〈病軍紛紛到漢〉，《申報》，一九一八年六月七日，第一張。

73 〈武昌——武漢之流行病〉，《申報》，一九一八年六月十二日，第二張。

74 包括本書後面所引的許多資料，內中所指陳的急救時疫水、十滴藥水、神效藥水、濟生丹等，其時在當時都屬於痧藥一類的東西，都可以防疫、治疫，甚至成為民眾居將常備之藥品，這些藥物都具有辛燥發散的性質。可參考皮國立，〈中西醫學話語與近代商業論述——以《申報》上的「痧藥水」為例〉，《上海學術月刊》四十五卷一期（二〇一三），頁一四九－一六四。

75 這些疾病的建構過程，可參考祝平一有關痧症的歷史研究，前揭文。

76 徐相宸，〈致上海各報論時症〉，《紹興醫藥學報》九卷四期（一九一九），頁四六。

77 〈中華公義會施送辟疫金丹〉，《申報》，一九一九年七月二日，第十一張。

78 〈酷暑中之時疫訊〉，《申報》，一九二六年七月三十一日，第十三張。

79 〈南昌——閻處長防疫布告〉，《申報》，一九一八年六月十二日，第二張。

80 〈保定——警察廳防疫布告〉，《大公報》（北京：人民出版社，一九八二），一九一八年十一月十日，第二張第一頁。

81 〈鎮江——痧症喉疫盛行〉，《申報》，一九一八年六月五日，第二張。

82 〈鎮江——流行時症發現〉，《申報》，一九一八年六月六日，第二張。

83 〈鎮江——縣知事示令防疫〉，《申報》，一九一八年六月七日，第二張。

84 〈揚州——發現時疫〉，《申報》，一九一八年六月十日，第二張。

85 〈松江——發生輕流行病〉，《申報》，一九一八年六月十五日，第二張。

86 徐兆瑋原著，《徐兆瑋日記》（黃山：黃山書社，二〇一三）第三冊，頁一九〇二。

87 〈揚州——疫勢蔓延〉，《申報》，一九一八年六月十七日，第二張。

88 上海通志館編，《上海防疫史鑒》（上海：上海科學普及出版社，二〇〇三），頁十二。

89 〈十誌滬上新流行之病症〉，《申報》，一九一八年六月十七日，第三張。

90 〈鎮江——流行時症延及鄉間〉，《申報》，一九一八年六月十八日，第二張。

91 〈杭州──杭州之流行病〉，《申報》，一九一八年六月十七日，第二張。
92 〈嘉興──流行病盛行〉，《申報》，一九一八年六月二十六日，第二張。
93 〈揚州──儀屬發現時疫〉，《申報》，一九一八年六月二十五日，第二張。
94 〈漢口──又有大批病兵到漢〉，《申報》，一九一八年六月二十六日，第二張。
95 〈嘉興──相驗病故旅客〉，《申報》，一九一八年七月一日，第二張。
96 〈鎮江──知事注意衛生〉，《申報》，一九一八年七月二日，第二張。
97 〈嘉興──危險時疫之流行〉，《申報》，一九一八年七月五日，第二張。
98 〈南通──時疫流行〉，《申報》，一九一八年七月十四日，第二張。
99 〈香港有疫〉，《申報》，一九一八年七月二十七日，第三張。
100 〈又有病兵到漢〉，《申報》，一九一八年八月二日，第二張。
101 〈嘉興──時疫流行可畏〉，《申報》，一九一八年八月六日，第二張。
102 〈鎮江──發現時疫〉，《申報》，一九一八年八月十八日，第二張。
103 〈杭州──省桓疫症流行〉，《申報》，一九一八年八月二十八日，第二張。
104 〈鎮江──發現白喉痧症〉，《申報》，一九一八年九月二十四日，第二張。
105 〈南通──時疫流行〉，《申報》，一九一八年十月三日，第二張。
106 〈鎮江──時疫流行之一斑〉，《申報》，一九一八年十月五日，第二張。
107 梁其姿，〈疾病與方土之關係：元至清間醫界的看法〉，收入李建民主編，《生命與醫療》（北京：中國大百科全書出版社，二〇〇五），頁三五七－三八九。
108 李尚仁，〈健康的道德經濟：德貞論中國人的生活習慣和衛生〉，《中央研究院歷史語言研究所集刊》七十六卷三分（二〇〇五），頁四六七－五〇九。

109 邱仲麟曾在實證研究中揭示，中國人看到汙穢腐臭的環境，也會連結到瘟疫爆發的原因，參考氏著，〈風塵、街壤與氣味：明清北京的生活環境與士人的帝都印象〉，《清華學報》新三十四卷一期（二〇〇四），頁一八一－二二五。余新忠也做過類似視角之研究，參考氏著，〈清代江南的衛生觀念與行為及其近代變遷初探——以環境和用水衛生為中心〉，《清史研究》二期（二〇〇六），頁十二－二六。

110 皮國立，《「氣」與「細菌」的近代中國醫療史——外感熱病的知識轉型與日常生活》（臺北：國立中國醫藥研究所，二〇一二），頁二四一－二七二。

111 曹炳章，《秋瘟證治要略》，收入陸拯主編，《近代中醫珍本集——溫病分冊》，頁七四九－七五〇。

112 曹炳章，〈緒言〉，《秋瘟證治要略》，陸拯主編，《近代中醫珍本集——溫病分冊》，頁七四九。

113 外國醫師常描述的癲狂、精神昏亂等，在中國報刊上的報導也較少。其他描述見：Walter J.N. Livingston（立文思頓）原著，葆龢譯，〈流行性感冒〉，《青年進步》二十二期（一九一九），頁四〇－四四。

114 參閱約翰．M．巴瑞（John M. Barry）著，王新雨譯，《大流感：致命的瘟疫史》，第十六章。

115 張和聲，〈一九一八年美國流感再審視〉，《史林》四期（二〇〇三），頁九七－一〇四。

116 〈華工期滿返國〉，《申報》，一九一八年六月十八日，第三張。

117 〈考驗赴英華工〉，《申報》，一九一八年六月二十三日，第三張。

118 〈考驗赴英華工〉，《申報》，一九一八年七月三日，第三張。

119 〈亞姆斯特丹電〉，《申報》，一九一八年六月二十五日，第一張。

120 〈亞姆斯特丹電〉，《申報》，一九一八年七月九日，第一張。

121 醫療與慈善的關係，實牽涉到各朝政府制度與地方社會發展的客觀條件。梁其姿與余新忠的著作都非常具有代表性。在民國以前，特別是宋、元、明清的狀況，現在學界已經有較好的掌握，可參考梁其姿，《施善與教化：明清的慈善組織》（臺北：聯經出版，一九九七）；以及梁其姿，〈宋元明的地方醫療資源初探〉，《中國社會歷史評論》三卷（二〇〇一），頁二一九－二三七。余新忠，《清代江南的瘟疫與社會：一項醫療社會史的研究》（北京：中國人民大學出版社，二〇〇三），頁二四九－二八八。

122 郝如一、池子華主編，《紅十字運動研究》（合肥：安徽人民出版社，二〇〇八），頁二五〇。

123 〈廣濟善堂致縣公署函〉，《申報》，一九一八年七月十八日，第三張。

124 〈王思補堂施醫施藥通告〉，《申報》，一九一八年六月七日，第三張。

125 〈復善堂施診給藥〉，《申報》，一九一八年七月六日，第三張。

126 〈誌謝〉，《申報》，一九一八年七月六日，第三張。有關晚清以來各種藥商強調、誇大藥效的手法，張仲民有進行過多角度的探析，參看氏著，〈晚清上海藥商的廣告造假現象探析〉，《中央研究院近代史研究所集刊》八十五期（二〇一四），頁一八九－二四八。

127 〈虹口華記路普濟堂敬謝陸文中先生樂助時疫水〉，《申報》，一九一八年七月十七日，第一張。

128 〈丁福保醫生送診函〉，《申報》，一九一八年七月七日，第三張。

129 〈施醫給藥之善舉〉，《申報》，一九一八年七月十三日，第三張。

130 〈嘉興——籌設施醫局〉，《申報》，一九一八年六月三十日，第二張。

131 池子華、郝如一，《近代江蘇紅十字運動》（合肥：安徽人民出版社，二〇〇七），頁一三一－一三二。

132 又如《中國紅十字會百年》，也僅記載一九一四至一九二六這段時期白喉、天花的疫情。一九一八年之鼠疫、流感，甚至一九一九至一九二〇年間的霍亂疫情，皆未提及；而且和其他災害救濟比起來，學界確實對救疫這一議題較少研究，顯見許多史事仍待挖掘。王立忠等主編，《中國紅十字會百年》（北京：新華出版社，二〇〇四），頁四三－四四。

133 中國紅十字會首次參加的是一九一二年國際紅十字總會在美國華盛頓召開的第九次聯合大會，這是中國紅十字會第一次受到國際認可。但是在一九一八年初流感疫情爆發前，曾發生中美之間針對紅十字會主權與功能之爭議，因為美國想來中國設立分會，導致和中國本土的紅會間產生衝突。和本文有關的是：中國紅會在這次一九一八年疫情時，雖陷於爭議中，但仍努力進行救疫；其次，當時中國紅會的經費，主要有來自各個領域、階層的財源，當然還包括外國，特別是美國的援助。只是，國際援助多見於水、旱災之際，而當時又捲入爭議中，故這次疫情，應多靠著地方仕紳與商人的捐助與穿梭，也可見於本章論述。以上參考周秋光，〈民國北京政府時期中國紅十字會的組織與發展〉，《近代中國》十三輯（二〇〇三），頁一八九－二三三。以及氏著，〈民國北京政府時期中國紅十字會的國際交往〉，《湖南師範大學社會科學學報》三十一卷四期（二〇〇二），頁八一－八八；〈民國北京政府時期中國紅十字會的會內宣傳與經費籌措〉，《湖南師範大學社會科學學報》三十三卷四期（二〇〇四），頁一二三－一二八。

134 其他有關紅十字會的醫院與醫學教育、人才培養之狀況，可參閱張玉法主編，《中華民國紅十字會百年會史》（臺北：中華民國紅十字會總會，二〇〇四），頁一〇八－一一七。有關上海的慈善醫療事業，參閱周秋光、曾桂林著，《中國慈善簡史》（北京：人民出版社，二〇〇六），頁三〇三。

135 池子華，《紅十字與近代中國》，頁七一。

136 張建俅，《中國紅十字會初期發展之研究》（北京：中華書局，二〇〇七），頁一〇二－一〇五。

137 池子華、郝如一，《近代江蘇紅十字運動》，頁一三二－一三三。

138 〈紅會續辦時疫醫院〉，《申報》，一九一八年六月二十九日，第三張。

139 〈時疫醫院開幕紀〉、〈工部局醫官贊頌時疫醫院〉，《申報》，一九一八年七月二日，第三張，與一九一八年七月六日，第三張。

140 〈上海醫院添設時疫部〉，《申報》，一九一八年七月十二日，第三張。

141 約翰．M．巴瑞（John M. Barry）著，王新雨譯，《大流感：致命的瘟疫史》，頁三三一－三三三。

142 約翰．M．巴瑞（John M. Barry）著，王新雨譯，《大流感：致命的瘟疫史》，頁三四四－三四五。在巴瑞的書中，美國舊金山顯然是預防措施最好的地區，包括政府和地方商會、工會的密切配合，力行檢疫隔離和分區治理，將醫療人員、物資和後勤的配置都考慮進去，另外就是嚴格執行「戴口罩」，結果死亡人數果然較少。（頁三六九－三七〇），其餘論述可逕自參考該書。

143 〈詳解時疫之揭示〉，《申報》，一九一八年十月二十二日，第二張。

144 〈保陽近事片片錄——定縣瘟疫之盛行〉，《大公報》，一九一八年十一月八日，第二張第一頁。

145 劉大鵬原著、喬志強標注，《退想齋日記》，頁二六六－二六七。

146 〈派員查疫〉，《申報》，一九一八年十月二十一日，第二張。

147 丁景俊、陳麗如，〈流感快速篩檢經驗談〉，《臺灣醫界》五十三卷六期（二〇一〇），頁四〇－四一。

148 有關北洋政府防疫機構的改變，可參考張大慶，《中國近代疾病社會史》，頁一〇五。另一些研究指出，在晚清時天津地區的防疫機制就已經受到肺鼠疫的衝擊而建置得較為完善，可參考路彩霞，《清末京津公共衛生機制演進研究（一九〇〇－一九一一）》（武漢：湖北人民出版社，二〇一〇），頁八七－一三九。

149 〈內務部慎重時症〉，《大公報》，一九一八年十一月四日，第二張第一頁。

150 郗萬富，〈輿情與政治：基於北洋政府中央衛生行政的思考〉，《蘭臺世界》三十四期（二〇一三），頁三二－三三。

151 以上兩條見〈曹省長注意時症〉，《大公報》，一九一八年十一月六日，第二張第一頁。

152 〈遷安縣發生時症〉，《大公報》，一九一八年十一月八日，第二張第一頁。

153 〈奉天——時疫蔓延日甚〉，《大公報》，一九一八年十一月二十二日，第二張第一頁。

154 〈覆多倫商會函〉，《大公報》，一九一八年十一月七日，第二張第一頁。附記兩方於此，供專業人士參考，第一首：「連翹二錢、霜桑葉三錢、半夏一錢五分製、陳皮一錢、苦杏仁二錢去皮尖研、通草一錢、炙桑皮三錢、薄荷一錢、苦桔梗七分、竹葉一錢。引加生薑一片，夏加飛滑石一錢。」另一則：「前方服三肆劑未愈，如舌胎色黃者，便宜稍為滋陰兼清氣分，擬方列後。第二方：連翹一錢五分、小生地三錢、竹葉一錢五分、生薏苡三錢、通草一錢、霜桑葉三錢、麥冬二錢去心、川貝母二錢去心，不用引，夏加飛滑石一錢。」

155 〈開封之近聞種種——南陽屬大災續誌〉，《大公報》，一九一八年十一月二十五日，第二張第一頁。

156 約翰・M・巴瑞（John M. Barry）著，王新雨譯，《大流感：致命的瘟疫史》，頁三一三。

157 約翰・M・巴瑞（John M. Barry）著，王新雨譯，《大流感：致命的瘟疫史》，頁三一八。

158 〈南洋屬疫成大災〉，《大公報》，一九一八年十一月二十三日，第二張第一頁。

159 〈開封東鄉疫成災〉，《大公報》，一九一八年十一月十日，第二張第一頁。

160 〈南洋屬疫成大災〉，《大公報》，一九一八年十一月二十三日，第二張第一頁。

161 〈牛隻疫病之可畏〉，《大公報》，一九一八年十二月二十九日，第二張第一頁。

162 〈屠獸場注重衛生〉，《大公報》，一九一八年十二月三十日，第二張第一頁。

163 〈時疫流行之一斑〉，《申報》，一九一八年十月五日，第二張。

164 〈新流行之病症〉，《申報》，一九一八年十月十一日，第二張。

165 上海申報館編輯，〈鎮江——鄉村時症盛行〉，《申報》，一九一八年十月二十九日，第二張。

166 〈鎮江——時疫未已〉，《申報》，一九一八年十月二十四日，第二張。

167 〈松江——發生輕流行病〉，《申報》，一九一八年十月二十三日，第二張。

168 〈松江——發生輕流行病〉，《申報》，一九一八年十月二十三日，第二張。

169 〈蘇州——時疫於教育之影響〉，《申報》，一九一八年十月二十九日，第二張。

170 關於民國時期浙江的醫藥史，已有專著可以參考，但對流感的敘述則比較缺乏：詳見朱德明，《民國時期浙江醫藥史》（北京：中國社會科學出版社，二〇〇九），頁三二八－三五二有關各區疫病之論述。

171 曹炳章，〈緒言〉，《秋瘟證治要略》，陸拯主編，《近代中醫珍本集——溫病分冊》，頁七四九。
172 〈紹屬時疫劇烈之來函〉，《申報》，一九一八年十月十九日，第二張。
173 分析一時一地之病毒株，例如林智暉、許瑜真、張慧文、吳和生，〈臺灣H1N1新型流感病毒與各國流行病毒株之HA基因比較分析〉，《疫情報導》二十五卷八期（二〇〇九），頁五二六－五三五。
174 〈紹屬時疫劇烈之來函〉，《申報》，一九一八年十月十九日，第二張。
175 〈救治甯紹時症詳紀〉，《申報》，一九一八年十月三十一日，第三張。
176 〈救治甯紹時症類誌〉，《申報》，一九一八年十月二十六日，第十張。
177 〈南鄉時疫盛行〉，《申報》，一九一八年十月二十日，第四張。
178 〈開封之近聞種種——鄂西病兵過鄭州〉，《大公報》，一九一八年十一月八日，第二張第一頁。
179 〈湖州疫症劇烈〉，《申報》，一九一八年十月二十九日，第三張。
180 「參陸辦公處」的簡稱，乃北洋政府總理全國兵權的機構。參考張建軍，〈民國北京政府參陸辦公處述考〉，《軍事歷史研究》四期（二〇一〇），頁六九－七四。
181 〈贛南疫氣之流行〉，《大公報》，一九一八年十二月五日，第一張第二頁。
182 〈安慶——時疫之流行未已〉，《申報》，一九一八年十月三十一日，第二張。
183 〈皖垣近事〉，《申報》，一九一八年十月二十四日，第二張。
184 〈時疫紛紛求醫〉，《申報》，一九一八年十一月三日，第三張。
185 〈救治甯紹時症類誌〉，《申報》，一九一八年十月二十六日，第十張。
186 劉大鵬原著、喬志強標注，《退想齋日記》，頁二七〇－二八六。
187 于德源，《北京災害史》，頁四四一。關於布告內容，參閱該書下冊，頁一〇一九。
188 〈北京——官廳防秋瘟傳染〉，《申報》，一九一八年十月二十四日，第二張。

189 〈署員注重衛生〉，《大公報》，一九一八年十一月三日，第二張第一頁。
190 〈保陽近事彙誌——警察廳布告清道〉，《大公報》，一九一八年十一月十五日，第二張第一頁。
191 楊琪，《民國時期的減災研究（一九一二－一九三七）》，頁一九一－一九三。
192 〈保定——警察廳防疫布告〉，《大公報》，一九一八年十一月十日。
193 〈奉天——時疫，第二張第一頁之調查〉，《申報》，一九一八年十一月六日，第二張。
194 〈保定近事片片錄——警察衛生之布告〉，《大公報》，一九一八年十二月十一日，第二張第一頁。
195 〈來函——旅滬河南人金策澄等來函〉，《申報》，一九一八年十月二十九日，第三張。
196 雖然北洋政府在一九一八年初新訂〈檢疫委員會設置規則〉，規定地方設立檢疫委員或事務所，必須呈報中央內務部，其設置或廢止，若由中央發動，還必須呈報大總統。但顯然南方疫情的相關資料，沒有在官方文書中呈現；北洋政府當時的法令，大概僅有交通運輸工具之檢疫和相關清潔衛生法令具有實際作用。參考張在同等編，《民國醫藥衛生法規選編 一九一二－一九四八》（濟南：山東大學出版社，一九九〇），頁十五－二三。
197 朱德明，《民國時期浙江醫藥史》，頁一－十二。
198 〈紅會赴紹醫隊之續報〉，《申報》，一九一八年十月三十日，第三張。
199 〈紅會救治時症之忙碌〉，《申報》，一九一八年十一月二日，第三張。
200 〈紹屬時疫劇烈之來函〉，《申報》，一九一八年十月十九日，第二張。
201 〈紅十字會近事兩則〉，《申報》，一九一八年十月二十三日，第三張。
202 〈救治甯紹時症詳紀——避疫法〉，《申報》，一九一八年十月三十一日，第三張。
203 〈救治甯紹時症類誌〉，《申報》，一九一八年十月二十六日，第十張。
204 〈時疫日盛一日〉，《申報》，一九一八年十月三十一日，第二張。

205 〈救治甯紹時症詳紀〉，《申報》，一九一八年十月三十一日，第三張。
206 〈紅十字會紀事三則〉，《申報》，一九一八年十月二十五日，第三張。
207 〈紅會醫隊續報紹疫〉，《申報》，一九一八年十月二十八日，第三張。
208 〈紅會赴紹醫隊之續報〉，《申報》，一九一八年十月三十日，第三張。
209 〈救治甯紹時症類誌〉，《申報》，一九一八年十月二十六日，第十張。
210 〈救治甯紹時症詳紀〉，《申報》，一九一八年十月三十一日，第三張。
211 〈救治甯紹時症詳紀〉，《申報》，一九一八年十月三十一日，第三張。
212 〈紅會赴紹醫隊之續報〉，《申報》，一九一八年十月三十日，第三張。
213 〈紅會救治時症之忙碌〉，《申報》，一九一八年十一月二日，第三張。
214 〈紅會救治浙疫消息〉，《申報》，一九一八年十一月六日，第三張。
215 〈救治甯紹時症詳紀〉，《申報》，一九一八年十月三十一日，第三張。
216 孫柏秋主編，《百年紅十字》（合肥：安徽人民出版社，二〇〇三），頁一二六。
217 〈紅十字會紀事三則〉，《申報》，一九一八年十月二十五日，第三張。
218 〈救治甯紹時症詳紀——紅會第二醫隊報告云〉，《申報》，一九一八年十月三十一日，第三張。
219 〈紅會救治浙疫消息〉，《申報》，一九一八年十一月六日，第三張。
220 〈紅會函電彙紀〉，《申報》，一九一八年十一月十四日，第三張。
221 〈甯波——救治時疫之布告〉，《申報》，一九一八年十一月六日，第二張。
222 〈紅會救治時症之忙碌〉，《申報》，一九一八年十一月二日，第三張。
223 〈救治甯紹時症詳紀〉，《申報》，一九一八年十月三十一日，第三張。
224 「濕溫傷寒」應該就是西醫的傷寒，其名詞源流與演變可參考皮國立，〈民國時期中西醫詮釋疾病的界線與脈絡：以「傷寒」（Typhoid fever）為例的討論〉，《科技、醫療與社會》十一期（二〇一〇），頁二五－八八。

225 〈時疫紛紛求醫〉，《申報》，一九一八年十一月三日，第三張。

226 〈湖州疫狀之報告〉，《申報》，一九一八年十一月十一日，第三張。

227 〈湖州疫狀之報告〉，《申報》，一九一八年十一月十一日，第三張。關於這段紅會救援的歷史，池子華在〈民國北京政府時期中國紅十字會的賑災行動述略〉，頁五一－七六有初步之論述。另外，在池子華《紅十字與近代中國》，頁二二四－二二六也有簡短的論述。

228 〈湖州疫狀之報告〉，《申報》，一九一八年十一月十一日，第三張。

229 〈紅會函電彙紀〉，《申報》，一九一八年十一月十四日，第三張。

230 〈濟生會辦理湘賑消息〉，《申報》，一九一八年十一月十四日，第十張。

231 這些各式中藥瓶裝成藥，在晚清時已大量出現，俄羅斯大流感期間，已經被拿來當成慈善用藥發放，但是當時著眼的多是治療霍亂，而非針對流感。〈靈丹濟世〉，《申報》，一八九一年七月九日，第三張。

232 報紙原版為《歌氏內科學》，但當時並無此書，「歌」疑似為「歐」之誤寫，報紙所載應為《歐氏內科學》，該書為奧斯勒（W. Osler, 1849-1919）的 *Osler's Principles and Practice of Medicine*，一九一〇年被翻成中文，在民國時期再版數次，非常風行。參考張大慶，〈高似蘭：醫學名詞翻譯標準化的推動者〉，《中國科技史料》二十二卷四期（二〇〇一），頁三二四－三三〇。著名中醫惲鐵樵也以該書論流行性腦脊髓膜炎與細菌學，參考氏著，〈論醫集〉，《藥盦醫學叢書第一輯》（臺北：華鼎出版社，一九八八），頁八。

233 在民國時期廣為人知的流感桿菌（Pfeiffer's bacillus），一度成為醫學界之新知，其介紹如俞樹棻，〈此次惡性感冒之病原及豫防〉，《陸軍軍醫學校校友會雜誌》四期（一九一八），頁二六。余雲岫後來也回顧此次疫情與病菌，引自余雲岫，《傳染病》（上海：商務印書館出版，一九二九），頁三五。其實真正流感之「病毒」，卻是在一九三三年後才正式從人體上被分離出來，證實原說是錯誤的。參考郭元吉、程小雯，《流行性感冒病毒及其實驗技術》（北京：中國三峽出版社，一九九七），頁一－二。一些病毒株來源的爭議，還可參考韋天彬、李康生，〈一九一八年流感世界大流行病毒株溯源〉，《醫學與哲學》五期（二〇〇五），頁四八－五〇。

234 〈紅會救治浙疫消息〉，《申報》，一九一八年十一月六日，第三張。

235 劍農，〈流行性感冒〉，《秦鐘》第四期（一九二〇），頁二〇。

236 約翰．M．巴瑞（John M. Barry）著，王新雨譯，《大流感：致命的瘟疫史》，頁二五五。其實當時發現的感冒菌是「流行性嗜血桿菌」，而非引發流感的病毒，在一九三一年「豬流感」病毒才第一次被發現。不過，在後來的研究中，流感病患的氣管中也確實普遍有「桿菌」的存在，才導致當時西醫如此的判定。

237 〈趙和卿醫生之時疫演說〉，《申報》，一九一九年十月六日，第十一張。

238 不著撰者，〈德醫學界發見流行性感冒病源：感冒病菌和傳染毒氛〉，《中國醫學》一卷二期（一九三七），頁六八。

239 張昌紹，〈流行性感冒之最新智識〉，《中華醫學雜誌》二十四卷四期（一九三八），頁三〇七－三〇八。

240 報載其醫院之消息：「因求治者多，院屋不敷應用，爰特募集捐欵，於院中隙地建造西式病舍樓房十一幢，刻已落成，昨日下午二時開會到者，為松滬護軍使代表宋鎮濤、長老會會長俞宗周、商會會長朱葆三、警察衛生科尹村夫及陸伯鴻、朱志堯、姬覺彌；國貨維持會徐春榮及紳商各界百餘人致送匾對者，亦復不少，當由該院總協理沈仲禮、陳炳謙偕同院中執事人等招待參觀新舍，並欵（款）以西式茶點而散。」見〈公立醫院病舍落成〉，《申報》，一九一八年十一月十一日，第三張。

241 〈時疫醫院開幕紀〉，《申報》，一九一八年七月二日，第三張。

242 報載當時瘟疫的狀況：「旬日以來，浦東一帶時症流行，大概寒熱頭痛，輕者二三日，重者一週可愈，因此死亡者亦十有二三。各鄉村莫不沾染，蔓延數十里，陳家行、高路兩行等各鄉鎮幾至十人九病，南匯縣境病者亦多，醫生頗忙，藥鋪生意大有應接不暇之勢云。」出自〈浦東時症之蔓延〉，《申報》，一九一八年十一月三日，第三張。

243 楊士琦（一八六二－一九一八），字杏城，安徽泗州人，出身官僚家庭，曾任李鴻章、袁世凱的重要部屬。參看〈楊杏城作古〉，《申報》，一九一八年十月三十日，第三張。

244 〈紅會函電彙紀〉，《申報》，一九一八年十一月十四日，第三張。

245 〈紅會救治時症之忙碌〉，《申報》，一九一八年十一月二日，第三張。

246 〈甯波同鄉會之茶話會〉，《申報》，一九一八年十一月十六日，第三張。

247 〈紹興同鄉會徵求會員〉，《申報》，一九一八年十一月十六日，第三張。

248 王春霞，《近代浙商與慈善公益事業研究（一八四〇－一九三八）》（北京：中國社會科學出版社，二〇〇九），頁二二九－二三八。

249 有關民初商人的研究，可綜合參考馮筱才，《在商言商：政治變局中的江浙商人》（上海：上海社會科學院出版社，二〇〇四），頁二八四－三〇三。

250 張玉法主編，《中華民國紅十字會百年會史》，頁一八六－一八七。

251 〈時疫紛紛求醫〉，《申報》，一九一八年十一月三日，第三張。

252 以上見〈桐城告疫〉，《申報》，一九一八年十一月五日，第三張。

253 〈湘賑電音三則〉，《申報》，一九一八年十一月五日，第三張。

254 美國第二波流感的第一個病例是在當年九月十二日確診。〈北京——官廳防秋瘟傳染〉，《申報》，一九一八年十月二十四日，第二張。

255 Death From Influenza Among The Chinese, *The China Medical Journal*, no.33 (1919), p.388.

256 郝紅暖，〈一九一八年流感的中國疫情初探——以直隸獲鹿縣為中心〉，頁七二。

257 當時城市周圍的村鎮，流感死亡率更高，符合實際研究，參考阿麗塔、許培揚、田玲、張汾、劉曉婷，〈基於文獻的一九一八年西班牙流感中國疫情分析〉，頁四九－五〇。

258 〈北京——官廳防秋瘟傳染〉，《申報》，一九一八年十月二十四日，第二張。

259 參見Sean Hsiang-Lin Lei, "Microscope and Sovereignty: Constituting Notifiable Infectious Plague", *In Angela Ki Che Leung and Charlotte Furth ed., Health and Hygiene in Chinese East Asia: Policies and Publics in the Long Twentieth Century* (Durham: Duke University Press, 2010), pp.73-108.。

260 有關當時「流感」被傳染病防治法規忽視的檢討，可參考黃勝白，〈傳染病預防條例評註（民國五年三月二十日《政府公報》公告）〉以及〈傳染病預防條例評註（續第一期）〉，《同濟》一期與二期（一九一八），「外篇」，頁四－六與頁一六九－一七〇。

261 民國以前，政府雖重視荒政問題，但是對瘟疫救治仍相當消極，這樣的分析可參考余新忠，〈清代江南疫病救療事業探析——論清代國家與社會對瘟疫的反應〉，《歷史研究》六期（二〇〇一），頁四七。

262 當時《同濟》醫刊上有這麼一則論述：余既從自雄弟監松江時疫醫院，同學有問余者曰：「時疫醫院，古有之乎？何自始也？」余曰：「《周禮》云：『疾醫掌養萬民之疾病。四時皆有癘疾，春時有痟首疾，夏時有癢疥疾，秋時有瘧寒疾，冬時有嗽、上氣疾，凡民之有疾病者，分而治之。』此實為官醫施診之始，其論疾分四時，亦含有時疫之義。且爾時亦當有醫院，特惜其制度不可考矣。吾觀漢元始之詔：令民疾疫者，舍空邸第，為置醫藥。賜死者一家六尸以上，葬錢五千；四尸以上三千；二尸以上二千云云。死者賜錢，至以尸論，八口之家，乃有六尸以上，可謂大疫矣。彼之置醫藥舍空邸第，豈非今之時疫醫院乎。」

參閱黃勝白，〈別錄——忘食偶識——時疫醫院〉，《同濟》二期（一九一八），頁一九九。

263 關於慈善事業的法制化與制度化改革，參閱周秋光、曾桂林著，《中國慈善簡史》，頁二六〇—二六五。

264 〈伍博士贊助美紅十字會宣言〉、〈吾國人之天良〉，《申報》，一九一八年五月二十六日，第二張與一九一八年六月二日，第三張。

265 尤玄甫，〈說流行性感冒〉，頁一。

266 內務部總務廳編，〈通咨各省長各特別區長官請查照定章認真辦理清潔事項其關於衛生章程未經送部省分亦請檢齊咨部查核文（八月十八日）〉，《內務公報》七十二期（一九一九），頁五三。

267 張劍光，陳蓉霞，王錦著，《流行病史話》（臺北：遠流，二〇〇五），頁七四。

## 第三章　全球大流感在中國的延續

1 立文思頓（Livingston, W.J.N.）（原著），葆龢（譯），《青年進步》二十二期（一九一九），頁四一。

2 上海愛仁醫學院醫學博士周森友，〈流行熱症 Influenza（一）〉，《申報》，一九一九年十二月七日，第十四張。

3 約翰．M．巴瑞（John M. Barry）著，王新雨譯，《大流感：致命的瘟疫史》（臺北：臺灣商務印書館，二〇〇六），頁三八四—三九四。

4 Tom Quinn, *Flu: A Social History of Influenza* (London: New Holland, 2008), pp.125.

5 Howard Phillips and David Killingray (ed.), *The Spanish influenza pandemic of 1918-1919* (London: Routledge, 2003), pp.107-109.

6 〈蔓延全球之時症〉，《華工雜誌》，三十期（一九一九），頁七。

7 「傳染 Infectious 與接觸傳染 Contagious 二字，往往誤用，傳染適用於疾病之由一種特別微菌所發生者，然不必由此人傳至彼人；接觸傳染表明多種疾病，其發病之微菌，必由一人而傳至餘人者。」引自立文思頓（Livingston, W.J.N.）（原著），葆龢（譯），《青年進步》二十二期（一九一九），頁四〇－四一。

8 上海愛仁醫學院醫學博士周森友，〈流行熱症 Influenza（一）〉，《申報》，一九一九年十二月七日，第十四張。

9 〈英國之瘁症報告〉，《申報》，一九二〇年一月十九日，第三張。

10 〈流行性感冒病之研究〉，《申報》，一九一九年一月十九日，第十張。

11 〈流行性感冒病之防衛談〉，《通問報：耶穌教家庭新聞》八四七期（一九一九），頁十四。

12 〈去年秋冬間流行病之調查〉，《申報》，一九一九年三月六日，第十張。

13 〈鎮江——亢旱與時疫之關係〉，《申報》，一九一八年十月二十三日，第二張。

14 上海愛仁醫學院醫學博士周森友，〈流行熱症 Influenza（二）〉，《申報》，一九一九年十二月八日，第十四張。

15 〈世界小新聞〉，《申報》，一九一九年一月六日，第十四張。

16 〈國外大事記〉，《來復》四十六期（一九一九），頁二八。

17 〈各通信社電〉，《申報》，一九一九年二月六日，第六張。

18 〈東京通信〉，《申報》，一九一九年二月十二日，第六張。

19 〈各通信社電〉，《申報》，一九一九年二月四日，第六、七張。

20 〈太平洋路透電〉，《申報》，一九二〇年一月八日，第三張。

21 〈北滿防疫局長之第七期報告〉，《申報》，一九二〇年一月一日，第十張。

22 〈各通信社電〉，《申報》，一九一九年四月十九日，第三張。

23 〈路透電〉，《申報》，一九一九年九月一日，第六張。

24 〈旅美觀察（六）〉，《申報》，一九一九年二月九日，第十四張。
25 〈旅美觀察（二）（五）（十）〉，《申報》，一九一九年二月二十八日，第十四張。
26 〈各國時事雜電〉，《申報》，一九一九年三月五日，第三張。
27 〈路透電〉，《申報》，一九一九年一月十二日，第三張。
28 〈中美新聞社電〉，《申報》，一九二〇年一月三十一日，第六張。
29 〈美國之瘁症與極端派〉，《申報》，一九二〇年一月二十七日，第三張。
30 〈各國近事記〉，《申報》，一九二〇年二月三日，第六張。
31 〈中美新聞社電〉，《申報》，一九二〇年二月十四日，第六張。
32 上海愛仁醫學院醫學博士周森友，〈流行熱症Influenza（一）〉，《申報》，一九一九年十二月七日，第十四張。
33 〈西報警告流行性感冒病將復發〉，《申報》，一九一九年十月一日，第十張。
34 〈蠅與微菌之關係〉，《申報》，一九二〇年七月三日，第十七、十八張。
35 〈美人學校發現傳染病〉，《申報》，一九一九年二月二十四日，第十張。
36 〈流行性感冒病之防衛談〉，《申報》，一九一九年三月六日，第十張。
37 〈流行病日見劇烈〉，《申報》，一九一九年三月十二日，第十張。
38 〈流行性感冒症不致蔓延〉，《申報》，一九一九年三月十日，第十張。
39 〈流行性感冒症之近報〉，《申報》，一九一九年三月八日，第十張。
40 〈旅美觀察（二）（五）（十）〉，《申報》，一九一九年二月二十八日，第十四張。
41 約翰．M．巴瑞（John M. Barry）著，王新雨譯，《大流感：致命的瘟疫史》，頁三四二—三四三。
42 丁福保譯述，《新撰急性傳染病講義》（上海：文明書局，一九一〇），頁二〇七。

43 徐相宸，〈致上海各報論時症〉，《紹興醫藥學報》九卷四期（一九一九），頁四六。
44 林天樹，〈流行性感冒症（痒）〉，《廣濟醫報》四卷三期（一九一九），頁二四。
45 〈流行性感冒病之防衛談〉，《申報》，一九一九年三月六日，第十張。
46 〈流行性感冒病之防衛談〉，《通問報：耶穌教家庭新聞》八四七期（一九一九），頁十四。
47 〈流行病蔓延益廣〉，《申報》，一九一九年三月十五日，第十張。
48 〈軍營中傳染時症之預防〉，《申報》，一九一九年三月一日，第十張。
49 〈虹口衛生分所之預防時症〉，《申報》，一九一九年三月十七日，第十一張。
50 〈發現流行性腦脊髓膜炎症〉，《申報》，一九一九年四月五日，第十張。
51 〈流行性感冒症之近報〉，《申報》，一九一九年三月八日，第十張。
52 〈流行性感冒症之近報〉，《申報》，一九一九年三月八日，第十張。
53 〈流行性感冒症傳染漸多〉，《申報》，一九一九年三月九日，第十張。
54 〈演說流行病〉，《申報》，一九一九年三月二十七日，第十一張。
55 〈流行病傳染加劇〉，《申報》，一九一九年三月十一日，第十一張。
56 〈流行性感冒症之近報〉，《申報》，一九一九年三月八日，第十張。
57 〈民國八年上海大事紀（一）〉，《申報》，一九一九年十二月二十七日，第十張。
58 〈醫生張汝舟逝世〉，《申報》，一九一九年三月十九日，第十一張。
59 〈嘉興：四鄉發生流行病〉，《申報》，一九一九年三月十四日，第七張。
60 〈哈長兩埠之防疫消息〉，《申報》，一九一九年三月二十五日，第六張。
61 〈上星期流行病死亡之人數〉，《申報》，一九一九年三月十九日，第十張。
62 〈鎮江：鄉間之時症〉，《申報》，一九一九年三月九日，第七張。

63 〈流行病用藥之研究〉，《申報》，一九一九年三月十四日，第十一張。
64 〈鎮江：流行症之近狀〉，《申報》，一九一九年三月十八日，第七張。
65 〈鎮江：揚中發現時症〉，《申報》，一九一九年三月二十六日，第七張。
66 〈發現時症〉，《清華週刊》第一六一期（一九一九），頁七。
67 〈流行性感冒症之近報〉，《申報》，一九一九年三月八日，第十張。
68 〈流行症仍不少減〉，《申報》，一九一九年三月二十四日，第十張。
69 〈杭州快信〉，《申報》，一九一九年四月五日，第七張。
70 〈專電〉，《申報》，一九一九年三月二十四日，第二、三張。
71 〈各通信社電〉，《申報》，一九一九年四月二日，第三張。
72 〈上星期流行病死亡之人數〉，《申報》，一九一九年三月十九日，第十張。
73 〈發現時症〉，《申報》，一九一九年六月三十日，第十一張。
74 〈閘北醫院近訊〉，《申報》，一九一九年七月七日，第十一張。
75 當年霍亂疫情相當嚴重，可參考日．飯島涉，余新忠等譯，《鼠疫與近代中國：衛生的制度化與現代變遷》（北京：社會科學文獻出版社，二〇一九），頁一八七－二〇七。
76 〈紀昨日之大風雨〉，《申報》，一九一九年七月八日，第十張。
77 〈疫勢流行更甚〉，《申報》，一九一九年七月十九日，第十張。
78 〈疫症消息之昨聞〉，《申報》，一九一九年七月二十二日，第十張。
79 〈蔣天痴來函〉，《申報》，一九一九年八月十七日，第十一張。
80 〈各方之救濟時疫〉，《申報》，一九一九年七月二十三日，第十張。
81 〈疫勢愈傳愈盛〉，《申報》，一九一九年七月二十六日，第十張。

82 〈關於時疫之消息〉，《申報》，一九一九年八月七日，第十張。
83 劍農，〈流行性感冒〉，《秦鐘》第四期（一九二〇），頁十六－十七。
84 〈疫症之昨聞〉，《申報》，一九一九年七月二十五日，第十張。
85 〈北方之防疫談〉，《申報》，一九一九年八月九日，第七張。
86 〈王彰孚勸人注意時疫〉，《申報》，一九一九年八月三日，第十一張。
87 〈關於時疫之消息〉，《申報》，一九一九年八月十一日，第十張。
88 〈龍沙通訊：中東路罷工聲中之現狀〉，《申報》，一九一九年八月二十一日，第七張。
89 〈關於時疫之消息〉，《申報》，一九一九年八月二十二日，第十一張。
90 〈關於時疫之消息〉，《申報》，一九一九年八月二十二日，第十一張。
91 〈聯益會擴充施藥處所〉，《申報》，一九一九年八月四日，第十一張。
92 皮國立，〈中西醫學話語與近代商業論述——以《申報》上的「痧藥水」為例〉，《上海學術月刊》一期（二〇一三），頁一四九－一六四。
93 〈西報警告流行性感冒病將復發〉，《申報》，一九一九年十月一日，第十張。
94 〈趙和卿醫生之時疫演說〉，《申報》，一九一九年十月六日，第十一張。
95 〈嘉興：禾城又患猩紅熱〉，《申報》，一九一九年九月十六日，第七張。
96 〈中華民國七年上海口華洋貿易情形論略（四續）〉，《申報》，一九一九年十月十六日，第十一張。
97 〈滬上發現輕痒症〉，《申報》，一九一九年十一月二十七日，第十張。
98 〈滬上又有痒症發生〉，《申報》，一九一九年十二月六日，第十張。
99 〈又有一種流行病〉，《申報》，一九一九年十二月十四日，第十一張。
100 〈流行感冒症漸多〉，《通俗醫事月刊》四期（一九二〇），頁四九。

101 〈流行感冒症漸多〉，《申報》，一九一九年十二月十五日，第十一張。
102 〈患傷風者注意〉，《申報》，一九二〇月一月一日，第四張。
103 〈鎮江：時症流行甚廣〉，《申報》，一九二〇年一月二十七日，第七張。
104 〈嘉興：冬令流行症〉，《申報》，一九二〇年一月三十日，第七張。
105 周小農，〈冬未雨雪弭病策（未雨綢繆）〉，《紹興醫藥學報星期增刊》五期（一九二〇），頁三。
106 「紅熱症」、「喉痧」、「爛喉」、「猩紅熱」等，皆為同一病。參考楊熙齡，《著園醫話》，收入陸拯主編，《近代中醫珍本集——醫話分冊》（杭州：浙江科學技術出版社，一九九四），頁五八二。
107 公立上海醫院，〈上海時症未絕〉，《紹興醫藥學報星期增刊》五期（一九二〇），頁三。
108 裘吉生，〈紹興時病發生〉，《紹興醫藥學報星期增刊》五期（一九二〇），頁二－三。
109 〈金山：發生劇烈流行症〉，《申報》，一九二〇年三月一日，第八張。
110 〈上海又發現瘁症〉，《申報》，一九二〇年二月十日，第十張。
111 〈奉賢時症盛行〉，《申報》，一九二〇年二月四日，第十一張。
112 〈上海又發現瘁症〉，《申報》，一九二〇年二月十日，第十張。
113 〈王團長慎重兵士衛生〉，《申報》，一九二〇年三月二日，第十一張。
114 方肇元，〈春溫時症質正〉，《紹興醫藥學報星期增刊》十六期（一九二〇），頁五－六。
115 《申報》，一八八八年八月十日，第十張。
116 《申報》，一九一八年七月七日，第十二頁
117 〈金山：時症日劇〉，《申報》，一九二〇年三月十日，第八張。
118 〈嘉興：又有時症發現〉，《申報》，一九二〇年三月十八日，第八張。
119 如果是傳染性較強且成為疫情的，一般就是流行性腦脊髓膜炎（Meningococcal meningitis），由腦膜炎雙

球菌（Neisseria meningitidis）所引起，該病於民國三十三年十二月六日，才被國民政府列為法定傳染病。

120 〈關於預防時疫症之要函〉，《申報》，一九二〇年三月二十七日，第十張。

121 〈鎮江：發現流行危症〉，《申報》，一九二〇年三月三十日，第七張。

122 〈江陰：發生類似腦脊炎症〉，《申報》，一九二〇年三月二十六日，第八張。

123 〈發見流行性腦脊髓膜炎症〉，《申報》，一九一九年四月五日，第十張。

124 盧育和，〈儀徵又發現疫症〉，《紹興醫藥學報星期增刊》十六期（一九二〇），頁五。

125 〈鎮江：發現奇異時症〉，《申報》，一九二〇年六月二十一日，第七張。

126 〈蘇州：蘇州發現時症〉，《申報》，一九二〇年七月二十八日，第七張。

127 〈杭州快信〉，《申報》，一九二〇年八月六日，第七張。

128 〈新聞拾遺：奇病幸有奇方〉，《申報》，一九二〇年八月七日，第十四張。

129 〈小工吐瀉獲救〉，《申報》，一九二〇年八月九日，第十一張。

130 〈嘉興：發現秋症〉，《申報》，一九二〇年十月十六日，第七張。

131 〈鎮江：西醫救治時疫〉，《申報》，一九二〇年十月十七日，第七張。

132 〈疫勢愈傳愈盛〉，《申報》，一九一九年七月二十六日，第十張。

133 張國華，《醫學達變》，收入陸拯主編，《近代中醫珍本集——醫話分冊》，頁二四五。

134 〈醫生之時症談〉，《申報》，一九一九年三月一日，第十張。

135 顧頡剛著，《顧頡剛日記一九一三—一九二六》（臺北：聯經出版，二〇〇七）第二卷，一九二八年六月二十五日，頁一七六。

136 侯光迪，〈去年之流行病〉，《醫藥雜誌》一卷一期（一九二〇），頁二一。侯光迪曾於上海開設光迪醫院，並擔任院長。出自許晚成編輯，《上海人名錄》（上海：上海書林，一九四一），頁六七三。

137 魯迅，《且介亭雜文．病後雜談》，收入《魯迅全集》（北京：人民文學出版社，一九九六）第六卷，頁一六二－一六三。

138 以上見魯迅，《徬徨．弟兄》，收入《魯迅全集》（北京：人民文學出版社，一九九六）第二卷，頁一三三。

139 約翰．M．巴瑞（John M. Barry）著，王新雨譯，《大流感：致命的瘟疫史》，頁三八六。

140 上海通志館編，《上海防疫史鑒》，頁十二。

141 〈浦東時症之蔓延〉，《申報》，一九一八年十一月三日，第三張。

142 〈北滿防疫局長之第七期報告〉，《申報》，一九二〇年一月一日，第十張。

143 劉岸冰，《民國時期上海傳染病的流行與防治》（上海：東華大學，二〇〇六年碩士論文），頁十二。

144 汪暉等編著，《上海：城市，社會與文化》（香港：香港中文大學出版社，二〇〇一），頁四二。這個數字到三〇年代反轉，租界區人口反占總人口的六〇%，華界只占四〇%。

145 鄒依仁，《舊上海人口變遷的研究》（上海：上海人民出版社，一九八〇），頁九〇。根據這樣研究，一九一五年全上海的人口為兩百萬零六千五百七十三人，一九二七年則增加到兩百六十四萬一千兩百二十人，若以年平均自然增長來看，約每年增加五萬三千人，故可以推估一九一九年的上海人口應為兩百二十一萬左右，而據一九一五年的標準，華界人口大約占總上海人數的六〇%。

146 感謝本書的審查委員指出，該數據雖為官方公布，但正確性或許仍有討論空間。且各時期、各國對於因傳染病「死亡」的定義寬嚴不一，各時期間可能有不一樣的思維，必須在此說明。

147 資料來源：神州編譯社編輯部，《民國二年世界年鑑》（上海：神州編譯社，一九一三）；以及內政部統計司編，《民國十七年各省市戶口調查統計報告》（南京：內政部統計司，一九三一），頁六三二－六三四。

148 上海一地雖然醫療衛生較好，但都市群聚效應也比中國其他地方更為嚴重，況且就報導資料來看，一九一九年上海的疫情確實比較嚴重。故以上海的情況來推估全國，已假設全中國都有疫情，死亡人數應不會低估，只會高估。

## 第四章　那些年的中醫抗病毒史

1 皮國立，〈醫療與近代社會——試析魯迅的反中醫情結〉，《中國社會歷史評論》十三卷（二〇一二），頁三五三—三七六。此外，很多概念與言論都已在書內論述，不再於本文重覆，讀者可逕自參看：皮國立，《近代中西醫的博弈：中醫抗菌史》（上海：中華書局，二〇一九）；以及《國族、國醫與病人：近代中國的醫療和身體》（臺北：五南出版社，二〇一六），書內分析不少近代人物對中醫的看法。

2 汪精衛，〈舊醫與傳染病〉，《民眾醫藥彙刊》一期（一九三二），頁三一五。

3 蔣樹杞，《伏瘟證治實驗談》，收入裘慶元輯，《三三醫書》冊二（北京：中國中醫藥出版社，一九九八），翁汝梅，頁五一二。

4 謝利恆，《中國醫學源流論》（福州：福建科學技術出版社，二〇〇三），頁一一六—一一七。

5 劉士永、皮國立主編，《衛生史新視野——華人社會的身體、疾病與歷史論述》（臺北：華藝，二〇一六），頁一一七—一四二。

6 楊璿說：「又有風溫、暑溫、濕溫、秋溫、冬溫之名，明明皆四序不節，所謂非其時有其氣，乃風、火、暑、濕、燥、寒之邪，天地之常氣為病也，與溫病何相干涉？總緣人不知天地間，另為一種疵癘早潦之雜氣而為溫病，俗名雜疾是也。諸家愈說愈鑿，無所不至矣。」可作為補充。出自清．楊璿，〈溫病瘟疫之訛辨〉，《傷寒瘟疫條辨》（臺北：啟業書局，一九八七），頁四〇—四一。

7 惲鐵樵，《《傷寒論研究》與《臨證演講錄》》（北京：學苑出版社，二〇〇七），頁一六一。

8 以上論述，可參考筆者的專書，此段解釋引自皮國立，《近代中西醫的博弈：中醫抗菌史》，頁五。

9 陸士諤，〈戈公振之死〉，《士諤醫話》，沈洪瑞、梁秀清主編，《中國歷代醫話大觀》，頁二〇九〇。

10 內務省衛生局編，《流行性感冒》（東京：平凡社，二〇〇八），附表頁一－三。

11 （英）凱瑟琳．阿諾德，田奧譯，《一九一八年之疫——被流感改變的世界》（上海：上海教育出版社，二〇二〇），頁八－九。

12 皮國立，〈民國疫病與社會應對——一九一八年大流感在京、津與滬、紹之區域對比研究〉，《新史學》二十七卷四期（二〇一六），頁五七－一〇七。

13 曹炳章，〈緒言〉，《秋瘟證治要略》，收入陸拯主編，《近代中醫珍本集——瘟病分冊》（杭州：浙江科學技術出版社，一九九四），頁七四九。

14 比起細菌論，儘管病毒致病理論已被揭露，但直至一九三一年電子顯微鏡問世，病毒才真正被看見。參考艾力克．查林（Eric Chaline），古又羽翻譯，《改變歷史的五十種機器》（臺北：積木文化，二〇一六），頁一三九－一四二。

15 方邦江、齊文升、黃燁著，《新型冠狀病毒感染的肺炎中西醫結合防控手冊》（北京：人民衛生出版社，二〇二〇），頁二五。

16 嚴鴻志，《感證輯要》（北京：中國醫藥科技出版社，二〇一一），校著說明與序言，頁一－八。

17 嚴鴻志，《感證輯要》，頁八五與一二〇。

18 曹炳章，〈緒言〉，《秋瘟證治要略》，陸拯主編，《近代中醫珍本集——瘟病分冊》，頁七四九－七五〇。

19 曹炳章，〈緒言〉，《秋瘟證治要略》，陸拯主編，《近代中醫珍本集——瘟病分冊》，頁七五〇。

20 嚴鴻志，《感證輯要》，頁三六。

21 《申報》，一九一八年十月二十七日，第四張。

22 徐相宸，〈致上海各報論時症〉，《紹興醫藥學報》九卷四期（一九一九），頁四六－四七。
23 何廉臣選編，《重印全國名醫驗案類編》（上海：上海科學技術出版社，一九五九），頁二八六。
24 楊俊山，〈論重傷風為傳染病之一種〉，《南京市國醫公會雜誌》三期（一九三二），頁七－八。
25 伍紹歧，〈傳染病篇：流行性感冒之（四）〉，《中醫學校期刊》一期（一九四六），頁二九－三〇。
26 何廉臣選編，《重印全國名醫驗案類編》，頁二八六。
27 何廉臣選編，《重印全國名醫驗案類編》，頁二八六－二八七。
28 何廉臣選編，《重印全國名醫驗案類編》，頁二八八。
29 王昌傳，〈流行性感冒的症狀與預防〉，《聯合報》，一九六〇年五月十九日，第七版。
30 徐相宸，〈致上海各報論時症〉，《紹興醫藥學報》九卷四期（一九一九），頁四七－四八。
31 徐相宸，〈致上海各報論時症〉，《紹興醫藥學報》九卷四期（一九一九），頁四八。
32 周禹錫，《中國醫學約編十種．瘟疫約編》（天津：中西滙通醫社，一九四一），前言與頁一。
33 周禹錫，《中國醫學約編十種．瘟疫約編》，頁一〇－十一。
34 余雲岫，《傳染病》（上海：商務印書館出版，一九二九），頁三五。
35 周禹錫，《中國醫學約編十種．瘟疫約編》，頁十八－十九。
36 徐明達，《病毒的故事》（臺北：天下，二〇〇三），李明亮序，頁一〇－十一。
37 林天樹，〈流行性感冒症（痒）〉，《廣濟醫報》四卷三期（一九一九），頁二五。
38 陳省幾，〈藥方類：痒症又名流行性感冒〉，《廣濟醫報》四卷三期（一九一九），頁六四－六五。
39 陳省幾，〈藥方類：痒症又名流行性感冒〉，《廣濟醫報》四卷三期（一九一九），頁六五。
40 林天樹，〈流行性感冒症（痒）〉，《廣濟醫報》四卷三期（一九一九），頁二六。
41 李龍公編輯，《西藥辭典》（上海：大眾書局，一九三五），頁三九－四〇。

42 陳省幾，〈藥方類：痒症又名流行性感冒〉，《廣濟醫報》四卷三期（一九一九），頁六五－六六。

43 陳省幾，〈藥方類：痒症又名流行性感冒〉，《廣濟醫報》四卷三期（一九一九），頁六四－六九。

44 立文思頓（Livingston,W.J.N.）（原著），葆龢（譯），《青年進步》二十二期（一九一九），頁四二。

45 〈路透電〉，《申報》，一九一九年二月十二日，第三版。

46 上海愛仁醫學院醫學博士周森友，〈流行熱症 Influenza（二）〉，《申報》，一九一九年十二月八日，第十四張。

47 約翰．M．巴瑞（John M. Barry）著，王新雨譯，《大流感：致命的瘟疫史》，頁三四七－三五〇。

48 穉漿成分列下：肺炎雙點穉三兆（3 Billions）、鍊點穉一兆、痒桿穉五百萬（500 Millions）、金膿球點穉五百萬，每一西西內含五兆（5 Billions）。據 Chicago 之醫士報告云，有患痒症者十五人，均加雜肺炎症後注射肺炎點（月冏）廢素，Pneumonia Phylacogen，均得大効，於第一次注射後，熱度即減，第一次皮下注射一西西，以後每小時注射一次，總之按近今醫界言之，Rosenow's Influenza Pneumonia Vaccine 為預防痒症之要藥。Pneumonia Phylocogen 亦為療治痒症及預防肺炎之要藥也。引自阮其煜，〈學說：醫學進步錄〉，《廣濟醫報》五卷一期（一九二〇），頁二八－三〇。有關當時西方流感疫苗之研發，問題多多，可參考 John M. Eyler, "The Fog of Research: Influenza Vaccine Trials during the 1918-1919 Pandemic", *Journal of the History of Medicine and Allied Sciences* 64.4 (2009), pp.401-428.

49 余雲岫，《傳染病》，頁三六。

50 立文思頓（Livingston,W.J.N.）（原著），葆龢（譯），《青年進步》二十二期（一九一九），頁四二。

51 余雲岫，《傳染病》，頁三七。

52 丁福保，〈第九章：自然的及接觸的病毒〉，《新內經》（上海：上海書局，一九一一），頁三三－三四。

53 全紹清，〈論此次流行性感冒〉，《陸軍軍醫學校校友會雜誌》四期（一九一八），頁二四－二五。

54 全紹清，〈論此次流行性感冒〉，《陸軍軍醫學校校友會雜誌》四期（一九一八），頁二五。
55 〈安慶——警察廳布告〉，《申報》，一九一八年十一月四日，第二張。
56 〈鎮江——時疫未已〉，《申報》，一九一八年十月二十四日，第二張。
57 〈警所禁售臭腐豬頭〉，《申報》，一九一八年十月三十日，第二張。
58 王寒碧，〈流行性感冒之中西治療大要〉，《社會旬報》三期（一九四一），頁十九。
59 〈簡易療病法〉，《申報》，一九一九年二月十四日，第十四張。
60 可參考吉娜．科拉塔（Gina Kolata）著，黃約翰譯，《流行性感冒：一九一八流感全球大流行及致命病毒的發現》（臺北：商周出版，二〇〇二），頁十五－四〇。
61 惲鐵樵，〈傷風咳嗽篇〉，《病理各論》，頁二。
62 惲鐵樵，〈流行性感冒與百日咳篇〉，《病理各論》，頁十八。
63 魏文燿，〈流行性感冒與肺炎中醫病名病理及治法〉，《壽世醫報》二卷八期（一九三六），頁八。
64 景軒，〈溫疫流行性感冒〉，《平民醫藥週報》九十四期（一九四七），第三版。
65 景軒，〈溫疫流行性感冒〉，《平民醫藥週報》九十四期（一九四七），第三版。
66 邢萬成，〈傷風不愈便成癆之三大原因〉，《國醫雜誌》一期（一九三四），頁十五。
67 黃振亞，〈重傷風歟，小傷寒歟〉，《上海醫報》五十二期（一九三〇），頁二三－二四。
68 綠苔，〈流行性感冒之史的研究（壹）〉，《杏林醫學月報》十七期（一九三〇），頁十一－十三。
69 張子鶴，《中國醫藥科學討論》（上海：中國科學公司，一九三八），余雲岫序，頁一－二。
70 張子鶴，《中國醫藥科學討論》，第一講頁一〇－十二；第七講頁七。
71 張子鶴，《中國醫藥科學討論》，第十七講頁二－六。
72 皮國立，〈民國時期的醫學革命與醫史研究——余巖（一八七九－一九五四）「現代醫學史」的概念及其實踐〉，《中醫藥雜誌》二十四卷三期（二〇一三），頁一五九－一八五。

73 時逸人，《中醫時令病學》（臺南：臺南東海出版社，一九七七），頁二－五。

74 嚴志清，〈流行性感冒治例〉，《中國醫藥》一卷四期（一九三九），頁十八－十九。

75 劉仲邁，《整理國醫學之我見》（南京：文心印刷社，一九三六），頁一〇－十一。

76 薛伯壽，〈清肺排毒湯是如何快速有效發揮作用的〉，http://www.satcm.gov.cn/xinxifabu/meitibaodao/2020-03-01/13529.html，檢索時間：二〇二〇年五月二日。

77 潘澄濂，《傷寒論新解》（臺北：新文豐，一九七六），頁五－六。

78 邵餐芝，〈四十七、仲景六經之功用〉，《素軒醫語》，收入陸拯主編，《近代中醫珍本集——醫話分冊》（杭州：浙江科學技術出版社，一九九四），頁六四五。

79 時逸人，《中醫時令病學》，頁四。

80 不著撰者，〈仝小林：牽頭中醫治療方案，拿出社區防控「武昌模式」，證明中醫藥對全程疫情控制非常重要〉，http://www.ciectcm.org/News/Comprehensive/1022.html，檢索時間：二〇二〇年五月二日。

81 曹炳章，《秋瘟證治要略》，收入陸拯主編，《近代中醫珍本集——溫病分冊》，頁七五一。

82 余新忠，《清代衛生防疫機制及其近代演變》（北京：北京師範大學出版社，二〇一六），頁七三－九三。

83 曹炳章，《秋瘟證治要略》，收入陸拯主編，《近代中醫珍本集——溫病分冊》，頁七七三。

84 夢廬，〈夏令之衛生〉，《申報》，一九二〇年七月十七日，第十六張。

85 谷僧譯述，〈衛生芻言（一）〉，《申報》，一九一九年十一月二十四日，第十四張。

86 曹炳章，《秋瘟證治要略》，收入陸拯主編，《近代中醫珍本集——溫病分冊》，頁七七四。

87 曹炳章，《秋瘟證治要略》，收入陸拯主編，《近代中醫珍本集——溫病分冊》，頁七七二。

88 何廉臣編著、王致譜等編輯，《增訂通俗傷寒論》，頁四九九。

89 此乃吳錫璜據《溫熱經緯》引出。出自吳錫璜，《中西溫熱串解》（福州：福建科學技術出版社，二〇〇三），頁二〇五。

90 很多不需多論，可參考皮國立，〈近代中醫的防疫技術與抗菌思想〉，收入《藥品、疾病與社會》（上海：上海古籍出版社，二〇一八），頁二七八－三八〇。

91 李克蕙，〈我國固有之防疫方法〉，《中醫新生命》九號（一九三六），頁二一－三〇。

92 曹炳章，〈第七章：秋瘟之預防〉，《秋瘟證治要略》，陸拯主編，《近代中醫珍本集——溫病分冊》，頁七七三。

93 曹炳章，〈第七章：秋瘟之預防〉，《秋瘟證治要略》，陸拯主編，《近代中醫珍本集——溫病分冊》，頁七七二。

94 曹炳章，《秋瘟證治要略》，陸拯主編，《近代中醫珍本集——溫病分冊》，頁七七三。

95 劉奎在此之後甚至有談到符咒之術，本書未多論。參考清．劉奎，李順保校，《松峰說疫》（北京：學苑出版社，二〇〇三），頁一三七－一三九。

96 根據李健祥教授查證，歐洲防風民間俗稱「芹菜蘿蔔」，又稱防風草。呆正未艾譯，〈蔬菜之效能（三）〉，《申報》，一九一九年一月九日，第十四張。

97 曹炳章，〈第七章：秋瘟之預防〉，《秋瘟證治要略》，陸拯主編，《近代中醫珍本集——溫病分冊》，頁七七二。

98 友丞，〈醫藥研究談：《秋瘟證治要略》之觀摩〉，《衛生公報》三十期（一九一八），第八版，頁三一七。

99 周小農，〈冬未雨雪弭病策（未雨綢繆）〉，《紹興醫藥學報星期增刊》五期（一九二〇），頁三。

100 清．劉奎，李順保校，《松峰說疫》（北京：學苑出版社，二〇〇三），頁一三〇－一三一。

101 嚴鴻志，《感證輯要》，頁三七與一二一。
102 皮國立，《近代中西醫的博弈：中醫抗菌史》，頁三六六－三八〇。
103 蔣樹杞，《伏瘟證治實驗談》，收入裘慶元輯，《三三醫書》，頁五二一。
104 〈新型冠狀病毒肺炎診療方案（試行第七版）〉，頁十六。摘取自：http://big5.xinhuanet.com/gate/big5/www.xinhuanet.com/health/2020-03/04/c_1125661175.htm，檢索日期：二〇二〇年五月一日。
105 清．劉奎，李順保校，《松峰說疫》，頁一四〇－一四一。
106 立文思頓（Livingston, W.J.N.）（原著），葆龢（譯），〈流行性感冒〉，《青年進步》二十二期（一九一九），頁四三－四四。
107 焦易堂，〈中央國醫館訓令第三九七三號〉，《國醫文獻》一卷二期（一九三六），頁九。
108 天津市中醫公會編，〈中醫衛生設施方案〉，《國醫正言》二十四期（一九三六）年，頁三八。
109 陳邦賢，〈缺乏常識的危險〉，《自勉齋隨筆》（上海：上海書店出版社，一九九七），頁六四。
110 不著撰者，〈國家發文：中醫全面接管！治癒率數據勝於雄辯〉，引自「岐黃秘錄」微信號，二〇二〇年二月十七日發布。在疫情初期，中國國家中醫藥管理局就選派兩批專家到武漢，實地診查病人，開展救治，組織制定救治方案，形成指導全國的中醫救治方案。同時，國家中醫藥管理局組建了三支國家中醫醫療隊共三百四十四人支援湖北，一支隊伍入駐武漢金銀潭醫院，一支隊伍入駐湖北中醫結合醫院，一支隊伍接管江夏區大花山方艙醫院，全國中醫藥系統共向湖北派出兩千二百二十人。二月十一日是一個關鍵時刻，湖北下達〈關於新冠肺炎中醫藥治療及信息統計報送工作的緊急通知〉，規定各醫務點必須於十二日二十四時前，讓所有疑似與臨床患者吃上中藥，提高中醫藥的參與救治率，不配合或作假者，必須被究責。二月十四日，湖北省召開第二十四場新冠肺炎新聞發布會，首次發表優異的治療案例與臨床研究報告，扭轉了大家的質疑，各地用中醫藥治療的佳績，也在此時開始引發全國的注意，讓中醫藥的功效從微信上小規模的流傳轉移至媒體之關注，政府也開始逐漸加大中醫藥救治的力度。

111 包識生，《國醫學粹》，《包氏醫宗第三集》（上海：包氏醫宗出版部，一九三六），書前頁一。

112 時逸人，《中國傳染病學》（香港：千頃堂，一九五二），自序，頁一。尤有疑者，附記於此：由於此乃時逸人一九五二年寫的序言，基本上他說與「現代科學相結合，使達到『中醫科學化』之目的」一語，當不是在一九二二年成形，不然時氏可能就是最早把中醫科學化概念提出的人，一般認為那是三〇年代後才成為風潮。

113 蔣樹杞，《伏瘟證治實驗談》，裘慶元輯，《三三醫書》，頁五一三。

114 張子鶴，《中國醫藥科學討論》，自序，頁一－二。

## 第五章　大流感時期（一九一八－一九二〇）的物質文化

1 流感疫情在一九一八年以前，是為人忽視的。一九一八－一九一九年的世界大流感，死亡率太高，震撼了全世界，引發人們極大的關注，至一九二〇年流感在美國爆發後，這波超級疫情才逐漸銷聲匿跡，流感死亡率又回復到一般水準。本章以這三年的資料為主，先看看當時中國社會歷史的情況，探究治療的物質文化與資源，以增添吾人對中國流感史的認知。參考：（美）肯尼士・F・基普爾著，張大慶譯，《劍橋世界人類疾病史》（上海：上海科技教育出版社，二〇〇七），頁七一八－七二一。

2 李尚仁，《帝國的醫師——萬巴德與英國熱帶醫學的創建》（臺北：允晨文化，二〇一二），頁三二一－三二四。

3 全紹清，〈論此次流行性感冒〉，《陸軍軍醫學校校友會雜誌》四期（一九一八），頁二三。

4 全紹清，〈論此次流行性感冒〉，《陸軍軍醫學校校友會雜誌》四期（一九一八），頁二四。

5 全紹清，〈論此次流行性感冒〉，《陸軍軍醫學校校友會雜誌》四期（一九一八），頁二三。

6 尤玄甫，〈說流行性感冒〉，《婦女雜誌》六卷四期（一九二〇），該文頁二。

7 立文思頓（Livingston, W.J.N.）（原著），葆龢（譯），〈流行性感冒〉，《青年進步》二十二期（一九一九），頁四三。

8 侯光迪，〈去年之流行病〉，《醫藥雜誌》一卷一期（一九二〇），頁二一。

9 全紹清，〈論此次流行性感冒〉，《陸軍軍醫學校校友會雜誌》四期（一九一八），頁二五。

10 這八病是：虎列剌（Cholera）、赤痢（Dysenterie）、腸窒扶斯（Typhus Abdominalis）、天然痘（Variola）、發疹窒扶斯（Typhus Exanthematieus）、猩紅熱（Searlatina）、實扶的里（Diphterie）、百斯脫（Pest）。黃勝白，〈傳染病預防條例評註（民國五年三月二十日《政府公報》公告）〉以及〈傳染病預防條例評註（續第一期）〉，《同濟》一與二期（一九一八），「外篇」，頁四－六與頁一六九－一七〇。

11 黃勝白，〈傳染病預防條例評註（民國五年三月二十日《政府公報》公告）〉，《同濟》一期（一九一八），「外篇」，頁四。

12 這些被忽略的疾病包括了：大風（Lepra）、黃熱（Gelbfieber）、流行性感冒（influenza）、流行性腦脊髓炎（Meningitis cerebrospinalis epidemica）、痲痧（Masern）、蓐熱（puerperalfieber）等症。引自黃勝白，〈傳染病預防條例評註（續第一期）〉，《同濟》二期（一九一八），頁一七〇－一七二。

13 黃勝白，〈傳染病預防條例評註（續第一期）〉，《同濟》二期（一九一八），頁一七一。

14 黃勝白，〈傳染病預防條例評註（續第一期）〉，《同濟》二期（一九一八），頁一七一。

15 全紹清，〈論此次流行性感冒〉，《陸軍軍醫學校校友會雜誌》四期（一九一八），頁二三。

16 劍農，〈流行性感冒〉，《秦鐘》第四期（一九二〇），頁十八－十九。

17 黃勝白，〈傳染病預防條例評註（續第一期）〉，《同濟》二期（一九一八），頁一七一。

18 原電文選錄：「直隸、奉天、吉林、黑龍江、山東、山西、河南、陝西、甘肅、新疆、湖南、湖北、江蘇、江西、安徽、福建、浙江各省長，鑒現准美國紅十字會來函調查世界各國一九一八年秋冬間患染流行性感冒病者及死亡人數，擬編製詳細報告以資考證。……希轉飭各地方官，查明如有上項病症，速即分別開單，剋日報部以憑轉復內務部印。」引自內務部總務廳編，〈電直隸各省請將該省患流行性感冒死亡或治愈人數查明列表報部以憑轉復文（二月二十一日）〉，《內務公報》六十六期（一九一九），頁四十二－四十三。

19 〈山西防疫完全終了〉，《晨鐘報》（北京：人民出版社，一九八一），一九一八年四月十三日，第六張。

20 俞樹棻，〈此次惡性感冒之病原及豫防〉，《陸軍軍醫學校校友會雜誌》四期（一九一八），頁二五。Richard Pfeiffer 在當時翻譯名稱甚多，尊重當時翻譯，本書不將譯名統一。

21 陸軍軍醫學校的前身為袁世凱在光緒二十八年（一九〇二）奉准創立的北洋軍醫學堂，校址設於天津東門外海運局，聘哈佛大學畢業的徐華清醫學博士為總辦，招收醫科第一期學生。一九〇六年，北洋軍醫學堂更名為北洋軍醫學校，一九一一年，學校再更名為陸軍軍醫學校。一九一五年，全紹清醫師（一九〇四年畢業於海軍軍醫學堂，曾在英，美考察醫學教育）任校長，全力發展校務，並將校址遷往北京。引自葉續源，〈國防醫學院前史〉，《源遠季刊》十九期（臺北：國防醫學院校友會，二〇〇六），頁六－八。

22 俞樹棻，〈此次惡性感冒之病原及豫防〉，《陸軍軍醫學校校友會雜誌》四期（一九一八），頁二八。

23 全紹清，〈論此次流行性感冒〉，《陸軍軍醫學校校友會雜誌》四期（一九一八），頁二三。

24 全紹清，〈論此次流行性感冒〉，《陸軍軍醫學校校友會雜誌》四期（一九一八），頁二四。

25 俞樹棻，〈此次惡性感冒之病原及豫防〉，《陸軍軍醫學校校友會雜誌》四期（一九一八），頁二五－二六。

26 全紹清，〈論此次流行性感冒〉，《陸軍軍醫學校校友會雜誌》四期（一九一八），頁二四。

27 約翰·M·巴瑞（John M. Barry）著，王新雨譯，《大流感：致命的瘟疫史》，頁四〇〇。

28 俞樹棻，〈此次惡性感冒之病原及豫防〉，《陸軍軍醫學校校友會雜誌》四期（一九一八），頁二七。

29 林天樹，〈流行性感冒症（瘁）〉，《廣濟醫報》四卷三期（一九一九），頁二四。

30 「過滿俺酸加里」即 kalium permanganicum，現譯作過錳酸鉀，常被當成消毒劑使用。

31 俞樹棻，〈此次惡性感冒之病原及豫防〉，《陸軍軍醫學校校友會雜誌》四期（一九一八），頁二八。

32 上海愛仁醫學院醫學博士周森友，〈流行熱症 Influenza（二）〉，《申報》，一九一九年十二月八日，第十四張。

33 〈旅美觀察（二）（五）（十）〉，《申報》，一九一九年二月二十八日，第十四張。

34 〈趙和卿醫生之時疫演說〉，《申報》，一九一九年十月六日，第十一張。

35 Rules by Surgeon General Gorgos on How to Avoid all Respiratory Diseases, *West China Missionary News* (Shanghai, China), 1919.1, 21:1, p.64. 對當時西方防疫法的檢討，可參考 Sandra Tomkins, "The Failure of Expertise: Public Health Policy in Britain during the 1918-1919 Influenza Epidemic", *Social History of Medicine* (1992), pp.435-454.

36 江永紅，《中國疫苗百年紀實》（北京：人民出版社，二〇二〇）上卷，頁三〇－三二。

37 俞樹棻，〈此次惡性感冒之病原及豫防〉，《陸軍軍醫學校校友會雜誌》四期（一九一八），頁二八。

38 余雲岫，《微生物》（上海：商務印書館出版，一九二九），敘頁一。

39 劍農，〈流行性感冒〉，《秦鐘》第四期（一九二〇），頁十七。

40 黃勝白，〈傳染病預防條例評註（民國五年三月二十日《政府公報》公告）〉，《同濟》一期（一九一八），「外篇」，頁三。

41 關於該病的病理解剖，中國雖鮮實例，然俞樹棻根據日本與德國研究人員的報告，也知道此病病變在肺：「第一期於肺之實質內出血，殆血管系統之障害歟；其第二期則出血之後，兼有滲出性肺炎之狀，部位則肺之小葉或大葉也。」甚者還有腎臟、脾臟增大、小腦出血、腦膜炎等等，這些併發症都比常見的感冒更為劇烈。所以一個新病名「流行性感冒肺炎」（Influenza Pnenmonie）即伴隨這次大流感而產生了。俞樹棻，〈此次惡性感冒之病原及豫防〉，《陸軍軍醫學校校友會雜誌》四期（一九一八），頁二六。

42 他發現共計：肺炎菌十五例、加答兒性球菌十九例、連鎖球菌十一例、另有雙球菌數例等，皆混合存在於顯微鏡下；同時，在顯微鏡下雖檢驗出帕氏菌二例。其困難處在於：培養基之製造與病者材料採取之時期，很難配合，加上實驗數據之稀少、設備之簡陋、膚淺之技術等，故不敢據之做出確定評論。不過，俞氏倒是找到其他的實驗報告來證實自己的想法：「進而參考各國之記載，如德之（Selter, Gruber.）；日本之石原、入澤、西澤併在東三省之豐田諸氏；美之（W. H. park）氏等曾各檢數十例，其中或未檢出帕氏菌，或雖檢出、而肺炎菌及其他菌數，轉凌駕帕氏菌而上之，故謂帕氏菌與惡性感冒有關係則可，若遽確認為病原，則猶未也。法國學者且仍任此次之疫為Grippe，斯其故可深長思矣。」引自俞樹棻，〈此次惡性感冒之病原及豫防〉，《陸軍軍醫學校校友會雜誌》四期（一九一八），頁二六－二七。

43 漢．張仲景原著，宋．成無已注，〈傷寒例第三〉，《注解傷寒論》（北京：人民衛生出版社，一九九七）卷二，頁三六。

44 曹炳章，《秋瘟證治要略》，收入陸拯主編，《近代中醫珍本集——溫病分冊》，頁七四七－七四八。

45 譚次仲，《傷寒評注》（臺中：京寧科技書店，二〇〇三），「讀法」，頁一。

46 〈奉天——時疫蔓延日甚〉，《大公報》，一九一八年十一月二十二日，第二張第一頁。

47 上海申報館編輯，《申報》，一九一八年十月二十五日。

48 張山雷說：「新風作感，襲於皮毛，內合於肺，其症或為凜寒發熱，或為頭痛胸痞，而鼻塞聲重，咳嗽不揚者，尤為多數。此特風邪干犯腠理而不入經絡之病，治之得當，一投劑而旋即霍然，初不慮其傳受深入，釀成大症也。」雖言感冒事小，但卻是大症之因，要謹慎應對，這一面向須特別留意。引自張山雷，

〈傷風咳嗽淺說〉，《籀簃談醫一得集》，收入浙江省中醫管理局《張山雷醫集》編委會，《張山雷醫集》（北京：人民衛生出版社，一九九五）下冊，頁四三八。

49 上海申報館編輯，〈紅會赴紹醫隊之續報〉，《申報》，一九一八年十月三十日，第三張。

50 俞樹棻言：「（流感）病原與飲食物及昆蟲等無關。」參考氏著，〈此次惡性感冒之病原及豫防〉，《陸軍軍醫學校校友會雜誌》四期（一九一八），頁二七－二八。

51 路彩霞，《清末京津公共衛生機制演進研究（一九〇〇－一九一一）》（武漢：湖北人民出版社，二〇一〇），特別是第七章。

52 余新忠，《衛生何為——中國近世的衛生史研究》，《史學理論研究》三期（二〇一一），頁一三一－一四一。

53 陳澤東，〈論傅孟真侮辱國醫文——中醫公會之投書〉，收入《傅斯年全集》（臺北：聯經出版，一九八〇）第六冊，頁三一五。

54 顧頡剛著，《顧頡剛日記一九一三－一九二六》（臺北：聯經出版，二〇〇七）第一卷，頁五〇。

55 黃勝白，〈傳染病預防條例評註（民國五年三月二十日《政府公報》公告）〉，《同濟》一期（一九一八），「外篇」，頁三。

56 上海申報館編輯，《申報》（上海：上海書店，一九八二－一九八七年），一九一八年九月二日。

57 惲鐵樵，〈傷風咳嗽篇〉，《病理各論》（臺北：華鼎出版社，民七十七），頁二。

58 申鳴玉，〈治療流行性感冒之良劑〉，《民生醫藥》五十期（一九四〇），頁二一－二二。

59 下一章有對一九三〇年代後治療流感藥品的分析。

60 尤玄甫，〈說流行性感冒〉，《婦女雜誌》六卷四期（一九二〇），該文頁三。

61 上海申報館編輯，〈傳染時症之預防〉，《申報》，一九一八年十一月十六日，第三張。

62 俞樹棻，〈此次惡性感冒之病原及豫防〉，《陸軍軍醫學校校友會雜誌》四期（一九一八），頁二七－二八。
63 〈研究喉疫治法〉，《晨鐘報》，一九一八年五月三日，第六張。
64 尤玄甫，〈說流行性感冒〉，《婦女雜誌》六卷四期（一九二〇），該文頁三。
65 余雲岫，《傳染病》（上海：商務印書館出版，一九二九），頁三七。
66 侯光迪，〈去年之流行病〉，《醫藥雜誌》一卷一期（一九二〇），頁二一。
67 余雲岫，《傳染病》，頁三六－三七。
68 曹炳章，〈第七章：秋瘟之預防〉，《秋瘟證治要略》，《近代中醫珍本集──溫病分冊》，頁七七三。
69 尤玄甫，〈說流行性感冒〉，《婦女雜誌》六卷四期（一九二〇），該文頁三。
70 〈謝應瑞博士演講衛生〉，《申報》，一九二〇年五月十三日，第十版。
71 曹炳章，〈第七章：秋瘟之預防〉，《秋瘟證治要略》，《近代中醫珍本集──溫病分冊》，頁七七二。
72 上海申報館編輯，〈皖垣近事〉，《申報》，一九一八年十月二十四日，第二張。
73 水中的毒似乎與流感無關，但是曹卻相當重視這種論述。參考曹炳章，〈第七章：秋瘟之預防〉，《秋瘟證治要略》，《近代中醫珍本集──溫病分冊》，頁七七二。
74 曹炳章，〈第七章：秋瘟之預防〉，《秋瘟證治要略》，《近代中醫珍本集──溫病分冊》，頁七七三。
75 皮國立，《「氣」與「細菌」的近代中國醫療史──外感熱病的知識轉型與日常生活》，第七章。
76 〈宣示防疫方法〉，《晨鐘報》，一九一八年四月二十九日，第三張。
77 尤玄甫，〈說流行性感冒〉，《婦女雜誌》六卷四期（一九二〇），頁二。
78 立文思頓（Livingston, W.J.N.）（原著），葆龢（譯），〈流行性感冒〉，《青年進步》二十二期（一九一九），頁四三、四一。

79 〈保定──警察廳防疫布告〉，《大公報》，一九一八年十一月十日，第二張第一頁。
80 立文思頓（Livingston, W.J.N.）（原著），葆龢（譯），〈流行性感冒〉，《青年進步》二十二期（一九一九），頁四二－四三。
81 這個上邊都是一座座分開的山，底層的根卻是相連的思想史方法啟發，來自王汎森，〈思想史研究方法經驗談〉，收入許紀霖等編，《何謂現代，誰之中國？現代中國的再詮釋》（上海：世紀出版集團，二〇一四），頁四七－六三。
82 金・成無已著，《傷寒明理論》，收入江蘇科學技術出版社輯，《四庫全書傷寒類醫著集成》（南京：江蘇科學技術出版社，二〇〇四）上冊，頁一一〇－一一一。
83 《溫熱論》載明：「溫邪上受，首先犯肺，逆傳心包」可為代表。引自清・葉桂原著，《葉香巖外感溫熱篇》，收入沈鳳閣等編著，《葉香巖外感熱病篇薛生白濕熱篇闡釋》（南京：江蘇科學技術出版社，一九八三），頁一。
84 參考清・江涵暾，〈時疫〉，《奉時旨要》（北京：中國中醫藥出版社，一九九三）卷四，頁五九。
85 清代《臨症指南醫案》中載：「傷風症亦肺病為多，前杏枳桔之屬，辛勝即是汗藥，其蔥豉湯，乃通用要方。」引自清・葉天士，〈冬寒〉，《增補臨症指南醫案》（太原：山西科技出版社，一九九九），卷六，頁四九〇。
86 俞樹棻，〈此次惡性感冒之病原及豫防〉，《陸軍軍醫學校校友會雜誌》四期（一九一八），頁二七。
87 內務部總務廳編，〈電直隸各省請將該省患流行性感冒死亡或治愈人數查明列表報部以憑轉復文（二月二十一日）〉，《內務公報》六十六期（一九一九），頁四三。
88 全紹清，〈論此次流行性感冒〉，《陸軍軍醫學校校友會雜誌》四期（一九一八），頁二四。
89 上海申報館編輯，《申報》，一九二〇年十月二十八日，第四張。

90 魯迅，《二心集．幾條「順」的翻譯》，收入《魯迅全集》（北京：人民文學出版社，一九九六）第四卷，頁三四三－三四四。
91 譚次仲，《傷寒評注》（臺中：京寧科技書店，二〇〇三），「讀法」，頁一。
92 葉金，《人類瘟疫報告：非常時刻的人類生存之戰》（福州：海峽文藝出版社，二〇〇三），頁四三。
93 曹穎甫著，《經方實驗錄》（福州：福建科學技術出版社，二〇〇四），楊志一序，頁十二。
94 上海申報館編輯，《申報》，一九一八年三月六日，第三張。
95 上海申報館編輯，《申報》，一九一八年三月三日，第三張。
96 上海申報館編輯，〈紅會赴紹醫隊之續報〉，《申報》，一九一八年十月三十日，第三張。
97 張山雷認為：「傷風之人所以多歸於癆瘵之路也」，就是因為沒有用藥調養好。見氏著，〈傷風咳嗽淺說〉，《籀簃談醫一得集》，收入浙江省中醫管理局《張山雷醫集》編委會，《張山雷醫集》（北京：人民衛生出版社，一九九五）下冊，頁四三八。
98 外感致重病，多因調養不當的例子，見任應秋，《中醫各家學說講稿》（北京：人民衛生出版社，二〇〇八），頁二三四－二三五。
99 顧頡剛著，《顧頡剛日記一九一三－一九二六》第二卷，一九二八年六月二十五日，頁一七六。
100 邢萬成，〈傷風不愈便成癆之三大原因〉，《國醫雜誌》一期（一九三四），頁十五－十六。
101 立文思頓（Livingston, W.J.N.）（原著），葆龢（譯），〈流行性感冒〉，《青年進步》二十二期（一九一九），頁四三、四一。
102 余雲岫，《傳染病》，頁三七。
103 上海申報館編輯，《申報》，一九一八年十一月二日，第三張。
104 戴谷蓀，《谷蓀醫話》，收入沈洪瑞、梁秀清主編，《中國歷代醫話大觀》（太原：山西科學技術出版社，一九九六），頁二二五六。
105 上海申報館編輯，《申報》，一九一八年三月二日，第二張。
106 上海申報館編輯，《申報》，一九二〇年十二月二十九日，第十六張。
107 余雲岫，《傳染病》，頁三六－三七。
108 章真如編著，《風火痰瘀論》（北京：人民衛生出版社，二〇一二），頁八三。
109 上海申報館編輯，《申報》，一九一四年五月二日，第十五張。
110 上海申報館編輯，《申報》，一九一八年三月六日，第三張。
111 上海申報館編輯，《申報》，一九一八年三月三日，第三張。
112 上海申報館編輯，《申報》，一九一九年三月二十一日，第一張。
113 上海申報館編輯，《申報》，一九一八年十一月十六日，第四張。
114 《大公報》，一九一八年十一月四日，第三張。
115 上海申報館編輯，《申報》，一九一八年十一月四日，第四張。
116 上海申報館編輯，《申報》，一九一九年三月三十日，第四張。
117 上海申報館編輯，《申報》，一九一八年十一月六日，第三張。
118 上海申報館編輯，《申報》，一九一八年十一月十八日，第二張。
119 明．劉全德，《考證病源》（臺北：上海科學技術出版社，二〇〇四），頁十三、二四－二五。
120 明．龔居中，《痰火點雪》，收入曹炳章主編，《中國醫學大成》十九冊（上海：上海科學技術出版社，一九九〇），頁一－二。
121 林定南，〈問藥〉，《紹興醫藥學報星期增刊》四十七期（一九二〇），頁三。
122 上海申報館編輯，《申報》，一九一四年一月十四日，第五張。

123 上海申報館編輯，《申報》，一九一八年十月二十八日，第二張。
124 上海申報館編輯，《申報》，一九一八年十月十三日，第一張。
125 《大公報》，一九一八年十一月四日，第四張。
126 上海時報社編輯，《圖畫時報》三三八期（一九二七），頁五。
127 《大公報》，一九一八年十一月十九日，第三張。
128 可參考張仲民，〈晚清上海藥商的廣告造假現象探析〉，前揭文。
129 上海申報館編輯，《申報》，一九一八年十一月二日，第四張。
130 上海申報館編輯，《申報》，一九一八年十一月二十八日，第三張。
131 《大公報》，一九一八年十一月十日，第三張。
132 《大公報》，一九一八年十一月五日，第二張。
133 〈患傷風者注意〉，《申報》，一九二〇年一月一日，第四版。
134 〈旅美觀察（二）（五）（十）〉，《申報》，一九一九年二月二十八日，第十四版。
135 上海申報館編輯，《申報》，一九一八年十月二十五日，第一張。
136 上海申報館編輯，《申報》，一九一八年九月一日，第三張。
137 上海申報館編輯，《申報》，一九一八年十一月二日，第三張。
138 上海申報館編輯，《申報》，一九一八年十一月十八日，第三張。
139 〈仁丹免稅之公文〉，《申報》，一九二〇年七月八日，第十一張。
140 上海申報館編輯，《申報》，一九一八年三月三日，第三張。
141 上海申報館編輯，《申報》，一九一八年十一月二日，第三張。
142 上海申報館編輯，《申報》，一九一八年十一月二日，第三張。

143 上海申報館編輯，《申報》，一九一八年九月六日，第四張。

144 上海申報館編輯，《申報》，一九一八年十月七日，第一張。

145 當時處方藥會在報刊上刊載，例如流感的治療處方有：「每閱三小時，服二令士（Grain）之金雞納霜丸兩粒，蓋金雞納霜退熱之效極大，迥非恩替比林（Antipyrine）及水楊酸類之藥物，所可比擬耳。如不服該丸，則可服下開之寒熱劑，硝酸酒精（Sweet spirits of nitre）二十滴、醋酸阿摩尼亞（Solution of acetate of ammonia）二掘拉姆（drachm）、檸檬糖汁（Syrup of lemon）半掘拉姆，開水一盎斯盛和，每閱四小時，服一次，至寒熱退盡為止，至五歲以下之小兒，則服一茶匙足矣。如四肢劇痛，則可於上劑中加水楊酸鈉（Salicylate of soda）七令士，咳嗆不止，則加衣必格酒（Lpecacuanha wine）五滴，對症進劑可也。進劑後，汗出必暢，故病人衣服，以毛織物為佳，因毛織物不易傳熱，而體溫不致外散耳；若棉織物則反是，是以製為貼身衣衫，頗不相宜也。」引自尤玄甫，〈說流行性感冒〉，《婦女雜誌》六卷四期（一九二〇），該文頁二一－三。

146 上海申報館編輯，《申報》，一九一九年七月十五日，第四張。

147 清・林珮琴，〈陰瘧論治〉，《類證治裁》（北京：人民衛生出版社，一九八八），頁二三七。

148 上海申報館編輯，《申報》，一九七二年九月十一日，第二張。

149 Charles C. Mann and Mark L. Plummer, *The aspirin wars: money, medicine, and 100 years of rampant competition* (New York: Knopf, 1991), pp.23-27.

150 張寧，〈阿司匹靈在中國——民國時期中國新藥業與德國拜耳藥廠間的商標爭訟〉，頁一一九－一三〇。

151 上海申報館編輯，《申報》，一九一八年十一月九日，第一張。

152 上海申報館編輯，《申報》，一九一八年十月二十二日，第三張。

153 上海申報館編輯，《申報》，一九二二年十月二十八日，第六張。

154 《大公報》，一九一八年十二月五日，第四張。

155 上海申報館編輯，《申報》，一九一八年十月二十五日，第一張。

156 上海申報館編輯，《申報》，一九一八年三月一日，第二張。

157 上海申報館編輯，《申報》，一九三七年二月二十五日，第三張。

158 上海申報館編輯，《申報》，一九二〇年八月二十五日，第四張。

159 上海申報館編輯，《申報》，一九一九年七月九日，第三張。

160 可治療：「主治四時感冒、霍亂吐瀉、中暑、傷寒、時疫、痧氣、頭痛肚痛、氣悶飽脹、舟車昏暈等症。」引自上海申報館編輯，《申報》，一九二〇年六月十二日，第二張。

161 「聖藥百病通靈水」主治為：「能愈百病，善治霍亂吐瀉、腸絞腹痛、紅白痢症、時疫、核疫、六十二種痧症、風火痛牙、山嵐瘴氣、暈船嘔浪、四時感冒、傷風咳嗽等症。」引自上海申報館編輯，《申報》，一九一九年九月十日，第四張。

162 廣告言：「專治時疫霍亂、腹痛絞腸、癟螺、吊腳等痧及痢疾水瀉、咳嗽哮喘、傷風。」引自上海申報館編輯，《申報》，一九一八年七月十日，第三張。

163 主治附記於此：「傷風感冒、中暑中寒、各種氣脹、食物停滯、暈船暈車、水土不服、頭昏目眩、反胃噎膈、霍亂嘔吐、水瀉痢疾時痧惡疫，服此立效。」引自上海申報館編輯，《申報》，一九一九年六月十九日，第三張。

164 上海申報館編輯，《申報》，一九一九年一月九日，第九張。

165 上海申報館編輯，《申報》，一九二〇年十一月六日，第四張。

166 有關痧症之起源與醫書刊行、疾病知識等，可參考祝平一，〈清代的痧：一個疾病範疇的誕生〉與皮國立，〈中西醫學話語與近代商業論述——以《申報》上的「痧藥水」為例〉，前揭文。

167 上海申報館編輯，《申報》，一九一九年六月二十九日，第四張。

168 其功效附記於此：「專治化痰消食、順氣通便、傷風頭痛、四肢酸楚、胸滿煩渴、腹脹浮腫、腹痛吐瀉、寒熱痢疾、病後調理、開胃生津、舟車暈眩、水土不服。」引自上海申報館編輯，《申報》，一九二〇年八月二日，第二張。

169 上海申報館編輯，《申報》，一九一九年一月一日，第三張。

170 上海申報館編輯，《申報》，一九二〇年十月二十八日，第四張。

171 上海申報館編輯，《申報》，一九一九年三月二十一日，第一張。

172 上海申報館編輯，《申報》，一九一八年三月二十八日，第三張。

173 上海申報館編輯，《申報》，一九一九年三月三十日，第四張。

174 尤玄甫，〈說流行性感冒〉，《婦女雜誌》六卷四期（一九二〇），頁三。

175 關於民初的補血藥的意涵，可參考吳章（Bridie Andrews-Minehan），〈「血症」與中國醫學史〉，余新忠主編，《清代以來的疾病、醫療和衛生》（北京：三聯書店，二〇〇九），頁一八三－一八七。但吳章沒有注意到補血與調養外感病的關係。

176 上海申報館編輯，《申報》，一九一八年十一月十八日，第二張。

177 上海申報館編輯，《申報》，一九一九年三月二十一日，第一張。

178 上海申報館編輯，《申報》，一九二〇年六月一日，第四張。

179 皮國立，《「氣」與「細菌」的近代中國醫療史——外感熱病的知識轉型與日常生活》，頁二八〇－二九八。

180 張泰山，《民國時期的傳染病與社會：以傳染病防治與公共衛生建設為中心》（北京：社會科學文獻出版社，二〇〇八），特別是第二章。

181 《民立報》（上海），一九一〇年十一月二十八日，第六張。

182 皮國立，《虛弱史：近代華人中西醫學的情慾詮釋與藥品文化（一九一二—一九四九）》，頁一一九—一五五。

## 第六章　從專業知識到家庭醫藥之轉型

1 謝觀，《中國醫學源流論》（福州：福建科學技術出版社，二〇〇三），頁四八—四九。「經典」醫書的源起與歷史脈絡，參考李建民，《旅行者的史學——中國醫學史的旅行》（臺北：允晨文化，二〇〇九），特別是頁一〇三—一二七。

2 Angela Ki Che Leung（梁其姿）, "Medical Instruction and Popularization in Ming-Qing China," *Late Imperial China 24:1* (June 2003), pp 130-152.

3 祝平一，〈藥醫不死病，佛度有緣人：明、清的醫療市場、醫學知識與醫病關係〉，《中央研究院近代史研究所集刊》第六十八期（二〇一〇），特別是頁七—八。

4 家藏一、二本醫書，檢方自療，是民國以前的一般情況。引自魯迅，《集外集拾遺補編．我的種痘》，收入《魯迅全集》（北京：人民文學出版社，一九九六）第八卷，頁三四四—三五一；註釋頁三五二—三五三，可一併參看。

5 魯迅，《集外集拾遺補編．我的種痘》，《魯迅全集》第八卷，頁三四四—三五三。

6 柯惠鈴已做過一部分定義與特色之梳理，參看氏著，〈出版、醫療與家庭生活：以一九三〇年代《家庭醫藥》雜誌為主的探討〉，發表於「全球視野下的中國近代史研究」國際學術研討會（臺北：中央研究院近代史研究所，二〇一四年八月十一—十三日），本篇為會議論文，徵得作者同意引用。

7 陳繼武編，《家庭醫學》（上海：商務印書館，一九三四），頁一。

8 上海市醫藥公司、上海市工商行政管理局、上海社會科學院經濟研究所編著，《上海近代西藥行業史》（上海：上海社會科學院出版社，一九八八），頁三八四－三八七。

9 本章畢竟只能以流感為主，頂多延伸至中醫外感熱病之論述，至於其他婦科、外科之病，不在討論範圍中，有侷限如是，必須先交待清楚。

10 丁福保譯述，《新撰急性傳染病講義》（上海：文明書局，一九一〇），頁二〇七－二〇八。

11 丁福保編，《傳染病之警告》（上海：醫學書局，一九二四），頁七二。

12 郭人驥，〈家庭醫藥常識：重傷風（又叫流行性感冒）〉，《上海週報》一卷十八期（一九三三），頁三五七－三五八。

13 畢汝成，《常用藥品》（上海：中華書局，一九四九），頁一－二。

14 丁福保譯述，《新撰急性傳染病講義》，頁二〇七。

15 丁福保編，《傳染病之警告》，頁七二。

16 丁福保譯述，《新撰急性傳染病講義》，頁二一一－二一二。

17 丁福保譯述，《新撰急性傳染病講義》，頁二一一。

18 劍農，〈流行性感冒〉，《秦鐘》第四期（一九二〇），頁十九－二〇。

19 皮國立，《虛弱史：近代華人中西醫學的情慾詮釋與藥品文化（一九一二－一九四九）》，頁一四〇－一五〇。

20 江楊清主編，《中西醫結合內科研究》（北京：北京出版社，一九九七），頁七七七。

21 余無言，《圖表注釋金匱要略新義》，頁十三－十四。

22 顧頡剛著，《顧頡剛日記一九一三－一九二六》第二卷，一九二九年四月五－十日，頁二六九－二七一。

23 魯迅，《魯迅全集》第十三卷，頁四七，民國三十四年三月二十四日，致姚克。

24 丁福保編，《傳染病之警告》，頁七四。
25 丁福保譯述，《新撰急性傳染病講義》，頁二一三。
26 丁福保編，《家庭醫學講本》（上海：文明書局，一九一〇），頁六－七。
27 丁福保編，《家庭醫學講本》，頁七－九。
28 丁福保譯述，《新萬國藥方》（上海：醫學書局，一九一四），頁五〇八－五一〇。
29 丁福保編，《家庭醫學講本》，序，頁一。
30 顧鳴盛，《家庭必備醫藥須知》（上海：上海文明書局，一九三二），頁一－三。
31 楊延祐，〈家庭應備的幾種藥品及簡單的醫療器械〉，《期刊（天津）》二期（一九三四），頁五三－五四。
32 楊志一、朱振聲編輯，《家庭醫藥寶庫》（上海：國醫出版社，一九三五），頁七六－一一二。
33 魯僧，〈家庭常備的藥品〉，《民眾週刊》四卷十九期（一九三二），頁七。
34 丁福保編，《丁氏醫學叢書提要》（上海：中西醫學研究會，年代不詳），後附「丁製家庭衛生藥庫藥目」，頁四。
35 丁福保編，《丁氏醫學叢書提要》，「丁製家庭衛生藥庫藥目」，頁七
36 丁福保譯，《中外醫通》（上海：醫學書局，一九二六），頁一〇。
37 丁福保譯，《中外醫通》，頁九四－九八。
38 Ostermayer，〈臨床實驗匯錄：流行性感冒治療〉，《天德醫療新報》十一卷二期（一九三七），頁五三。
39 但方書屬於「小品」，與原則性醫經屬於「大品」的位階不同，通常醫者會呼籲看方書要和醫經一起閱讀，參考李建民，《旅行者的史學——中國醫學史的旅行》，頁一一九－一二〇。
40 時逸人，《時氏處方學》（上海：上海衛生出版社，一九五六），頁一。這類醫書，還多在學院作為教

材，比較專業，民初有許多刊本，應另文處理，參考張如青主編，《近代國醫名家珍藏傳薪講稿：方劑類》（上海：上海科學技術出版社，二〇一三）。

41 曹炳章，《秋瘟證治要略》，收入陸拯主編，《近代中醫珍本集——溫病分冊》，頁七四七－七四八。

42 祝平一，〈藥醫不死病，佛度有緣人：明、清的醫療市場、醫學知識與醫病關係〉，頁十八－十九。最新的研究案例，則可參考祝平一，〈作者、編者、剽竊者：從《晰微補化全書》看醫書的抄輯與作者身分〉，《中央研究院歷史語言研究所集刊》九十二本三分（二〇二一），頁五六一－六〇二。

43 吳蕙芳，《萬寶全書：明清時期的民間生活實錄》（臺北：國立政治大學歷史學系，二〇〇一），頁一八〇－二〇八。以及張哲嘉，〈日用類書「醫學門」與傳統社會庶民醫學教育〉，收入梅家玲主編，《文化啟蒙與知識生產：跨領域的視野》（臺北：麥田出版社，二〇〇六），頁一七五－一九三。

44 天虛我生編，管續卿，〈家庭常識彙編第七集．人體部．雜治〉，《家庭常識》七期（一九一八），頁六八。

45 天虛我生編，劉協和，〈家庭常識彙編第一集．人體部．雜治〉，《家庭常識》一期（一九一八），頁一一六。

46 童月軒，《歷驗再壽編》，收入裘慶元輯，《三三醫書》第三冊，頁一四三－一四四。

47 童月軒，《歷驗再壽編》，收入裘慶元輯，《三三醫書》第三冊，頁一五七。

48 張民寶校訂，《家庭醫藥顧問》（寧波：作者自印，一九四七），封面頁一。

49 佩鳴，〈急救喉症活命良方〉，《長壽》三十五期（一九三三），頁一三八。

50 不著撰者，〈流行性感冒驗方〉，《中國醫藥雜誌》四卷七期（一九三七），頁二四。

51 丁甘仁，《成藥全書》（臺北：集文書局，民六十九），頁九。

52 陸士諤，《家庭醫術》（上海：中華書局，一九三〇），頁四一－六三。

53 沈仲圭，〈家庭應用藥品〉，《長壽》三十五期（一九三三），頁一三八。
54 胡祖培，〈家庭自療學之四：傷風〉，《健康醫報》一九四七年六月七日，第八版。
55 葛晉福，〈談談傷風咳嗽之危險〉，《現代家庭》三期（一九三七），頁五〇。
56 幾個病症為：傷風、傷寒、傷暑、中暑、溫病、燥病與疫厲。引自秦伯未，《內科綱要．驗方類編》（北京：人民衛生出版社，二〇〇八），頁七九－八〇。
57 沈仲圭，〈家庭應用藥品〉，《中國藥報》一卷一期（一九三〇），頁三三。
58 胡光喜，〈治風感症祕方〉，《潮州旅滬同鄉會特刊》二期（一九三二），頁四。
59 楊志一、朱振聲編輯，《家庭醫藥寶庫》，頁一〇〇－一〇一。
60 洪春圃編纂，《家庭醫藥顧問》（上海：廣益書局，一九四〇），頁一一二－一一三。
61 朱仁康，《萬病醫典》（臺北：宏業書局，一九八五），頁二四六－二五二。
62 余愚，〈家庭醫學常識：流行性感冒〉，《國聞週報》二卷二十五期（一九二五），頁二八－二九。
63 公玄，〈流行性感冒與傷風咳嗽〉，《家庭醫藥》一卷十期（一九三四），頁七。
64 丁福保編，《家庭新本草》（上海：醫學書局，一九二九），頁十四－二一。
65 朱夢梅編纂，《家庭藥物學》（上海：商務印書館，一九二七），頁九三－一〇四。
66 例如：麻黃、葛根、香薷、荊芥、防風、茯苓、茅根、葱頭等，多與治療外感病有關。參考朱夢梅編纂，《家調藥物學》（上海：商務印書館，一九三四），頁八六－九三。
67 例如：冷水、冰水、白糖、地骨皮、知母、竹茹、柴胡、常山、連翹等。引自朱夢梅編纂，《家調藥物學》，頁九三－一〇四。
68 王冷齋，《家庭醫藥顧問》（桂林：文華書局，一九四三），頁一－三。
69 朱振聲主編，《家庭醫藥常識》（上海：大眾書局，一九四七），頁一－五。

70 丁甘仁，《成藥全書》，頁六四－一〇〇。

71 顧鳴盛，《家庭必備醫藥須知》，頁三六。

72 周小農，〈商榷：吳楚卿君感症研究〉，《江蘇全省中醫聯合會月刊》十九期（一九二三），頁三－四。

73 鬱濟煥，〈對於吳楚卿感症研究談〉，《三三醫報》一卷十三期（一九二三），頁一

74 皮國立，〈清代外感熱病史——寒溫論爭再談中醫疾病史的詮釋問題〉，生命醫療史研究室主編，《中國史新論．醫學史分冊》（臺北：聯經出版，二〇一五），頁四七五－五二六

75 楊燧熙，〈對於吳楚卿感症研究譚〉，《三三醫報》一卷二十期（一九二四），頁五。

76 周一鳴，〈四時感症歌括〉，《吳縣醫學雜誌》一期（一九二七），頁九－一〇。

77 洪春圃編纂，《家庭醫藥顧問》，敘言，頁一。

78 陳繼武編，《中西驗方新編》（臺北：新文豐，一九七七），頁一七四－一八一。

79 陳繼武編，《家庭醫學》（上海：商務印書館，一九三四），頁一三七。

80 陳繼武編，《家庭醫學》，頁十二。

81 陳繼武編，《家庭醫學》，頁八五－八六。

82 拜耳大藥廠編，黃勝白審定，《拜爾良藥》（上海：拜耳大藥廠，一九二四），頁十九－二〇。

83 上海申報館編輯，《申報》，一九三六年五月五日，第四張。報紙廣告資料浩瀚，但其牽涉的是廣告話語，雖與刊物的知識有相似之處，然範圍更擴大、觀念更雜、論述細瑣，故本文暫不分析報紙廣告的部分，僅略為舉例說明。

84 有關新生活運動，研究甚多，可參考：黃金麟，〈醜怪的裝扮：新生活運動的政略分析〉，《臺灣社會研究季刊》三十期（一九九八），頁一六三－二〇三。（日）段瑞聰，《蔣介石と新生活運動》（東京：慶應義塾大學出版會，二〇〇六）。溫波，《重建合法性：南昌市新生活運動研究，一九三四－一九三五》

（北京：學苑出版社，二〇〇六）。與該運動「衛生」有關的討論，則可參考雷祥麟，〈習慣成四維：新生活運動與肺結核防治中的倫理、家庭與身體〉，《中央研究院近代史研究所集刊》七十四期（二〇一一），頁一三三－一七七。以及雷祥麟，〈衛生為何不是保衛生命？民國時期另類的衛生、自我、與疾病〉，《臺灣社會研究季刊》五十四輯（二〇〇四），頁十七－五九。

85 上海申報館編輯，《申報》，一九三六年八月二十一日，第一張。

86 上海申報館編輯，《申報》，一九三六年八月十三日，第二張。

87 上海申報館編輯，《申報》，一九三六年七月九日，第二張。

88 陳存仁，《我的醫務生涯》（桂林：廣西師範大學出版社，二〇〇七），頁十六－十七。

89 皮國立，〈民國時期上海中醫的開業與營生技術〉，《科技、醫療與社會》三十期（二〇二〇），頁一一三－一六一。

90 陸晉笙，〈急勞〉，《景景醫話》，收入沈洪瑞、梁秀清主編，《中國歷代醫話大觀》（太原：山西科學技術出版社，一九九六），頁一三六九。

91 林天樹，〈流行性感冒症（痓）〉，《廣濟醫報》四卷三期（一九一九），頁二五－二六。

92 皮國立，《近代中醫的身體與思想轉型——唐宗海與中西醫匯通時代》（北京：三聯書店，二〇〇八），頁三八七－三九七。

93 上海申報館編輯，《申報》，一九三六年八月十九日，第五張。

94 可參考皮國立，《虛弱史：近代華人中西醫學的情慾詮釋與藥品文化（一九一二－一九四九）》，前揭書。

95 上海申報館編輯，《申報》，一九三六年八月二十三日，第3B張。

96 楊延祐，〈家庭應備的幾種藥品及簡單的醫療器械〉，《期刊（天津）》二期（一九三四），頁五四－六一。

97 W. Berger 等原著，陳生白節譯，〈預防流行性感冒（俗稱傷風）的方法〉，《通問報：耶穌教家庭新聞》一六九三期（一九三六），頁二六。
98 上海集成藥房編，《集成藥房價目表》（上海：上海集成藥房，一九三三），頁四九。
99 不著撰者，〈恩德蒙：最有功效之男性荷爾蒙製劑〉，《醫藥導報》五卷一期（一九四四），頁二一。
100 拜耳大藥廠編，黃勝白審定，《拜爾良藥》，頁十三－十四。
101 不著撰者，〈傷風〉，《家庭年刊》一期（一九四三），頁二一三。
102 上海申報館編輯，《申報》，一九三六年八月五日，第二張。
103 上海申報館編輯，《申報》，一九三六年十月二十一日，第四張。
104 上海申報館編輯，《申報》，一九三六年五月五日，第四張。
105 上海申報館編輯，《申報》，一九三六年八月二十一日，第四張。
106 拜耳大藥廠編，黃勝白審定，《拜爾良藥》，頁十一、十九、二九。
107 拜耳大藥廠編，黃勝白審定，《拜爾良藥》，頁三〇。
108 天虛我生編，逃虛，〈家庭常識彙編第一集·人體部·雜治〉，《家庭常識》一期（一九一八），頁一一四。
109 善基，〈家庭應備藥品常識〉，《興華》三十四卷五期（一九三七），頁十七。
110 測生，〈家庭小常識〉，《婦女月刊》二卷二期（一九四二），頁四五－四七。
111 姚嘉生譯錄，〈摘錄：感冒的簡易預防法〉，《新醫藥雜誌》二卷二期（一九三四），頁二－三。
112 不著撰者，〈流行性感冒之簡易治療法〉，《東方雜誌》三十一卷十一期（一九三四），頁八一。
113 張筆俠，〈家庭常備的幾種藥品〉，《教育新路》九十六－九十七期（一九三五），頁三五－三六。
114 魯僧，〈家庭常備的藥品〉，《民眾週刊（濟南）》四卷十九期（一九三二），頁七。
115 沈恩衍，〈家庭藥物常識：炎夏習見疾病：粟粒疹（痱子）和傷風的治療〉，《機聯會刊》二〇八期（一九四七），頁二八－二九。

116 立文思頓（Livingston, W.J.N.）（原著），葆龢（譯），《青年進步》二十二期（一九一九），頁四二－四三。

117 無無生，〈家庭藥品常識〉，《家庭醫藥常識》十三期（一九三六），頁十二－十三。

118 鄒劍雄，〈常用藥品之配伍禁忌〉，《社會醫藥報》十期（一九三四），頁二八－二九。

119 五洲大藥房編，《衛生指南》（上海：五洲大藥房，一九三四），頁六六。

120 五洲大藥房編，《衛生指南》，頁六七。

121 黃士俠，〈中藥急救時疫時效方〉，《通問報：耶穌教家庭新聞》一〇四〇期（一九二三），頁十二。

122 當時很多藥物除治霍亂吐瀉外，還有高熱，例如二天油、萬金油、中公普濟水、科發痧藥水、急救時疫水、藿香正氣丸、辟瘟丹、諸葛引軍散等等。參考自新，〈家庭時病常備藥〉，《衛生雜誌》十期（一九三三），頁一〇－十一。還可參考皮國立，〈中西醫學話語與近代商業論述——以《申報》上的「痧藥水」為例〉，《上海學術月刊》四十五卷一期（二〇一三），頁一四九－一六四。

123 五洲大藥房編，《衛生指南》，頁七二－七三。

124 上海申報館編輯，《申報》，一九三六年八月十日，第四張。

125 上海申報館編輯，《申報》，一九三六年六月六日，第四張。

126 上海申報館編輯，《申報》，一九三六年六月十八日，第四張。

127 上海申報館編輯，《申報》，一九三六年七月七日，第三張。

128 上海申報館編輯，《申報》，一九三六年六月四日，第三張。

129 上海申報館編輯，《申報》，一九三六年六月一日，第四張。

130 上海申報館編輯，《申報》，一九三六年九月二十六日，第三張。

131 上海申報館編輯，《申報》，一九三六年八月二十四日，第三張。
132 清．張鳳逵原著，葉子雨增評，〈附刻喻嘉言〈瘟疫論〉序〉，《增訂葉評傷暑全書》，收入曹炳章，《中國醫學大成》（上海：上海科學技術出版社，一九九〇）第十六冊，下卷，頁四〇。
133 筆者在專書內已有論述，可參考《近代中西醫的博弈：中醫抗菌史》，頁二九五－三三一。
134 上海申報館編輯，《申報》，一九三六年八月十一日，第三張。
135 上海申報館編輯，《申報》，一九三六年八月十三日，第三張。
136 上海申報館編輯，《申報》，一九三六年七月三日，第三張。
137 丁福保譯，《預防傳染病之大研究》（上海：醫學書局，一九二六），頁六八。
138 丁福保編，《丁氏醫學叢書提要》，後附「丁製家庭衛生藥庫藥目」，頁四
139 公玄，〈流行性感冒與傷風咳嗽〉，《家庭醫藥》一卷十期（一九三四），頁七－九。
140 狄顏爾，〈傷風之家庭療法〉，《時兆月報》四十一卷十一期（一九四六），頁二三－二四。
141 趙竹光，〈傷風之預防與治療〉，《東方雜誌》三十二卷二十三期（一九三五），頁一三四－一三六。
142 不著撰者，〈A型流行性感冒病例遽增，顯示正在臺灣地區蔓延〉，《民生報》，一九八三年一月二十日，第一版。
143 朱家伯，〈熱線：流行性感冒又來了，專家教你怎麼抵抗它！〉，《聯合報》，一九八〇年三月二十四日，第十二版。
144 邢萬成，〈傷風不愈便成癆之三大原因〉，《國醫雜誌》一期（一九三四），頁十六－十七。
145 醉癡生，〈家庭固有之藥物談〉，《益智》一期（一九三〇），頁一〇四。
146 余彥怡，〈家庭固有之藥品〉，《衛生報》三十六期（一九二八），頁二八六。
147 不著撰者，〈家庭常識：治傷風法〉，《民智月報》十六期（一九三三），頁二六。類似的呼籲也被轉

載，參考〈家庭識小錄〉，《申報》，一九一九年七月二十六日，第十四張。

148 顧鳴盛編輯，《實驗勿藥醫病法‧家庭必備》（上海：中華書局、文明書局，一九三二），頁七。

149 佩鳴，〈急救喉症活命良方〉，《長壽》三十五期（一九三三），頁一三八。

150 朱振聲主編，《家庭醫藥常識》「調養法」，頁四。

151 皮國立，《「氣」與「細菌」的近代中國醫療史——外感熱病的知識轉型與日常生活》，特別是第八章。

152 丁福保編，《家庭醫學講本》，頁一。

153 丁福保譯述，《新撰急性傳染病講義》，頁二一二。

154 立文思頓（Livingston, W.J.N.）（原著），葆龢（譯），《青年進步》二十二期（一九一九），頁四四。

155 上海申報館編輯，〈虹橋療養院明日舉行防癆X光集團檢查〉，《申報》，一九三六年八月九日，第二張。

156 盧漢超，《霓虹灯外：二十世纪初日常生活中的上海》（上海：上海古籍出版社，二〇〇四），頁六九。

157 明，〈醫藥小學識：傷風的預防和治療〉，《家庭星期》一卷十期（一九三六），頁八。

158 不著撰者，〈傷風〉，《家庭年刊》一期（一九四三），頁二一二—二一三。

159 W. Berger 等原著，陳生白節譯，〈預防流行性感冒（俗稱傷風）的方法〉，頁二五—二六。

160 許嘯天、高劍華，《家庭醫藥衛生》（上海：上海明華書局，一九四七）目錄，頁一—二。

161 不著撰者，〈益智叢錄：流行性感冒病之防衛談〉，《通問報：耶穌教家庭新聞》八四七期（一九一九），頁十四。

162 不著撰者，〈家庭護病常識〉，《時兆月報》五卷一期（一九四〇），頁三〇。

163 丁福保編，《丁氏醫學叢書提要》，後附「丁製家庭衛生藥庫藥目」，頁七。

164 理解近代藥商建構的健康願景與消費意義，可參考張仲民，〈晚清上海藥商的廣告造假現象探析〉，《中央研究院近代史研究所集刊》八十五期，（二〇一四），頁一八九—二四七。

165 周尚，〈家庭應用藥物一覽〉，《現代父母》三卷七期（一九三五），頁三八－四〇。
166 丁寶鈞，〈家庭中應備的藥品〉，《醫潮月刊》二卷八期（一九四八），頁四－五。
167 魯僧，〈家庭常備的藥品〉，《民眾週刊》四卷十九期（一九三二），頁七－八。
168 金幼培，〈家庭常備藥及器具〉，《文藝的醫學》一卷三期（一九三三），頁四九。
169 丁福保編，《傳染病之警告》，頁七三。
170 不著撰者，〈家庭裏必須預備的幾種藥品〉，《時代生活》一卷三期（一九四六），頁六－七。
171 丁福保譯述，《新撰急性傳染病講義》，頁二一二。
172 丁寶鈞，〈家庭中應備的藥品〉，《醫潮月刊》二卷八期（一九四八），頁四－五。
173 海瀾，〈家庭應備之藥品〉，《興華》二十一卷三十六期（一九二四），頁二六－二七。
174 自新，〈家庭時病常備藥〉，《衛生雜誌》十期（一九三三），頁一〇。
175 楊延祐，〈家庭應備的幾種藥品及簡單的醫療器械〉，《期刊（天津）》二期（一九三四），頁五四。
176 明，〈醫藥小學識：傷風的預防和治療〉，《家庭星期》一卷十期（一九三六），頁八。
177 添影，〈家庭醫藥品之置備（新家庭常識）〉，《機聯會刊》九十九期（一九三四），頁四九－五〇。
178 劉沛霖，〈常用藥片處方選集〉，《西南醫學雜誌》一卷三期（一九四一），頁八一。
179 鏡璘，〈家庭常識：常用藥物之製備〉，《機聯會刊》八十三期（一九三三），頁二九－三〇。
180 王皞孫，《家庭普通醫學常識》（上海：明星印刷所，一九三九），頁十七－二〇。
181 柳卿衍，〈常用藥品製造法〉，《西南醫學雜誌》一卷十一期（一九四一），頁二五－二七。
182 這些藥方，有時西醫在看診後也會指定某家藥房的藥比較有效，顯見醫者與成藥商、藥房之關係。可參考魯迅，《徬徨．弟兄》，收入《魯迅全集》第二卷，頁一三八－一三九，外國醫師指定的藥房。
183 西醫單一的病名不能以中醫的病名來一對一的加以對照，對民初中醫的挑戰，可參考皮國立，《「氣」與

「細菌」的近代中國醫療史——外感熱病的知識轉型與日常生活》，特別是第四、六章。
184 朱振聲主編，《家庭醫藥常識》序二，頁二。
185 陳繼武編，《中西驗方新編》，頁一八一－一八二。
186 張哲嘉，〈日用類書「醫學門」與傳統社會庶民醫學教育〉，頁一八五－一八六。
187 上海市醫藥公司、上海市工商行政管理局、上海社會科學院經濟研究所編著，《上海近代西藥行業史》，頁一一四－一一五。
188 黃克武，〈從申報醫藥廣告看民初上海的醫療文化與社會生活〉，《近史所集刊》第十七期（下冊）（一九八八），頁一四一－一九四。

## 第七章　大流感的歷史記憶

1 A型依據其表面抗原HA和NA結構的不同，又可分成許多亞型，迄今A型流行性感冒病毒的血球凝集素（HA）有十三個亞型（H1－H13），神經氨酸酶（NA）有九個亞型（N1－N9）。引自曾仁谷，〈臺灣地區流行性感冒病毒之簡介〉，《疫情報導》十一卷九期（一九九五），頁二四〇－二四五。
2 林智暉、邱淑君、賴淑寬、陳豪勇，〈全球流感的流行病學〉，《疫情報導》二十卷三期（二〇〇四），頁一二七。
3 蔡承豪寫過數篇有關臺灣流感史的文章，予筆者許多啟發，可參考本書引註。
4 不著撰者，〈流感の歷史を現代の醫學から觀察〉，《臺灣日日新報》，一九三八年十二月二十三日，第五版。
5 素人醫者，〈家庭の讀もの衞生叢談インフルエンザの話，インフルエンザ〉，《臺灣日日新報》，一九〇二年二月二十日，第一版。

6 朱建平、張伯禮、王國強，《百年中醫史》（上海：上海科學技術出版社，二〇一六）下冊，頁一〇一四－一〇一八。

7 可參考劉士永，〈醫學、商業與社會想像：日治臺灣的漢藥科學化與科學中藥〉，《科技、醫療與社會》十一期（二〇一〇），頁一八六－一八七。

8 不著撰者，〈惡性感冒又興〉，《臺灣時報》，一九二〇年一月，頁一八三。

9 不著撰者，〈就流行性感冒而言〉，《臺灣時報》，一九一八年十二月，頁三八－三九。

10 不著撰者，〈感冒の家庭療法，寒さ時の御用心〉，《臺灣日日新報》，一九三一年十二月一日，第六版。

11 不著撰者，〈流感の歷史を現代の醫學から觀察〉，《臺灣日日新報》，一九三八年十二月二十三日，第五版。

12 不著撰者，〈榮養と治療の新知識〉，《臺灣日日新報》，一九三九年一月二十七日，第六版。

13 不著撰者，〈感冒の家庭療法，寒さ時の御用心〉，《臺灣日日新報》，一九三一年十二月一日，第六版。

14 不著撰者，〈感冒に效く民間療法〉，《臺灣日日新報》，一九三八年十二月十一日，第n03版。

15 不著撰者，〈風邪引きの妙藥，梅干の黑燒と玉子酒〉，《臺灣日日新報》，一九三八年十一月二十九日，第n03版。

16 陳淑芬，《戰後之疫：臺灣的公共衛生問題與建制》（臺北：稻鄉，二〇〇〇）。

17 何凡，〈亞洲感冒訪美〉，《聯合報》，一九五七年八月二十六日，第六版。

18 約翰．M．巴瑞（John M. Barry）著，王新雨譯，《大流感：致命的瘟疫史》，頁三三八。

19 林智暉、邱淑君、賴淑寬、陳豪勇，〈全球流感的流行病學〉，《疫情報導》二十卷三期（二〇〇四），頁一二七－一三九。

20 弓君，〈向新A型感冒進攻〉，《聯合報》，一九五七年七月十七日，第六版。

21 何凡，〈廣州流感蔓延：航空檢疫所，籲提高警覺〉，《聯合報》，一九五八年三月十三日，第二版。

22 林智暉、邱淑君、賴淑寬、陳豪勇，〈全球流感的流行病學〉，《疫情報導》二十卷三期（二〇〇四），頁一二七－一三九。

23 秦穎、趙夢嬌等，〈中國流感大流行的百年歷史〉，《中華流行病學雜誌》三十九卷八期（二〇一八），頁一〇二八－一〇三一。

24 張哲郎教授於二〇二〇年五月二十一日系所評鑑訪談時透露之經驗。

25 弓君，〈向新A型感冒進攻〉，《聯合報》，一九五七年七月十七日，第六版。

26 何凡，〈亞洲感冒訪美〉，《聯合報》，一九五七年八月二十六日，第六版。

27 王昌傳，〈流行性感冒的症狀與預防〉，《聯合報》，一九六〇年五月十九日，第七版。

28 王昌傳，〈流行性感冒的症狀與預防〉，《聯合報》，一九六〇年五月十九日，第七版。

29 朱木通，《中醫臨床廿五年》（臺北：林白出版社，一九八五），頁二九－三〇；六三－六四。

30 朱木通，《中醫臨床廿五年》，頁二一七。

31 趙慕嵩，〈流行情感冒：應及早醫治〉，《聯合報》，一九六八年八月十一日，第十二版。

32 趙慕嵩，〈流行情感冒：應及早醫治〉，《聯合報》，一九六八年八月十一日，第十二版。

33 不著撰者，〈感冒正流行，臺大醫院證實也是A 2型〉，《經濟日報》，一九六八年八月三十日，第五版。

34 不著撰者，〈臺大醫院正式宣布：亞洲流行性感冒，已由港蔓延本省〉，《聯合報》，一九六八年八月三十日，第三版。

35 不著撰者，〈感冒正流行，臺大醫院證實也是A 2型〉，《經濟日報》，一九六八年八月三十日，第五版。

36 不著撰者，〈六十年前豬瘟型感冒：曾經使兩千萬人喪生，可能在今年冬季重現〉，《聯合報》，一九七六年四月十日，第三版。

37 不著撰者，〈流行性感冒，傳染範圍廣，預防併發症，靜養助康復〉，《民生報》，一九八一年七月十二日，第四版。
38 朱家伯，〈熱線：流行性感冒又來了，專家教你怎麼抵抗它！〉，《聯合報》，一九八〇年三月二十四日，第十二版。
39 不著撰者，〈A型流行性感冒病例遽增，顯示正在臺灣地區蔓延〉，《民生報》，一九八三年一月二十日，第一版。
40 不著撰者，〈兩種流行性感冒活躍，衛署正密切注意疫情〉，《民生報》，一九八五年三月十九日，第七版。
41 衛生署於一九七一年改制，由行政院管轄，至二〇一三年，再擴大業務範圍，改為衛生福利部。
42 不著撰者，〈新型流行性感冒，威脅全世界〉，《聯合報》，一九九〇年二月四日，第五版。
43 不著撰者，〈北A南B流行性感冒籠罩全臺，已有致死病例〉，《民生報》，一九九六年七月十七日，第二十九版。
44 不著撰者，〈香港出現新流行性感冒病毒，舉世震驚〉，《民生報》，一九九七年八月二十三日，第一版。
45 馬翰如，〈感冒勾魂，日本心慌〉，《聯合報》，一九九七年十一月二日，第四十二版。
46 不著撰者，〈致命感冒，衛署監視：遊香港注意衛生〉，《聯合晚報》，一九九七年十二月九日，第六版。
47 不著撰者，〈衛生署：嚴防禽流感登臺〉，《聯合報》，一九九七年十二月十九日，第十九版。
48 不著撰者，〈防堵禽型流行性感冒侵臺，政府採四措施〉，《聯合晚報》，一九九七年十二月十九日，第一版。
49 不著撰者，〈禽型流行性感冒，無流行之虞〉，《民生報》，一九九七年十二月二十四日，第十九版。
50 不著撰者，〈A型感冒肆虐，全臺發燒〉，《聯合報》，一九九七年十二月二十四日，第十九版。

51 不著撰者，〈人物素描曾仁谷，發現A型流行性感冒病毒，鎮日研究病毒卻很少感冒〉，《聯合晚報》，一九九八年一月三十一日，第三版。

52 董延齡，〈中醫看流行性感冒〉，《聯合報》，一九九九年二月七日，第三十四版。

53 不著撰者，〈中南部流感患者增加，多是發燒流鼻水喉嚨痛，檢出流感A株病毒，研判還會流行一陣〉，《聯合報》，二〇〇二年四月二十二日，第六版。

54 不著撰者，〈抗流感 清熱解毒中藥來擋〉，《民生報》，二〇〇〇年一月二十八日，十一版。

55 不著撰者，〈抗煞新中藥，可治禽流感〉，《聯合晚報》，二〇〇五年十一月十三日，六版。

56 不著撰者，〈中藥抗疫，鍾南山團隊最新研究：連花清瘟可抑制新冠病毒〉，《聯合報》，二〇二〇年三月二十五日，A10版。

57 不著撰者，〈提振免疫，不乏藥帖，抗禽流感，有以待之〉，《民生報》，二〇〇五年十一月二十一日，第A8版。

58 不著撰者，〈中醫也有禽拿術，治感冒、抗病毒、防上呼吸道感染，三黃瀉心湯、辛夷清肺散、麻杏甘石湯有療效〉，《民生報》，二〇〇五年十一月七日，第A8版。

59 皮國立，〈傳染病與臺灣現代中醫——SARS時期中醫的應對策略與治療技術〉，發表於二〇二〇年臺灣科技與社會研究學會年會，國立交通大學光復校區人社三館，二〇二〇年七月四－五日，未刊稿。

60 不著撰者，〈禽流感威脅，八角、茴香酒大熱〉，《民生報》，二〇〇五年十月十八日，第A5版。

61 不著撰者，〈杏輝研發抗流感中藥〉，《經濟日報》，二〇〇五年十一月十四日，第C6版。

62 當時報導，德國漢堡大學，從中醫角度，研究「柚皮加綠茶」，認為可以預防禽流感。所以，向臺灣下單，採買十萬顆白柚加綠茶。引自章娟影，〈禽流感照妖鏡〉，《民生報》，二〇〇五年十一月七日，第A4版。

63 不著撰者，〈抗流感一起來！拚命吃中藥可能反效果〉，《聯合晚報》，二〇〇九年五月一日，第A4版。

64 不著撰者，〈新流感增三重症：衛署力防死亡個案再現〉，《聯合晚報》，二〇〇九年八月二十三日，第A4版。

65 不著撰者，〈新流感病例近萬，防疫股再起〉，《經濟日報》，二〇〇九年八月二十三日，第A3版。

66 黎慶，〈防新流感，說話保持距離〉，《聯合報》，二〇〇九年五月二十一日，第D2版。

67 不著撰者，〈疾管局長：新流感死亡預估，全球調降〉，《聯合晚報》，二〇〇九年九月十六日，第A10版。

68 不著撰者，〈雲林縣衛生局：重症又十六例，快打流感疫苗〉，《聯合報》，二〇一〇年十月二十四日，第B1版。

69 不著撰者，〈流感奪百命，疫苗會再買〉，《聯合報》，二〇一一年三月八日，第A6版。

70 不著撰者，〈大陸專家：中醫治新流感有效〉，《聯合報》，二〇〇九年五月十五日，第A14版。

71 不著撰者，〈中藥金花清感，H1N1剋星〉，《聯合報》，二〇〇九年十二月十八日，第四版。

72 不著撰者，〈H1N1防治，開啟兩岸合作契機〉，《經濟日報》，二〇一〇年一月二十五日，第A18版。

73 不著撰者，〈北京漱飲方防流感，配方供參考〉，《Upaper》，二〇〇九年九月四日，第二版。

74 不著撰者，〈漱飲方，防新流感，效果未知〉，《聯合報》，二〇〇九年九月四日，第B2版。

75 本書因篇幅限制與主題設定，並沒有探討到臺灣民間相關藥籤和青草藥對抗流感之面向。就本章所論，可以看出廣義的傳統醫藥在民間的力量可說是非常巨大的。筆者也注意到了，例如中醫鄭木榮就在他自印的草藥祕方書中談到治療包括流感與各種傳染病在內的方子，值得注意。參考鄭木榮，《鄭木榮中醫師醫方》（作者自印，一九八一），頁一。未來若能在民間手抄本醫書與藥籤上著力，應該是一個可以拓展的方向。該書由李健祥老師提供，也謝謝審查委員建議未來可以擴充的研究方向。

76 不著撰者，〈中藥材近三個月飆漲數倍〉，《Upaper》，二〇一〇年一月五日，第A6版。

77 不著撰者，〈中藥貴翻了！〉，《聯合晚報》，二〇一〇年一月一日，第A7版。

78 不著撰者，〈抗流感，風熱一號增強抵抗力〉，《聯合報》，二〇〇九年九月十二日，第B2版。筆者認為，可以直接治療是一肯定的語言，而「增強抵抗力」卻是一非常含混的話語，跟民國時期服用眾多補藥來對抗疫情的例子很像，模糊了藥品的性質與功效，而營造的「可能」有效的想像空間，這樣的策略，完全無法說服現代西醫，也得不到政府科學化體系之認可。

79 廖崑富等編輯，《衛生福利年報》（臺北：衛生福利部，二〇二一），頁一六六。

80 不著撰者，〈抗疫中藥，清冠一號銷售准了〉，《經濟日報》，二〇二一年五月十九日，第A4版。後來針對國立中國醫藥研究所蘇奕彰的訪談，則強化了「治療」之效果，而淡化民眾日常預防之必要性，這是極少數臺灣官方公開宣稱中藥能夠治療瘟疫的解說。

81 不著撰者，〈流感併發肺炎，冬季恐怖殺手〉，《聯合報》，二〇一三年十二月十五日，第P13版。

## 第八章　結論

1 Tom Dicke, "Waiting for the Flu: Cognitive Inertia and the Spanish Influenza Pandemic of 1918-1919," *Journal of the History of Medicine and Allied Sciences* (2015), pp.195-217.

2 皮國立，《近代中西醫的博弈：中醫抗菌史》，頁二四一－二四五。

3 清末時大眾媒體上已有不少瓶裝藥物，一些藥物如防疫、治療外感病的藥物還製成藥包，方便消費者使用。參考上海申報館編輯，〈謝施時藥〉，《申報》，一八九一年八月十五日，第四版。

4 陶御風主編，《筆記雜著醫事別錄》（北京：人民衛生出版社，二〇〇六），頁二六。

5 李尚仁，〈健康的道德經濟：德貞論中國人的生活習慣和衛生〉，《中央研究院歷史語言研究所集刊》七十六本三分（二〇〇五），頁四六七－五〇九。

6 Lori Loeb, "Beating the Flu: Orthodox and Commercial Responses to Influenza in Britain, 1889-1919", *Social History of Medicine* 18.2 (2005). pp.203-224.

7 李尚仁，〈健康的道德經濟——德貞論中國人的生活習慣和衛生〉，頁四七六－四七七與四八〇。

8 王汎森，《天才為何成群地來》（北京：社會科學文獻，二〇一九），頁一〇－一一。

# 徵引書目

## 一、中文專書


漢·張仲景原著，宋·成無己注，《注解傷寒論》，北京：人民衛生出版社，一九九七年。

金·成無己著，《傷寒明理論》，收入江蘇科學技術出版社輯，《四庫全書傷寒類醫著集成》，南京：江蘇科學技術出版社，二〇〇四年。

清·楊璿，《傷寒瘟疫條辨》，臺北：啟業書局，一九八七年。

清·江涵暾，《奉時旨要》，北京：中國中醫藥出版社，一九九三年。

清·葉天士，《增補臨症指南醫案》，太原：山西科技出版社，一九九九年。

清·劉奎，李順保校，《松峰說疫》，北京：學苑出版社，二〇〇三年。

丁甘仁，《成藥全書》，臺北：集文書局，一九八〇年。

丁福保，《新內經》，上海：上海書局，一九一一年。

丁福保編，《家庭醫學講本》，上海：文明書局，一九一〇年。

丁福保編，《傳染病之警告》，上海：醫學書局，一九二四年。

丁福保編，《家庭新本草》，上海：醫學書局，一九二九年。

丁福保編，《丁氏醫學叢書提要》，上海：中西醫學研究會，年代不詳。

丁福保譯述，《新撰急性傳染病講義》，上海：文明書局，一九一〇年。
丁福保譯述，《新萬國藥方》，上海：醫學書局，一九一四年。
丁福保譯述，《預防傳染病之大研究》，上海：醫學書局，一九二六年。
丁福保譯述，《中外醫通》，上海：醫學書局，一九二六年。
上海通志館編，《上海防疫史鑒》，上海：上海科學普及出版社，二〇〇三年。
上海市醫藥公司、上海市工商行政管理局、上海社會科學院經濟研究所編著，《上海近代西藥行業史》，上海：上海社會科学院出版社，一九八八年。
上海集成藥房編，《集成藥房價目表》，上海：上海集成藥房，一九三三年。
于德源，《北京災害史》，北京：同心出版社，二〇〇八年。
內務省衛生局編，《流行性感冒》，東京：平凡社，二〇〇八年。
內政部統計司編，《民國十七年各省市戶口調查統計報告》，南京：內政部統計司，一九三一年。
方邦江、齊文升、黃燁著，《新型冠狀病毒感染的肺炎中西醫結合防控手冊》，北京：人民衛生出版社，二〇二〇年。
王立忠等主編，《中國紅十字會百年》，北京：新華出版社，二〇〇四年。
王汎森，《天才為何成群地來》，北京：社會科學文獻，二〇一九年。
王冷齋，《家庭醫藥顧問》，桂林：文華書局，一九四三年。
王春霞，《近代浙商與慈善公益事業研究（一八四〇－一九三八）》，北京：中國社會科學出版社，二〇〇九年。
王皞孫，《家庭普通醫學常識》，上海：明星印刷所，一九三九年。
王儒年，《慾望的想像：一九二〇－一九三〇年代《申報》廣告的文化史研究》，上海：上海人民出版社，二〇〇七年。
王佐榮、蔡蕙頻，《百年戰疫：臺灣疫情史中的人與事一八八四—一九四五》，臺北：蒼璧出版有限公司，二〇二一年。
包識生，《國醫學粹》，《包氏醫宗第三集》，上海：包氏醫宗出版部，一九三六年。
皮國立，《近代中醫的身體與思想轉型——唐宗海與中西醫匯通時代》，北京：三聯書店，二〇〇八年。
皮國立，《「氣」與「細菌」的近代中國醫療史——外感熱病的知識轉型與日常生活》，臺北：國立中國醫藥研究所，二〇一二年。
皮國立，《國族、國醫與病人：近代中國的醫療和身體》，臺北：五南出版社，二〇一六年。
皮國立，《近代中西醫的博弈：中醫抗菌史》，上海：中華書局，二〇一九年。
皮國立，《虛弱史：近代華人中西醫學的情慾詮釋與藥品文化（一九一二—一九四九）》，臺北：臺灣商務印書館，二〇一九年。
田思勝主編，《沈金鰲醫學全書》，北京：中國中醫藥出版社，一九九九年。
江永紅，《中國疫苗百年紀實》，北京：人民出版社，二〇二〇年。
伊安・摩里士（Ian Morris），潘勛等譯，《西方憑什麼：五萬年人類大歷史，破解中國落後之謎》，臺北：雅言文化，二〇一五年，特別是頁二〇〇與四一一。
弗雷德里克・F・賴特，邁克爾・比迪斯（Cartwright, Frederick Fox）著；陳仲丹，周曉政譯，《疾病改變歷史》，濟南：山東畫報出版社，二〇〇四年。
江楊清主編，《中西醫結合內科研究》，北京：北京出版社，一九九七年。
任應秋，《中醫各家學說講稿》，北京：人民衛生出版社，二〇〇八年。
艾力克・查林（Eric Chaline），古又羽翻譯，《改變歷史的五十種機器》，臺北：積木文化，二〇一六。

吉娜．科拉塔（Gina Kolata）著，黃約翰譯，《流行性感冒：一九一八流感全球大流行及致命病毒的發現》，臺北：商周出版，城邦文化發行，二〇〇二年。
池子華、郝如一，《近代江蘇紅十字運動》，合肥：安徽人民出版社，二〇〇七年。
池子華，《紅十字與近代中國》，合肥：安徽人民出版社，二〇〇四年。
朱木通，《中醫臨床廿五年》，臺北：林白出版社，一九八五年。
朱仁康，《萬病醫典》，臺北：宏業書局，一九八五年。
朱建平、張伯禮、王國強，《百年中醫史》，上海：上海科學技術出版社，二〇一六年。
朱振聲主編，《家庭醫藥常識》，上海：大眾書局，一九四七年。
朱德明，《民國時期浙江醫藥史》，北京：中國社會科學出版社，二〇〇九年。
朱夢梅編纂，《家庭藥物學》，上海：商務印書館，一九二七年。
汪暉等編著，《上海：城市，社會與文化》，香港：香港中文大學出版社，二〇〇一年。
何廉臣編著、王致譜等編輯，《增訂通俗傷寒論》，福州：福建科學技術出版社，二〇〇四年。
何廉臣選編，《重印全國名醫驗案類編》，上海：上海科學技術出版社，一九五九年。
沈鳳閣等編著，《葉香巖外感熱病篇薛生白濕熱篇闡釋》，南京：江蘇科學技術出版社，一九八三年。
李龍公編輯，《西藥辭典》，上海：大眾書局，一九三五年。
李尚仁，《帝國的醫師——萬巴德與英國熱帶醫學的創建》，臺北：允晨文化，二〇一二年。
李建民，《旅行者的史學——中國醫學史的旅行》，臺北：允晨文化，二〇〇九年。
吳錫璜，《中西溫熱串解》，福州：福建科學技術出版社，二〇〇三年。
吳蕙芳，《萬寶全書：明清時期的民間生活實錄》，臺北：國立政治大學歷史學系，二〇〇一年。
余雲岫，《傳染病》，上海：商務印書館出版，一九二九年。

余雲岫，《微生物》，上海：商務印書館出版，一九二九年。
余無言，《圖表注釋金匱要略新義》，臺北：文光出版，一九五九年。
余新忠，《清代江南的瘟疫與社會：一項醫療社會史的研究》，北京：中國人民大學出版社，二〇〇三年。
余新忠，《清代衛生防疫機制及其近代演變》，北京：北京師範大學出版社，二〇一六年。
周禹錫，《中國醫學約編十種．瘟疫約編》，天津：中西匯通醫社，一九四一年。
周秋光、曾桂林著，《中國慈善簡史》，北京：人民出版社，二〇〇六年。
拜耳大藥廠編，黃勝白審定，《拜爾良藥》，上海：拜耳大藥廠，一九二四年。
林富士主編，《疾病的歷史》，臺北：聯經出版，二〇一一年。
柯嬌燕（Pamela Kyle Crossley），劉文明譯，《書寫大歷史：閱讀全球史的第一堂課》，臺北：廣場出版，二〇一二年。
洪春圃編纂，《家庭醫藥顧問》，上海：廣益書局，一九四〇年。
段逸山主編，《中國近代中醫藥期刊彙編總目提要》，上海：上海辭書出版社，二〇一一年。
約翰．艾伯斯著，徐依兒譯，《瘟疫：歷史上的傳染病大流行》，北京：中國工人出版社，二〇二〇年。
約翰．M．巴瑞（John M. Barry）著，王新雨譯，《大流感：致命的瘟疫史》，臺北：臺灣商務印書館，二〇〇六年。
郝如一、池子華主編，《紅十字運動研究》，合肥：安徽人民出版社，二〇〇八年。
孫柏秋主編，《百年紅十字》，合肥：安徽人民出版社，二〇〇三年。
秦伯未，《內科綱要．驗方類編》，北京：人民衛生出版社，二〇〇八年。
徐兆瑋原著，《徐兆瑋日記》，黃山：黃山書社，二〇一三年。
徐明達，《病毒的故事》，臺北：天下，二〇〇三年。

時逸人，《時氏處方學》，上海：上海衛生出版社，一九五六年。
時逸人，《中醫時令病學》，臺南：臺南東海出版社，一九七七年。
時逸人，《中國傳染病學》，香港：千頃堂，一九五二年。
馬克·霍尼斯鮑姆著，馬百亮譯，《流感大歷史：一部瘟疫啟示錄》，上海：上海人民出版社，二〇二一年。
沈洪瑞、梁秀清主編，《中國歷代醫話大觀》，太原：山西科學技術出版社，一九九六年。
浙江省中醫管理局《張山雷醫集》編委會，《張山雷醫集》，北京：人民衛生出版社，一九九五年。
郭元吉、程小雯，《流行性感冒病毒及其實驗技術》，北京：中國三峽出版社，一九九七年。
畢汝成，《常用藥品》，上海：中華書局，一九四九年。
章真如編著，《風火痰瘀論》，北京：人民衛生出版社，二〇一二年。
梁其姿，《施善與教化：明清的慈善組織》，臺北：聯經出版，一九九七年。
曹炳章主編，《中國醫學大成》，上海：上海科學技術出版社，一九九〇年。
曹穎甫著，《經方實驗錄》，福州：福建科學技術出版社，二〇〇四年。
許晚成編輯，《上海人名錄》，上海：上海書林，一九四一年。
許嘯天、高劍華，《家庭醫藥衛生》，上海：上海明華書局，一九四七年。
陸士諤，《家庭醫術》，上海：中華書局，一九三〇年。
陸拯主編，《近代中醫珍本集——溫病分冊》，杭州：浙江科學技術出版社，一九九四年。
陸拯主編，《近代中醫珍本集——醫話分冊》，杭州：浙江科學技術出版社，一九九四年。
康豹、陳熙遠主編，《研下知疫：COVID-19 的人文社會省思》，臺北：中央研究院出版中心，二〇二一年，頁七二－一二五。
陳存仁，《各種咳嗽及哮喘》，香港：上海圖書館，出版年不詳。

陳存仁，《我的醫務生涯》，桂林：廣西師範大學出版社，二〇〇七年。
陳邦賢，《自勉齋隨筆》，上海：上海書店出版社，一九九七年。
陳邦賢，《中國醫學史》，臺北：臺灣商務印書館，一九九二年，頁二。
陳淑芬，《戰後之疫：臺灣的公共衛生問題與建制》，臺北：稻鄉，二〇〇〇年。
陳勝崑，《中國疾病史》，臺北：橘井文化，一九九二年。
陳繼武編，《中西驗方新編》，臺北：新文豐，一九七七年。
陳繼武編，《家庭醫學》，上海：商務印書館，一九三四年。
張子鶴，《中國醫學科學討論》，上海：中國科學公司，一九三八年。
張大慶，《中國近代疾病社會史》，濟南：山東教育出版社，二〇〇六年。
張宏鑄主編，《天津通志．衛生志》，天津：天津社會科學院出版社，一九九九年。
張玉法主編，《中華民國紅十字會百年會史》，臺北：中華民國紅十字會總會，二〇〇四年。
張在同等編，《民國醫藥衛生法規選編（一九一二－一九四八）》，濟南：山東大學出版社，一九九〇年。
張建俅，《中國紅十字會初期發展之研究》，北京：中華書局，二〇〇七年。
張民寶校訂，《家庭醫藥顧問》，寧波：作者自印，一九四七年。
張如青主編，《近代國醫名家珍藏傳薪講稿：方劑類》，上海：上海科學技術出版社，二〇一三年。
張泰山，《民國時期的傳染病與社會：以傳染病防治與公共衛生建設為中心》，北京：社會科學文獻出版社，二〇〇八年。
張劍光，陳蓉霞，王錦著，《流行病史話》，臺北：遠流，二〇〇五年。
陶御風主編，《筆記雜著醫事別錄》，北京：人民衛生出版社，二〇〇六年。
基普爾（K. F. Kiple）主編，張大慶主譯，《劍橋世界人類疾病史》，上海：上海科技教育出版社，二〇〇七年。
傅斯年，《傅斯年全集》，臺北：聯經出版，一九八〇年。
彭善民，《公共衛生與上海都市文明（一八九八－一九四九）》，上海：上海人民出版社，二〇〇七年。
馮筱才，《在商言商：政治變局中的江浙商人》，上海：上海社會科學院出版社，二〇〇四年。
裘慶元輯，《三三醫書》，北京：中國中醫藥出版社，一九九八年。
惲鐵樵，〈論醫集〉，《藥盦醫學叢書第一輯》，臺北：華鼎出版社，一九八八年。
惲鐵樵，《論醫集》，臺北：華鼎出版社，一九八八年。
惲鐵樵，《病理各論》，臺北：華鼎出版社，一九八八年。
惲鐵樵，《《傷寒論研究》與《臨證演講錄》》，北京：學苑出版社，二〇〇七年。
凱瑟琳．阿諾德著，田奧譯，《一九一八年之疫：被流感改變的世界》，上海：上海教育出版社，二〇二〇年。
溫波，《重建合法性：南昌市新生活運動研究，一九三四－一九三五》，北京：學苑出版社，二〇〇六年。
葉金，《人類瘟疫報告：非常時刻的人類生存之戰》，福州：海峽文藝出版社，二〇〇三年。
鄒依仁，《舊上海人口變遷的研究》，上海：上海人民出版社，一九八〇年。
路彩霞，《清末京津公共衛生機制演進研究（一九〇〇－一九一一）》，武漢：湖北人民出版社，二〇一〇年。
楊琪，《民國時期的減災研究（一九一二－一九三七）》，濟南：齊魯書社，二〇〇九年。
楊志一、朱振聲編輯，《家庭醫藥寶庫》，上海：國醫初版社，一九三五年。
魯迅，《魯迅全集》，北京：人民文學出版社，一九九六年。
蔣竹山，〈長時段的回歸與公眾歷史：近來臺灣出版市場的「全球史熱」〉，《思與言》五十六卷三期（二〇一八），頁二七一—三〇三，頁二七六與二九七的定義。
潘澄濂，《傷寒論新解》，臺北：新文豐，一九七六年。
鄧鐵濤、程之范主編，《中國醫學通史：近代卷》，北京：人民衛生出版社，一九九九年。
鄧鐵濤，《中國防疫史》，南寧：廣西科學技術出版社，二〇〇六年。
明．劉全德，《考證病源》，臺北：上海科學技術出版社，二〇〇四年。
劉大鵬原著、喬志強標注，《退想齋日記》，太原：山西人民出版社，一九九〇年。
劉仲邁，《整理國醫學之我見》，南京：文心印刷社，一九三六年。
劉紹華，《疫病與社會的十個關鍵詞》，臺北：春山出版，二〇二〇年。
蕭公權，《問學諫往錄》，合肥：黃山書社，二〇〇八年。
盧漢超《霓虹灯外：二十世纪初日常生活中的上海》，上海：上海古籍出版社，二〇〇四年。
謝觀，《中國醫學源流論》，福州：福建科學技術出版社，二〇〇三年。
譚次仲，《傷寒評注》，臺中：京寧科技書店，二〇〇三年。
嚴鴻志，《感證輯要》，北京：中國醫藥科技出版社，二〇一一年。
顧鳴盛，《家庭必備醫藥須知》，上海：上海文明書局，一九三一年。
顧鳴盛編輯，《實驗勿藥醫病法．家庭必備》，上海：中華書局、文明書局，一九三二年。
顧維鈞，《顧維鈞回憶錄》，北京：中華書局，一九八三年。
顧頡剛著，《顧頡剛日記》，臺北：聯經出版，二〇〇七年。
蘿拉．史賓尼著，陳芳智等譯，《世紀大瘟疫後的變與不變：西班牙流感的歷史借鏡》，臺北：原水文化，二〇二一年。

## 二、中文期刊與專書論文

丁景俊、陳麗如，〈流感快速篩檢經驗談〉，《臺灣醫界》，五十三卷六期（二〇一〇），頁四〇－四一。
王文基：〈心理的「下層工作」：《西風》與一九三〇－一九四〇年代大眾心理衛生論述〉，《科技，醫療與社會》十三期（二〇一一），頁十五－八八。
王汎森，〈思想史研究方法經驗談〉，收入許紀霖等編，《何謂現代，誰之中國？現代中國的再詮釋》，上海：世紀出版集團，二〇一四年，，頁四七－六三。
皮國立，〈評介《公共衛生與上海都市文明（一八九八－一九四九）》〉，《國史館館刊》第二十九期（二〇一一），頁一五一－一六四。
皮國立，〈中西醫學話語與近代商業論述——以《申報》上的「痧藥水」為例〉，《上海學術月刊》四十五卷一期（二〇一三），頁一四九－一六四。
皮國立，〈民國時期的醫學革命與醫史研究——余巖（一八七九－一九五四）「現代醫學史」的概念及其實踐〉，《中醫藥雜誌》，二十四卷三期（二〇一三），頁一五九－一八五。
皮國立，〈近代中醫的防疫技術與抗菌思想〉，收入《藥品、疾病與社會》，上海：上海古籍出版社，二〇一八年，頁二七八－三八〇。
皮國立，〈民國時期中西醫詮釋疾病的界線與脈絡：以「傷寒」（Typhoid fever）為例的討論〉，《科技、醫療與社會》十一期（二〇一〇），頁二五－八八。
皮國立，〈民國時期上海中醫的開業與營生技術〉，《科技、醫療與社會》三十期（二〇二〇），頁一一三－一六一。
皮國立，〈民國疫病與社會應對——一九一八年大流感在京、津與滬、紹之區域對比研究〉，《新史學》二十七卷四期（二〇一六），頁五七－一〇七。

皮國立，〈新史學之再維新——中國醫療史研究的回顧與展望（二〇一一—二〇一八）〉，收入蔣竹山主編，《當代歷史學新趨勢》，臺北：聯經出版，二〇一九年，頁四三九—四六二。
皮國立，〈清代外感熱病史——寒溫論爭再談中醫疾病史的詮釋問題〉，生命醫療史研究室主編，《中國史新論．醫學史分冊》，臺北：聯經出版，二〇一五年，頁四七五—五二六。
皮國立，〈近代中國的大流感：一九一九—一九二〇年疫情之研究〉，收入劉士永、皮國立主編，《衛生史新視野——華人社會的身體、疾病與歷史論述》，臺北：華藝，二〇一六年，頁一一七—一四二。
皮國立，〈醫療與近代社會——試析魯迅的反中醫情結〉，《中國社會歷史評論》十三卷（二〇一二），頁三五三—三七六。
李尚仁，〈健康的道德經濟：德貞論中國人的生活習慣和衛生〉，《中央研究院歷史語言研究所集刊》七十六本三分（二〇〇五），頁四六七—五〇九。
李秉忠，〈關於一九一八—一九一九年大流感的幾個問題〉，《史學月刊》六期（二〇一〇），頁八四—九一。
余新忠，〈清代江南的衛生觀念與行為及其近代變遷初探——以環境和用水衛生為中心〉，《清史研究》二期（二〇〇六），頁十二—二六。
余新忠，〈清代江南疫病救療事業探析——論清代國家與社會對瘟疫的反應〉，《歷史研究》六期（二〇〇一），頁四五—六七。
余新忠，〈衛生何為——中國近世的衛生史研究〉，《史學理論研究》三期（二〇一一），頁一三二—一四一。
吳章（Bridie Andrews-Minehan），〈「血症」與中國醫學史〉，余新忠主編，《清代以來的疾病、醫療和衛生》，北京：三聯書店，二〇〇九年，頁一五九—一八八。

林智暉、許瑜真、張慧文、吳和生，〈臺灣H1N1新型流感病毒與各國流行病毒株之HA基因比較分析〉，《疫情報導》二十五卷八期（二〇〇九），頁五二六－五三五。
邱仲麟，〈風塵、街壤與氣味：明清北京的生活環境與士人的帝都印象〉，《清華學報》新三十四卷一期（二〇〇四），頁一八一－二二五。
林智暉、邱淑君、賴淑寬、陳豪勇，〈全球流感的流行病學〉，《疫情報導》二十卷三期（二〇〇四），頁一二七－一三九。
周秋光，〈民國北京政府時期中國紅十字會的組織與發展〉，《近代中國》十三輯（二〇〇三），頁一八九－二三三。
周秋光，〈民國北京政府時期中國紅十字會的國際交往〉，《湖南師範大學社會科學學報》三十一卷四期（二〇〇二），頁八一－八八。
周秋光，〈民國北京政府時期中國紅十字會的會內宣傳與經費籌措〉，《湖南師範大學社會科學學報》三十三卷四期（二〇〇四），頁一二三－一二八。
阿麗塔、許培揚、田玲、張汾、劉曉婷，〈基於文獻的一九一八年西班牙流感中國疫情分析〉，《醫學資訊學雜誌》三十一卷一期（二〇一〇），頁四七－五〇。
施信如，〈H1N1知識篇——流感病毒的前世今生〉，《科學月刊》四七四期（二〇〇九），頁四二七－四三〇。
韋天彬、李康生，〈一九一八年流感世界大流行病毒株溯源〉，《醫學與哲學》五期（二〇〇五），頁四八－五〇。
范宗理，〈一九一八年大流行的感冒病毒的來源〉，《自然雜誌》二十九卷一期（二〇〇七），頁二五。
祝平一，〈清代的痧：一個疾病範疇的誕生〉，《漢學研究》三十一卷三期（二〇一三），頁一九三－二二八。
祝平一，〈藥醫不死病，佛度有緣人：明、清的醫療市場、醫學知識與醫病關係〉，《中央研究院近代史研究所集刊》第六十八期（二〇一〇），頁一－五〇。
祝平一，〈塑身美容、廣告與臺灣九〇年代的身體文化〉，收入《文化與權力——臺灣新文化史》，臺灣：麥田出版社，二〇〇一年，頁二五九－二九六。
秦穎、趙夢嬌等，〈中國流感大流行的百年歷史〉，《中華流行病學雜誌》三十九卷八期（二〇一八），頁一〇二八－一〇三一。
姬凌輝，〈流感與霍亂：民初上海傳染病防治初探（一九一八－一九一九）〉，《商丘師範學院學報》三十卷七期（二〇一四），頁五一－五九。
郝紅暖，〈一九一八年流感的中國疫情初探——以直隸獲鹿縣為中心〉，《安徽史學》五期（二〇一五），頁六五－七二。
張寧，〈阿司匹靈在中國——民國時期中國新藥業與德國拜耳藥廠間的商標爭訟〉，《中央研究院近代史研究所集刊》五十九期（二〇〇八），頁一一一－一一九。
張寧，〈腦為一身之主：從「艾羅補腦汁」看近代中國身體觀的變化〉，《中央研究院近代史研究所集刊》七十四期（二〇一一），頁一－四〇。
張大慶，〈高似蘭：醫學名詞翻譯標準化的推動者〉，《中國科技史料》二十二卷四期（二〇〇一），頁三二四－三三〇。
張和聲，〈一九一八年美國流感再審視〉，《史林》四期（二〇〇三），頁九七－一〇四。
張建軍，〈民國北京政府參陸辦公處述考〉，《軍事歷史研究》四期（二〇一〇），頁六九－七四。
張仲民，〈晚清中國身體的商業建構——以愛羅補腦汁為中心〉，收入《新史學（第五卷）：清史研究的新境》，北京：中華書局，二〇一一年，頁二三三—二六三。
張仲民，〈晚清上海藥商的廣告造假現象探析〉，《中央研究院近代史研究所集刊》八十五期（二〇一四），頁一八九—二四八。
張哲嘉，〈《婦女雜誌》中的「醫事衛生顧問」〉，《近代中國婦女史研究》十二期（二〇〇四），頁一四五—一六六。
張哲嘉，〈日用類書「醫學門」與傳統社會庶民醫學教育〉，收入梅家玲主編，《文化啟蒙與知識生產：跨領域的視野》，臺北：麥田出版社，二〇〇六年，頁一七五—一九三。
曹樹基，〈鼠疫流行與華北社會的變遷〉，《歷史研究》第一期（一九九七），頁十七—三二。
曹樹基，〈國家與地方的公共衛生——以一九一八年山西肺鼠疫流行為中心〉，《中國社會科學》第一期（二〇〇六），頁一七八—一九〇。
郗萬富，〈輿情與政治：基於北洋政府中央衛生行政的思考〉，《蘭臺世界》三十四期（二〇一三），頁三二—三三。
梁其姿，〈疾病與方土之關係：元至清間醫界的看法〉，收入李建民主編，《生命與醫療》，北京：中國大百科全書出版社，二〇〇五年，頁三五七—三八九。
梁其姿，〈宋元明的地方醫療資源初探〉，《中國社會歷史評論》三卷（二〇〇一），頁二一九—二三七。
曾仁谷，〈臺灣地區流行性感冒病毒之簡介〉，《疫情報導》十一卷九期（一九九五），頁二四〇—二四五。
飯島涉，〈SARS與中國社會：歷史的展望〉，《華南研究資料中心通訊》三十二期（二〇〇三），頁二。
飯島涉，〈作為歷史指標的傳染病〉，收入余新忠主編，《清代以來的疾病、醫療和衛生》，北京：三聯書店，二〇〇九年，頁三一—四二。
黃克武，〈從申報醫藥廣告看民初上海的醫療文化與社會生活〉，《中央研究院近代史研究所集刊》，第十七期（下冊）（一九八八），頁一四一－一九四。
黃克武，〈廣告與跨國文化翻譯：二十世紀初期《申報》醫藥廣告的再思考〉，《翻譯史研究》二輯（二〇一二年十二月），頁一三〇－一五四。
黃金麟，〈醜怪的裝扮：新生活運動的政略分析〉，《臺灣社會研究季刊》三十期（一九九八），頁一六三－二〇三。
葉續源，〈國防醫學院前史〉，《源遠季刊》十九期（臺北：國防醫學院校友會，二〇〇六），頁六－八。
楊祥銀，〈衛生（健康）與近代中國現代性：以近代上海醫療衛生廣告為中心的分析（一九二七－一九三七年）〉，《史學集刊》五期（二〇〇八），頁五二－六四。
雷祥麟原著，林盈秀中譯，〈常山：一個「新」抗瘧藥的誕生〉，收入李建民編，《從醫療看中國史》，臺北：聯經出版，二〇〇八年，頁三三一－三七二。
雷祥麟：〈習慣成四維：新生活運動與肺結核防治中的倫理、家庭與身體〉，《中央研究院近代史研究所集刊》七十四期（二〇一一），頁一三三－一七七。
雷祥麟，〈衛生為何不是保衛生命？民國時期另類的衛生、自我、與疾病〉，《臺灣社會研究季刊》第五十四輯（二〇〇四），頁十七－五九。
甄橙，〈記八十年前流感大流行〉，《中華醫史雜誌》，二十八卷四期（一九九八），頁二〇七－二一一。
劉士永，〈醫學、商業與社會想像：日治臺灣的漢藥科學化與科學中藥〉，《科技、醫療與社會》十一期（二〇一〇），頁一八六－一八七。
劉文明，〈一九一八年大流感的起源及其全球性傳播〉，《全球史評論》（北京：中國社會科學出版社，二〇一一）第四輯，頁二九六－三〇六。
蔡承豪，〈歷史殷鑑——一九一八年流感的侵襲臺灣〉，《科學月刊》，（二〇〇四），頁五七〇－五七六。

蔡承豪，〈流感與出草：臺中地區的泰雅族動亂（一九一八－一九二三）〉，《臺灣文獻》五十六卷一期（二〇〇五），頁一七一－二〇六。
蔡承豪，〈「西班牙夫人」來了——一九一八年流感侵襲下的臺灣社會景況〉，收於胡春惠、薛化元主編，《中國知識分子與近代社會變遷》，臺北：政治大學歷史系，二〇〇五，頁三三七－三六二。
蔡承豪，〈紙上惡疫：世紀流感下的總督日記〉，《臺灣文獻別冊》，二十五期（二〇〇八），頁四四－五四。
蔡承豪，〈流感疫病下的地域社會景況與公衛因應：以一九一八年臺南廳為例〉，《成大歷史學報》第四十二號（二〇一二），頁一七五－二二二。
蔡承豪，〈流感與霍亂：臺灣傳染病情個案之探討（一九一八－一九二三）〉，《臺灣學研究》十五期（二〇一三），頁一一九－一七〇。

## 三、民國時期報刊資料

上海申報館編輯，《申報》，上海：上海書店，一九八二－一九八七年。
上海民國日報館編，《民國日報》，北京：人民出版社，一九八一年。
大公報社編，《大公報》，北京：人民出版社，一九八三年。
盛京時報館編，《盛京時報》，瀋陽：盛京時報影印組，一九八五年。
《晨鐘報》，北京：人民出版社，一九八〇年。
《臺灣日日新報》，臺北：臺灣日日新報社，明治三十一年至昭和十二年。
《聯合報》，臺北：聯合報社，民國四十四年（一九五五）。
《民生報》，臺北：民生報社，民國六十七年（一九七八）。

《聯合晚報》，臺北：聯合晚報社，民國七十七年（一九八八）。
《經濟日報》臺北：經濟日報，民國五十六年（一九六七）。
《臺灣時報》，臺北：東洋協會臺灣支部，明治四十二年。
《Upaper》臺北：聯合報系：臺北捷運公司，二〇〇七。
中國社會事業協會編輯，《社會旬報》，南京：中國社會事業協會，一九四一年。
民立報社編，《民立報》上海：民立報社，一九一〇年。
Ostermayer，〈臨床實驗匯錄：流行性感冒治療〉，《天德醫療新報》十一卷三期（一九三七），頁五三。
Walter J.N. Livingston（立文思頓）原著，葆龢譯，〈流行性感冒〉，《青年進步》二十二期（一九一九），頁四〇－四四。
W. Berger 等原著，陳生白節譯，〈預防流行性感冒（俗稱傷風）的方法〉，《通問報：耶穌教家庭新聞》一六九三期（一九三六），頁二六。
丁寶筠，〈家庭中應備的藥品〉，《醫潮月刊》二卷八期（一九四八），頁四－五。
上海時報社編輯，《圖畫時報》三三八期（一九二七），頁五。
不著撰者，〈發現時症〉，《清華週刊》第一六一期（一九一九），頁七。
不著撰者，〈益智叢錄：流行性感冒病之防衛談〉，《通問報：耶穌教家庭新聞》八四七期（一九一九），頁十四。
不著撰者，〈蔓延全球之時症〉，《華工雜誌》，三十期（一九一九），頁七。
不著撰者，〈流行性感冒病之防衛談〉，《通問報：耶穌教家庭新聞》八四七期（一九一九），頁十四。
不著撰者，〈國外大事記〉，《來復》四十六期（一九一九），頁二八。
不著撰者，〈流行性感冒病之防衛談〉，《通問報：耶穌教家庭新聞》八四七期（一九一九），頁十四。

不著撰者，〈流行感冒症漸多〉，《通俗醫事月刊》四期（一九二〇），頁四九。
不著撰者，〈流行性感冒發源於黃河流域〉，《覺是青年》一卷四期（一九三四），頁八〇。
不著撰者，〈恩德蒙：最有功效之男性荷爾蒙製劑〉，《醫藥導報》五卷一期（一九四四），頁二十一。
不著撰者，〈傷風〉，《家庭年刊》一期（一九四三），頁二一三。
不著撰者，〈流行性感冒之簡易治療法〉，《東方雜誌》三十一卷十一期（一九三四），頁八一。
不著撰者，〈家庭常識：治傷風法〉，《民智月報》十六期（一九三三），頁二六。
不著撰者，〈家庭裏必須預備的幾種藥品〉，《時代生活》一卷三期（一九四六），頁六—七。
不著撰者，〈家庭護病常識〉，《時兆月報》五卷一期（一九四〇），頁三〇。
不著撰者，〈益智叢錄：流行性感冒病之防衛談〉，《通問報：耶穌教家庭新聞》八四七期（一九一九），頁十四。
不著撰者，〈流行性感冒驗方〉，《中國醫藥雜誌》四卷七期（一九三七），頁二四。
不著撰者，〈德醫學界發見流行性感冒病源：感冒病菌和傳染毒氛〉，《中國醫學（上海一九三七）》一卷二期（一九三七），頁六八。
尤玄甫，〈說流行性感冒〉，《婦女雜誌》六卷四期（一九二〇），頁一—三。
友丞，〈醫藥研究談：《秋瘟證治要略》之觀摩〉，《衛生公報》三十期（一九一八），第八版，頁三—七。
方肇元，〈春溫時症質正〉，《紹興醫藥學報星期增刊》十六期（一九二〇），頁五—六。
內務部總務廳編，〈通咨各省長各特別區長官請查照定章認真辦理清潔事項其關於衛生章程未徑送部省分亦請檢齊咨部查核文（八月十八日）〉，《內務公報》七十二期（一九一九），頁五三。
內務部總務廳編，〈電直隸各省請將該省患流行性感冒死亡或治愈人數查明列表報部以憑轉復文（二月二十一日）〉，《內務公報》六十六（一九一九），頁四三。

公立上海醫院，〈上海時症未絕〉，《紹興醫藥學報星期增刊》五號（一九二〇），頁三。
公玄，〈流行性感冒與傷風咳嗽〉，《家庭醫藥》一卷十期（一九三四），頁七－九。
天津市中醫公會編，〈中醫衛生設施方案〉，《國醫正言》二十四期（一九三六）年，頁三八。
天虛我生編，管續卿，〈家庭常識彙編第七集．人體部．雜治〉，《家庭常識》七期（一九一八），頁六八。
天虛我生編，逃虛，〈家庭常識彙編第一集．人體部．雜治〉，《家庭常識》一期（一九一八），頁一一四。
天虛我生編，劉協和，〈家庭常識彙編第一集．人體部．雜治〉，《家庭常識》一期（一九一八），頁一一六。
申鳴玉，〈治療流行性感冒之良劑〉，《民生醫藥》五十期（一九四〇），頁二一－二二。
自新，〈家庭時病常備藥〉，《衛生雜誌》十期（一九三三），頁一〇－一一。
伍紹歧，〈傳染病篇：流行性感冒之（四）〉，《中醫學校期刊》一期（一九四六），頁二九－三〇。
全紹清，〈論此次流行性感冒〉，《陸軍軍醫學校校友會雜誌》四期（一九一八），頁二三－二五。
狄顏爾，〈傷風之家庭療法〉，《時兆月報》四十一卷十一期（一九四六），頁二三－二四。
李克蕙，〈我國固有之防疫方法〉，《中醫新生命》九號（一九三六），頁二一－三〇。
汪精衛，〈舊醫與傳染病〉，《民眾醫藥彙刊》一期（一九三一），頁三一五。
沈仲圭，〈家庭應用藥品〉，《中國藥報》一卷一期（一九三〇），頁三三、頁一三八。
沈恩衍，〈家庭藥物常識：炎夏習見疾病：粟粒疹（痱子）和傷風的治療〉，《機聯會刊》二〇八期（一九四七），頁二八－二九。
阮其煜，〈學說：醫學進步錄〉，《廣濟醫報》五卷一期（一九二〇），頁二八－三〇。
邢萬成，〈傷風不愈便成癆之三大原因〉，《國醫雜誌》一期（一九三四），頁十五。
余愚，〈家庭醫學常識：流行性感冒〉，《國聞週報》二卷二十五期（一九二五），頁二八－二九。

余彥怡，〈家庭固有之藥品〉，《衛生報》三十六期（一九二八），頁二八六。
佩鳴，〈急救喉症活命良方〉，《長壽》三十五期（一九三三），頁一三八。
明，〈醫藥小學識：傷風的預防和治療〉，《家庭星期》一卷十期（一九三六），頁八。
金幼培，〈家庭常備藥及器具〉，《文藝的醫學》一卷三期（一九三三），頁四九。
林天樹，〈流行性感冒症（瘁）〉，《廣濟醫報》四卷三期（一九一九），頁二四－二六。
林定南，〈問藥〉，《紹興醫藥學報星期增刊》四十七期（一九二〇），頁三。
周尚，〈家庭應用藥物一覽〉，《現代父母》三卷七期（一九三五），頁三八－四〇。
周一鳴，〈四時感症歌括〉，《吳縣醫學雜誌》一期（一九二七），頁九－一〇。
周小農，〈冬未雨雪弭病策（未雨綢繆）〉，《紹興醫藥學報星期增刊》五期（一九二〇），頁三。
周小農，〈商榷：吳楚卿君感症研究〉，《江蘇全省中醫聯合會月刊》十九期（一九二三），頁三－四。
侯光迪，〈去年之流行病〉，《醫藥雜誌》一卷一期（一九二〇），頁二一。
俞樹棻，〈此次惡性感冒之病原及豫防〉，《陸軍軍醫學校校友會雜誌》四期（一九一八），頁二六。
姚嘉生譯錄，〈摘錄：感冒的簡易預防法〉，《新醫藥雜誌》二卷二期（一九三四），頁一－三。
柳卿衍，〈常用藥品製造法〉，《西南醫學雜誌》一卷十一期（一九四一），頁二五－二七。
胡光喜，〈治風感症祕方〉，《潮州旅滬同鄉會特刊》二期（一九三二），頁四。
胡祖培，〈家庭自療學之四：傷風〉，《健康醫報》一九四七年六月七日，第八版。
海瀾，〈家庭應備之藥品〉，《興華》二十一卷三十六期（一九二四），頁二六－二七。
徐相宸，〈致上海各報論時症〉，《紹興醫藥學報》九卷四期（一九一九），頁四六－四八。
郭人驥，〈家庭醫藥常識：重傷風（又叫流行性感冒）〉，《上海週報》一卷十八期（一九三三），頁三五七－三五八。

添影，〈家庭醫藥品之置備（新家庭常識）〉，《機聯會刊》九十九期（一九三四），頁四九－五〇。
張筆俠，〈家庭常備的幾種藥品〉，《教育新路》九六－九七期（一九三五），頁三五－三六。
張昌紹，〈流行性感冒之最新智識〉，《中華醫學雜誌（上海）》二十四卷四期（一九三八），頁三〇七－三〇八。
陳省幾，〈藥方類：痒症又名流行性感冒〉，《廣濟醫報》四卷三期（一九一九），頁六四－六五。
陳黃谿，〈氣化與物質〉，《醫界春秋》一一五期（一九三六），頁六－七。
測生，〈家庭小常識〉，《婦女月刊》二卷二期（一九四二），頁四五－四七。
善基，〈家庭應備藥品常識〉，《興華》三十四卷五期（一九三七），頁十七。
景軒，〈溫疫流行性感冒〉，《平民醫藥週報》九十四期（一九四七），第三版。
無無生，〈家庭藥品常識〉，《家庭醫藥常識》十三期（一九三六），頁十二－十三。
焦易堂，〈中央國醫館訓令第三九七三號〉，《國醫文獻》一卷二期（一九三六），頁九。
黃士俠，〈中藥急救時疫時效方〉，《通問報：耶穌教家庭新聞》一〇四〇期（一九二三），頁十二。
黃振亞，〈重傷風歟，小傷寒歟〉，《上海醫報》五十二期（一九三〇），頁二三－二四。
黃勝白，〈別錄——忘食偶識——時疫醫院〉，《同濟》二期（一九一八），頁一九九。
黃勝白，〈傳染病預防條例評註（續第一期）〉，《同濟》二期（一九一八），頁一六九－一七二。
黃勝白，〈傳染病預防條例評註（民國五年三月二十日《政府公報》公告）〉，《同濟》一期（一九一八），頁三－六。
裘吉生，〈紹興時病發生〉，《紹興醫藥學報星期增刊》五期（一九二〇），頁二－三。
葛晉福，〈談談傷風咳嗽之危險〉，《現代家庭》三期（一九三七），頁五〇。
鄒劍雄，〈常用藥品之配伍禁忌〉，《社會醫藥報》十期（一九三四），頁二八－二九。

楊燧熙，〈對於吳楚卿感症研究譚〉，《三三醫報》一卷二十期（一九二四），頁五。
楊俊山，〈論重傷風為傳染病之一種〉，《南京市國醫公會雜誌》三期（一九三二），頁七－八。
楊延祐，〈家庭應備的幾種藥品及簡單的醫療器械〉，《期刊（天津）》二期（一九三四），頁五三－六一。
綠苔，〈流行性感冒之史的研究（壹）〉，《杏林醫學月報》十七期（一九三〇），頁十一－十三。
趙竹光，〈傷風之預防與治療〉，《東方雜誌》三十二卷二十三期（一九三五），頁一三四－一三六。
廣海，〈流行性感冒之歷史的研究〉，《醫鐸》一卷八期（一九三六），頁十五－十八。
魯僧，〈家庭常備的藥品〉，《民眾週刊》四卷十九期（一九三二），頁七－八。
劍農，〈流行性感冒〉，《秦鐘》第四期（一九二〇），頁十六－二〇。
劉沛霖，〈常用藥片處方選集〉，《西南醫學雜誌》一卷三期（一九四一），頁八一。
醉癡生，〈家庭固有之藥物談〉，《益智》一期（一九三〇），頁一〇四。
盧育和，〈儀徵又發現疫症〉，《紹興醫藥學報星期增刊》十六期（一九二〇），頁五。
魏文燿，〈流行性感冒與肺炎中醫病名病理及治法〉，《壽世醫報》二卷八期（一九三六），頁八。
鏡璘，〈家庭常識：常用藥物之製備〉，《機聯會刊》八十三期（一九三三），頁二九－三〇。
嚴志清，〈流行性感冒治例〉，《中國醫藥》一卷四期（一九三九），頁十八－十九。
鬱濟煥，〈對於吳楚卿感症研究談〉，《三三醫報》一卷十三期（一九二三），頁一。

## 四、西文參考資料

Andrews, Bridie. “Tuberculosis and the Assimilation of Germ Theory in China, 1895-1937”, in *Journal of the History of Medicine and Allied Sciences* 52 (1997), pp. 87-128.
Barnes, David S.. *Barnes, The Making of a Social Disease: Tuberculosis in Nineteenth-Century France*. Berkeley:

University of California Press, c1995.

Brown, Jeremy. *Influenza: The Hundred Year Hunt to Cure the Deadliest Disease in History.* New York, NY: Touchstone, 2018.

Byerly, Carol R.. *Fever of war: the influenza epidemic in the U.S. Army during World War I.* New York; London: New York University Press, c2005.

Cochran, Sherman. *Chinese medicine men: consumer culture in China and Southeast Asia*. Cambridge, M.A.: Harvard University Press, 2006.

Crosby, Alfred W.. *America's forgotten pandemic : the influenza of 1918*. Cambridge; New York: Cambridge University Press, c1989.

Dicke, Tom. "Waiting for the Flu: Cognitive Inertia and the Spanish Influenza Pandemic of 1918-1919," *Journal of the History of Medicine and Allied Sciences* (2015), pp.195-217.

Eyler, John M.. "The Fog of Research: Influenza Vaccine Trials during the 1918-1919 Pandemic", *Journal of the History of Medicine and Allied Sciences* 64.4 (2009), pp.401-428.

Harding, Philip. "Pandemics, plagues and panic," *British Journalism Review* 20.3 (2009), pp 27-33.

Johnson, Niall. *Britain and the 1918-1919 influenza pandemic: a dark epilogue.* London; New York: Routledge, 2006.

Johnson NP., Mueller J., "Updating the Accounts:Global Mortality of the 1918-1920"Spanish" Influenza Pandemic," *Bull Hist Med*, 76:1 (2002), pp. 105-115.

Kobasa Darwyn, Jones Steven M., Shinya Kyoko, et al. "Aberrant innate immune response in lethal infection of macaques with the 1918 influenza virus," *Nature 445* , (January 2007), pp.319-423.

Langford, Christopher. "Did the 1918-1919 influenza pandemic originate in China?" *Population and Development Review*, 31.3(2005.09), pp.473-505.

Lei, Hsiang-Lin. "Microscope and Sovereignty: Constituting Notifiable Infectious Disease and Containing the Manchurian Plague". In Leung, Angela Ki Che and Furth, Charlotte (Eds), *Health and hygiene in Chinese East Asia: policies and publics in the long twentieth century.* Durham: Duke University Press, 2010, pp. 73-108.

Lei, Hsiang-Lin. "Habituating Individuality: Framing Tuberculosis and Its Material Solutions in Republican China," *Bulletin for the History of Medicine 84* (2010), pp. 248-279.

Leung, Angela Ki Che. "Medical Instruction and Popularization in Ming-Qing China," *Late Imperial China 24:1* (June 2003), pp. 130-152.

Loeb, Lori. "Beating the Flu: Orthodox and Commercial Responses to Influenza in Britain, 1889-1919", *Social History of Medicine* 18.2 (2005). pp.203-224.

Mann, Charles and Plummer, Mark L.. *The aspirin wars: money, medicine, and 100 years of rampant competition.* New York: Knopf, 1991.

Phillips, Howard and Killingray David (ed.). *The Spanish influenza pandemic of 1918-1919.* London: Routledge, 2003.

Phillips, Howard. "The recent wave of 'Spanish' Flu Historiography", *Social History of Medicine* (2014), pp.789-808.

Rosenberg, Charles. *Explaining Epidemics and Other Studies in the History of Medicine*. Cambridge; New York: Cambridge University Press, 1992.

Ryan, Stephen. *Flu Pandemic 1918: The great Influenza of the Last century. history, consequences, and treatment in the world of the 1920's*. Robert Holmes, 2020.

Scheid, Volker. *Currents of Tradition in Chinese Medicine 1626-2006*. Seattle: Eastland Press, 2007.

Shapiro, Hugh L.. "The view from a Chinese asylum:defining madness in 1930s Peking". Ph. D. Harvard University, 1995.

Shortridge, kennedy F.. "Is China an Influenza Epicenter?" *Chinese Medical Journal*, 110 no. 8 (1997), pp.637-641.

Taubenberger, Jeffery K. and Morens David M.. "1918 Influenza: the Mother of All Pandemics." *Emerging Infectious Diseases* Vol. 12, No. 1(2006.1) , pp. 15-22.

Tomes, Nancy. *The Gospel of Germs: Men, Women, and the Microbe in American Life*. Cambridge: Harvard University Press, 1988.

Tomkins, Sandra. "The Failure of Expertise: Public Health Policy in Britain during the 1918-1919 Influenza Epidemic", *Social History of Medicine* (1992), pp.435-454.

Quinn, Tom Quinn. Flu: A Social History of Influenza. London: New Holland, 2008. "Death From Influenza Among The Chinese". *The China Medical Journal*, no.33(1919), p.388.

"Native reports from Wuhu state that there is quite a serious epidemic of fever at that port and that many deaths had occurred during November", *The North-China Daily News(1864-1951)*, 1897.12.2, 003.

"Osborne College has been closed owing to a serious outbreak of influenza and pneumonia", *The North-China Herald and Supreme Court & Consular Gazette*(1870-1941), 1910.2.25, 046.

"Rules by Surgeon General Gorgos on How to Avoid all Respiratory Diseases", *West China Missionary News* (Shanghai, China), 1919.1, 21.1, p.64.

"The Great 'FLU' Wave. Germany Worse". *The North-China Daily News*(1864-1951) , 1918.8.24, 10.

## 五、日文資料

段瑞聰，《蔣介石と新生活運動》，東京：慶應義塾大學出版會，二〇〇六年。

速水融，《日本を襲ったスペイン・インフルエンザ 人類とウイルスの第一次世界戦争》，東京：籐原書店，二〇〇六年。

飯島涉，《感染症の中国史：公衆衛生と東アジア》，東京都：中央公論社，二〇〇九年。

## 六、網路資料

不著撰者，〈中研院人文社科專書獎 王汎森：教師評鑑應提高專書比重〉，http://www.merit-times.com.tw/NewsPage.aspx?unid=328528，檢索時間：二〇一四年十二月十四日。

不著撰者，〈仝小林：牽頭中醫治療方案，拿出社區防控「武昌模式」，證明中醫藥對全程疫情控制非常重要〉，http://www.ciectcm.org/News/Comprehensive/1022.html，檢索時間：二〇二〇年五月二日。

不著撰者，〈新型冠狀病毒肺炎診療方案（試行第七版）〉，頁十六。摘取自：http://big5.xinhuanet.com/gate/big5/www.xinhuanet.com/health/2020-03/04/c_1125661175.htm，二〇二〇年五月一日檢索。

薛伯壽，〈清肺排毒湯是如何快速有效發揮作用的〉，http://www.satcm.gov.cn/xinxifabu/meitibaodao/2020-03-01/13529.html，檢索時間：二〇二〇年五月二日。

不著撰者，〈國家發文：中醫全面接管！治癒率數據勝於雄辯〉，引自「岐黃秘錄」微信號，二〇二〇年二月十七日發布。

## 七、學位論文與會議論文

皮國立，〈傳染病與臺灣現代中醫——ＳＡＲＳ時期中醫的應對策略與治療技術〉，發表於二〇二〇年臺灣科技與社會研究學會年會，國立交通大學光復校區人社三館，二〇二〇年七月四－五日，未刊稿。
柯惠鈴，〈出版、醫療與家庭生活：以一九三〇年代《家庭醫藥》雜誌為主的探討〉，發表於「全球視野下的中國近代史研究」國際學術研討會（臺北：中央研究院近代史研究所，二〇一四年八月十一－十三日。
劉岸冰，《民國時期上海傳染病的流行與防治》，上海：東華大學，二〇〇六年碩士論文。

歷史與現場 307

# 全球大流感在近代中國的真相
## 一段抗疫歷史與中西醫學的奮鬥


| | |
|---|---|
| 作者 | 皮國立 |
| 主編 | 王育涵 |
| 責任編輯 | 王育涵 |
| 責任企畫 | 林進韋 |
| 封面設計 | 江孟達工作室 |
| 內頁排版 | 張靜怡 |
| 總編輯 | 胡金倫 |
| 董事長 | 趙政岷 |
| 出版者 | 時報文化出版企業股份有限公司 |
| | 108019 臺北市和平西路三段 240 號 7 樓 |
| | 發行專線｜ 02-2306-6842 |
| | 讀者服務專線｜ 0800-231-705 ｜ 02-2304-7103 |
| | 讀者服務傳真｜ 02-2302-7844 |
| | 郵撥｜ 1934-4724 時報文化出版公司 |
| | 信箱｜ 10899 臺北華江郵政第 99 信箱 |
| 時報悅讀網 | www.readingtimes.com.tw |
| 人文科學線臉書 | http://www.facebook.com/humanities.science |
| 法律顧問 | 理律法律事務所｜陳長文律師、李念祖律師 |
| 印刷 | 勁達印刷有限公司 |
| 初版一刷 | 2022 年 2 月 18 日 |
| 平裝本定價 | 新臺幣 580 元 |
| 精裝本定價 | 新臺幣 680 元 |



ISBN 978-957-13-9974-4（平裝）
ISBN 978-957-13-9975-1（精裝）
Printed in Taiwan

時報文化出版公司成立於一九七五年，並於一九九九年股票上櫃公開發行，於二〇〇八年脫離中時集團非屬旺中，以「尊重智慧與創意的文化事業」為信念。

全球大流感在近代中國的真相：一段抗疫歷史與中西醫學的奮鬥／皮國立著 .
-- 初版 . -- 臺北市：時報文化 , 2022.02 ｜ 480 面；14.8×21 公分 .
ISBN 978-957-13-9974-4（平裝） 978-957-13-9975-1（精裝）
1. CST：瘟疫 2. CST：傳染性疾病防制 3. CST：醫學史 ｜ 412.409 ｜ 111000585